Dr. Wilh. P. Ackermann
Die gezielte Diagnose und Technik der Chiropraktik

DR. WILH. P. ACKERMANN

# Die gezielte Diagnose und Technik der Chiropraktik

## RÜCKENFORSCHUNG IN WORT UND BILD

MIT 290 ABBILDUNGEN
ZUM TEIL IN GROßFORMAT

Ackermann Institut, Stockholm
Abt. Lehrinstitut
für Wirbelsäulentherapie

Sturegatan 50, S-114 36 Stockholm
SCHWEDEN
Ruf: 08/620402, 08/612005

ISBN 91-7260-729-7

DIE CHIROPRAKTIK IST
DIE EFFEKTIVE HILFE
BEI ERWORBENEN SKELETTVERSCHIEBUNGEN

# Die gezielte Diagnose und Technik der Chiropraktik

## Inhaltsverzeichnis

DR. WILH. P. ACKERMANN

# Die gezielte Diagnose und Technik der Chiropraktik

DR. ACKERMANN
WISSENSCHAFTLICHE SITZ- UND LIEGEFORSCHUNG

Abt. Lehrinstitut für moderne Wirbelsäulentherapie

ACKERMANN INSTITUT-STOCKHOLM SCHWEDEN

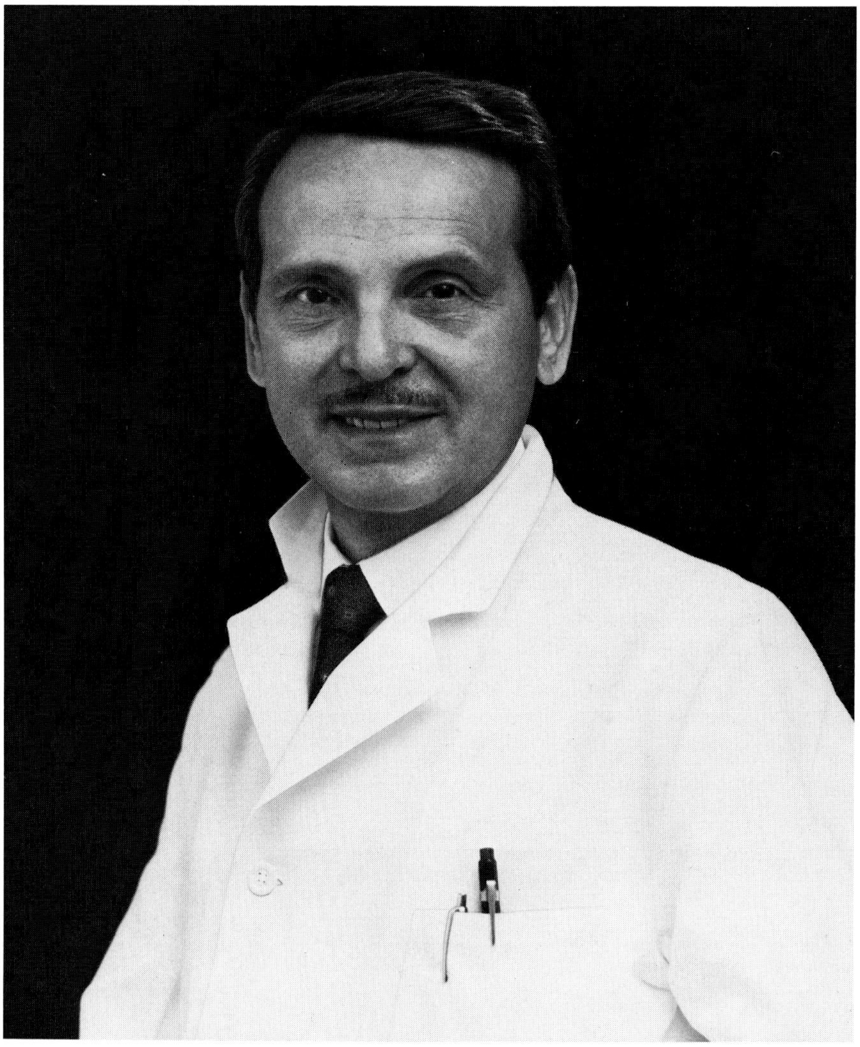

DIE GEZIELTE DIAGNOSE UND BEHANDLUNGSTECHNIK DER CHIROPRAKTIK
AUSLEGUNG EINER CAUSALEN THERAPIE IN THEORIE UND PRAXIS
gestützt auf systematisches Bild- und Textmaterial nach dem Prinzip Ackermann. Entstanden aus dem Ergebnis dreißigjähriger praktischer Erfahrung des Verfassers an seinen Patienten und fünfundzwanzigjähriger Forschungsarbeit an kranken Rücken, um entstehenden Leiden vorzubeugen. Zusammengefaßt in Form dieser Arbeitsmappe.

SEHR VEREHRTE KOLLEGINNEN UND KOLLEGEN !

Es besteht immer wieder eine starke Nachfrage nach einem leichtverständlichen, kurzgefaßten Handbuch über Diagnose und gezielte Behandlungstechnik am Skelett. Es gibt zwar eine ganze Reihe von einschlägigen Standardwerken zu diesem Thema, aber die sind meist so theoretisch gehalten, daß sie dem Fachmann oft zu wenig praktische Anhaltspunkte für die Arbeit in der Praxis bieten.

In diesem Buch liegt der Schwerpunkt deshalb gerade auf der praktischen Seite von Diagnose und Behandlung. Der Verfasser legt hier seine gesamte chiropraktische Erfahrung und Forschung vor, die er voll in den Dienst der Aufgabe gestellt hat, rückenleidenden Menschen zu helfen. Er hat nämlich am eigenen Körper erfahren, was es heißt, mit einer in der Jugend erworbenen und aufgrund gegebener Voraussetzungen unbehandelten Beckenverschiebung mit all ihren Nachwirkungen und Späteffekten leben zu müssen. Er weiß aus eigener Erfahrung, daß unzählige Menschen an oft unerträglichen Schmerzen leiden müssen. Beim Gehen und Stehen, im Sitzen - und sogar im Liegen. Schmerzen, die dem davon geplagten alle Arbeitsfreude verderben, die Nachtruhe rauben, den Lebensmut nehmen. Wie oft man auch den Arzt wechselt - echte Hilfe wird einem in der Regel nicht zuteil. Denn ohne das „Erkennenkönnen" der wirklichen Zusammenhänge biomechanischer Art kann auch der beste Behandler nicht helfen.

Mit der vorliegenden Studie in Form einer Arbeitsmappe will der Verfasser seine lebenslange Erfahrung und seine eigene Forschung auf dem Gebiet der Behandlung von Rückenleiden nun auch einem größeren Personenkreis zugänglich machen, damit noch mehr geplagten Menschen geholfen werden kann. Besondere Aufmerksamkeit wird dabei auch der Vorsorgebehandlung noch verborgener Skelettverschiebungen gewidmet, um etwaigen Spätfolgen mit all ihren Konsequenzen vorzubeugen.

Der Behandlungsteil dieses Buches erhebt keinen Anspruch auf Vollständigkeit. Aus den dort beschriebenen Krankheitsfällen ergibt sich in den meisten Fällen auch das Vorgehen bei ähnlich erworbenen Skelettverlagerungen. Theoretische Erwägungen treten dabei oft vor praktischen Ratschlägen in den Hintergrund. Die Beschreibung der erworbenen Verlagerungen sowie der gezielten Diagnose und der Behandlungstechnik ist dagegen absichtlich so ausführlich wie möglich gehalten. Der Text wird durch eine Vielzahl von instruktiven, schematischen Darstellungen und Fotos ergänzt, die einen wertvollen Bestandteil dieses Buches bilden.

So vielversprechend und einfach all dies auch klingen mag - der angehende Chiropraktiker darf nie vergessen, daß die Grundvoraussetzung für allen Behandlungserfolg zunächst immer die richtige Diagnose ist.

Der gute Praktiker muß vor jeder Behandlung auf Grundlage einer solchen gezielten Diagnose die genaue Treibrichtung und das Ziel seiner Reposition klar erkannt haben. Zum besseren Erlernen der Diagnoseerstellung und zum besseren Verständnis der Behandlungstechnik soll das umfangreiche Bildmaterial beitragen. Ein Teil der Abbildungen ist deshalb stark schematisiert, gewisse Verlagerungen sind übertrieben dargestellt und Röntgenaufnahmen deutlichkeitshalber größtenteils durch Zeichnungen ersetzt.

Ein Großteil der in dieser Schrift beschriebenen Behandlungstechniken ist heute zwar durchaus allgemein anerkannt und verbreitet, das vorliegende Material berücksichtigt darüberhinaus aber auch die umfassende Erfahrung und die eigenen Erkenntnisse des Verfassers.

Die manuelle Therapie ist kein Allheilmittel. Im richtigen Zusammenhang angewendet ist sie aber durchaus effektiv und bringt vielfach unmittelbaren Erfolg. Der Manipulationstechnik wird leider auch heute noch viel zu wenig Beachtung geschenkt. Da die gezielte Diagnose aber durchaus erlernbar ist, bietet sich diese Form der Therapie geradezu an. Sie sollte deshalb in keiner Praxis vernachlässigt werden. Der erreichbare Erfolg erspart in vielen Fällen die medikamentöse Behandlung, die im Endeffekt oft doch keine echte Heilung erbringt. Große Beachtung sollte auch der Vorsorge beigemessen werden. Als chiropraktisch ausgebildete Behandler sollte man immer wieder daraufhinweisen, daß man sich vorsorgehalber mindestens einmal jährlich auf seine Skelettstatik hin untersuchen lassen sollte. Wieviel Leid könnte dadurch der Menschheit erspart bleiben!

Zuletzt möchte ich nicht versäumen meinen Kollegen und befreundeten Ärzten in Schweden und im Ausland für ihre freundliche Zusammenarbeit meinen aufrichtigen Dank aussprechen.

Stockholm 1983
Mit kollegialen Grüßen,
Ihr

# KAPITEL I

## ACHSENBEZOGENES DENKEN – DIE VORAUSSETZUNG BEI KONTROLLE DER SKELETTSTATIK

## DAS SKELETT ALS NERVALER STÖRFAKTOR

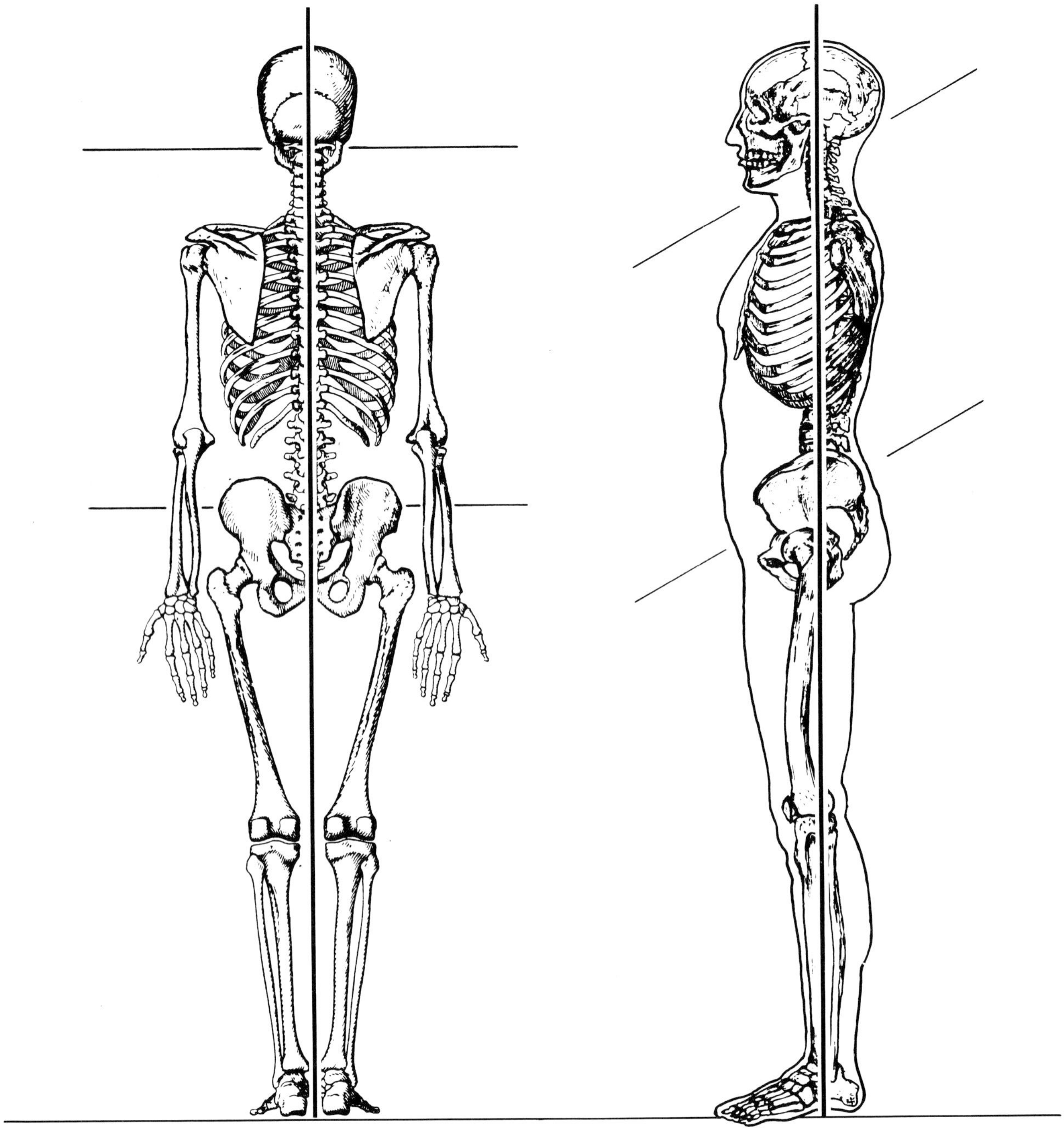

*Gesundheit - die richtige Funktion aller Organe und Lebensvorgänge - setzt voraus, daß sich alle biologischen Vorgänge ungehindert vollziehen können.* **Störungen** *an den steuernden Leitungsverbindungen - den Nerven - von oder zu der "Steuerzentrale" können* **jede Zelle** *des menschlichen Körpers* **negativ beeinflussen.** *Da aber sämtliche Nerven durch das Rückenmark im Rückgrat verlaufen und von diesem geschützt oder gestört werden können, nimmt das Rückgrat eine Schlüsselstellung im "Wohl und Weh" der gesamten nervalen Versorgung ein.* **Das Rückgrat** *seinerseits ist abhängig von seiner Basis, dem* **Kreuzbein.** *Das Kreuzbein wiederum wird von den beiden* **Hüftbeinen** *getragen. Deren Lage zueinander und zur Horizontalfläche, auf der*

*der Mensch steht und geht, sind von entscheidender Bedeutung für die menschliche Gesundheit.*

*Diese geforderten Voraussetzungen ungestörter biomechanischer Vorgänge im menschlichen Skelett werden heute von einer sich ständig steigernden Anzahl von Wissenschaftlern und Fachleuten anerkannt.*

*Schon vor langer Zeit ist festgestellt worden, daß Verschiebungen oder Falschstellungen einzelner Skeletteile zueinander besondere pathologische Effekte nach sich ziehen können. Der Verfasser mißt besonders der Stellung des Kreuzbeins - und der im pathologischen Falle damit verbundenen Schiefstellung des Beckens - die entscheidende Bedeutung bei. Aus der Vielzahl der Untersuchungsbefunde, die zum größten Teil durch Röntgenbilder bestätigt sind, wird im folgenden grundsätzliches Material angeboten, um dem Leser die Möglichkeit zu belassen, eigene Schlußfolgerungen zu ziehen.*

*Es ist bei der Vielzahl der individuellen Verschiedenheiten, bei Frauen, Männern und Kindern verschiedenen Alters verständlich, daß eine genaue, allgemeingültige Darstellung pathologischer Verschiebungen oder Veränderungen nicht möglich ist. Es liegt auch im Wesen dieser Art von Untersuchungen, daß gewisse bestätigende Röntgenbilder z.B. nur mit großer spezifischer Röntgenbelastung des Patienten durchzuführen, und deshalb nicht zu verantworten sind. Auch zeigt sich an vielen Beispielen, daß räumliche Abbildungen in Plandimensionen nur schwierig darzustellen und auszuwerten sind.*

*Angegebene Maße, z.B. bei nachgezeichneten Röntgenbildern, sind im allgemeinen spezifisch nur für einen bestimmten Patienten, sie zeigen oft einen bestehenden Trend, der für andere Patienten gültig sein kann.*

*Ein normaler Beckenstand ist eine absolute Voraussetzung ungestörter biologischer Funktionen im menschlichen Körper. Dabei darf aber nicht übersehen werden, daß ein pathologischer Schiefstand des Beckens Verschiebungen bis zur Hinterhauptbasis mit großer Sicherheit nach sich zieht. Deshalb kann schon hier behauptet werden, daß sogar viele Halswirbelbeschwerden nur dann Aussicht auf dauerhafte Heilung haben können, wenn zuvor das statische Gleichgewicht des Beckens und somit des Kreuzbeins wiederhergestellt ist.*

******

Nachstehende, schematisierte Aufstellung der Wirbelsäulensegmente und deren Wirkungsbereiche erläutert die vielfältigen Möglichkeiten pathologischer Folgeerscheinungen durch statische Störungen an der Wirbelsäule.

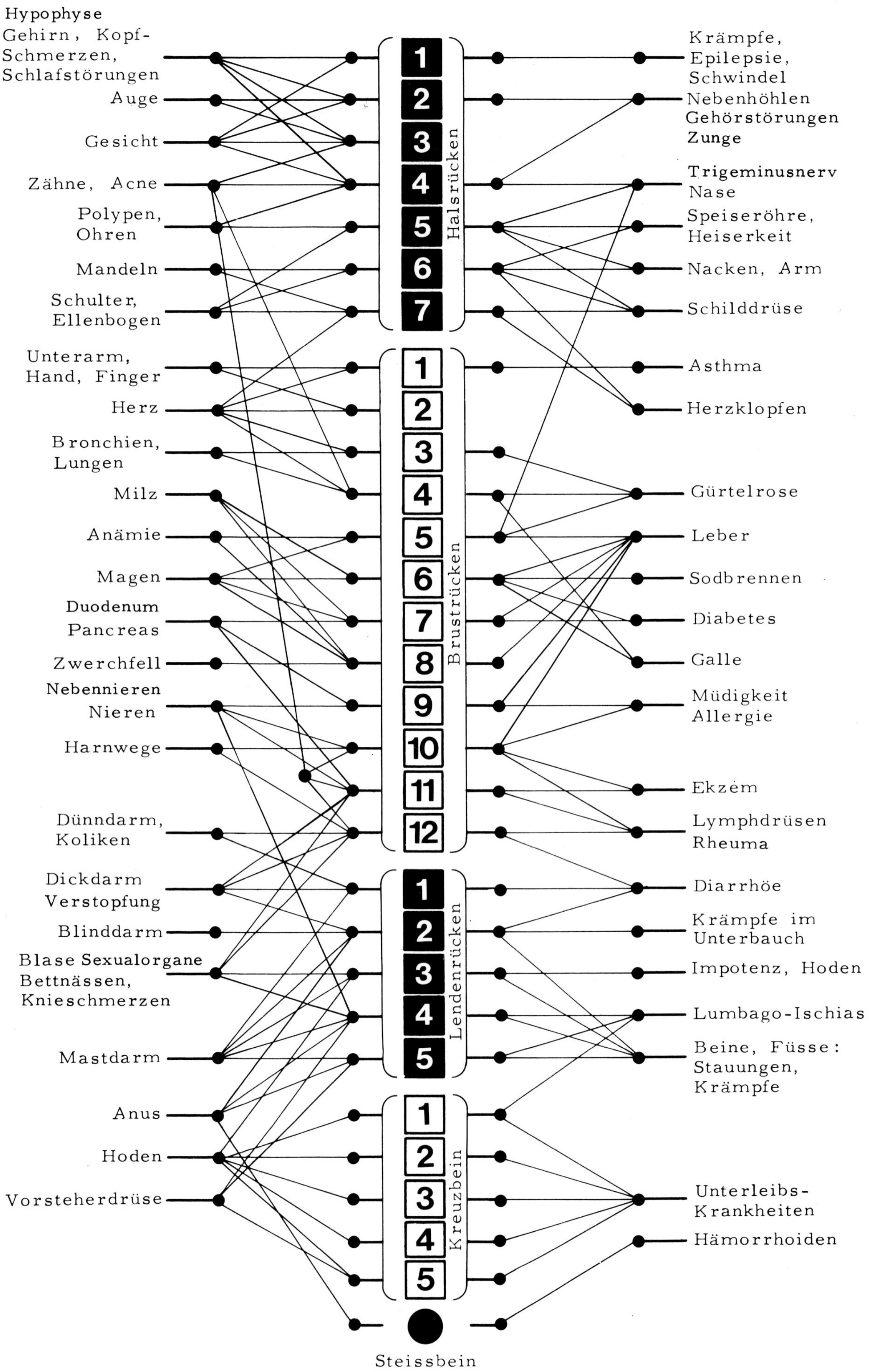

Hypophyse
Gehirn, Kopf-Schmerzen, Schlafstörungen
Auge
Gesicht
Zähne, Acne
Polypen, Ohren
Mandeln
Schulter, Ellenbogen
Unterarm, Hand, Finger
Herz
Bronchien, Lungen
Milz
Anämie
Magen
Duodenum
Pancreas
Zwerchfell
Nebennieren
Nieren
Harnwege
Dünndarm, Koliken
Dickdarm
Verstopfung
Blinddarm
Blase Sexualorgane
Bettnässen, Knieschmerzen
Mastdarm
Anus
Hoden
Vorsteherdrüse
Halsrücken
1 2 3 4 5 6 7
Brustrücken
1 2 3 4 5 6 7 8 9 10 11 12
Lendenrücken
1 2 3 4 5
Kreuzbein
1 2 3 4 5
Steissbein
Krämpfe, Epilepsie, Schwindel
Nebenhöhlen
Gehörstörungen
Zunge
Trigeminusnerv
Nase
Speiseröhre, Heiserkeit
Nacken, Arm
Schilddrüse
Asthma
Herzklopfen
Gürtelrose
Leber
Sodbrennen
Diabetes
Galle
Müdigkeit
Allergie
Ekzem
Lymphdrüsen
Rheuma
Diarrhöe
Krämpfe im Unterbauch
Impotenz, Hoden
Lumbago-Ischias
Beine, Füsse: Stauungen, Krämpfe
Unterleibs-Krankheiten
Hämorrhoiden

# KAPITEL II

## NORMALE UND KRANKHAFTE BECKENSTELLUNG

# D A S   B E C K E N

Die heutige Zeit und die moderne Lebensweise setzen gerade das menschliche Becken Belastungen aus, denen es sich genetisch noch nicht angepaßt hat. Deshalb stellt es eine relativ labile Einheit dar.

Das Kreuzbein und die beiden Hüftbeine bilden das Becken, das sich beim Stehen auf den beiden Hüftgelenkkugeln im Gleichgewicht hält. Das Kreuzbein, das gewissermaßen zwischen den beiden Hüftbeinkämmen eingekeilt ist, hält auf seiner oberen Fläche (Kreuzbeinbasis) die übrige Wirbelsäule und somit den Oberkörper im Gleichgewicht.

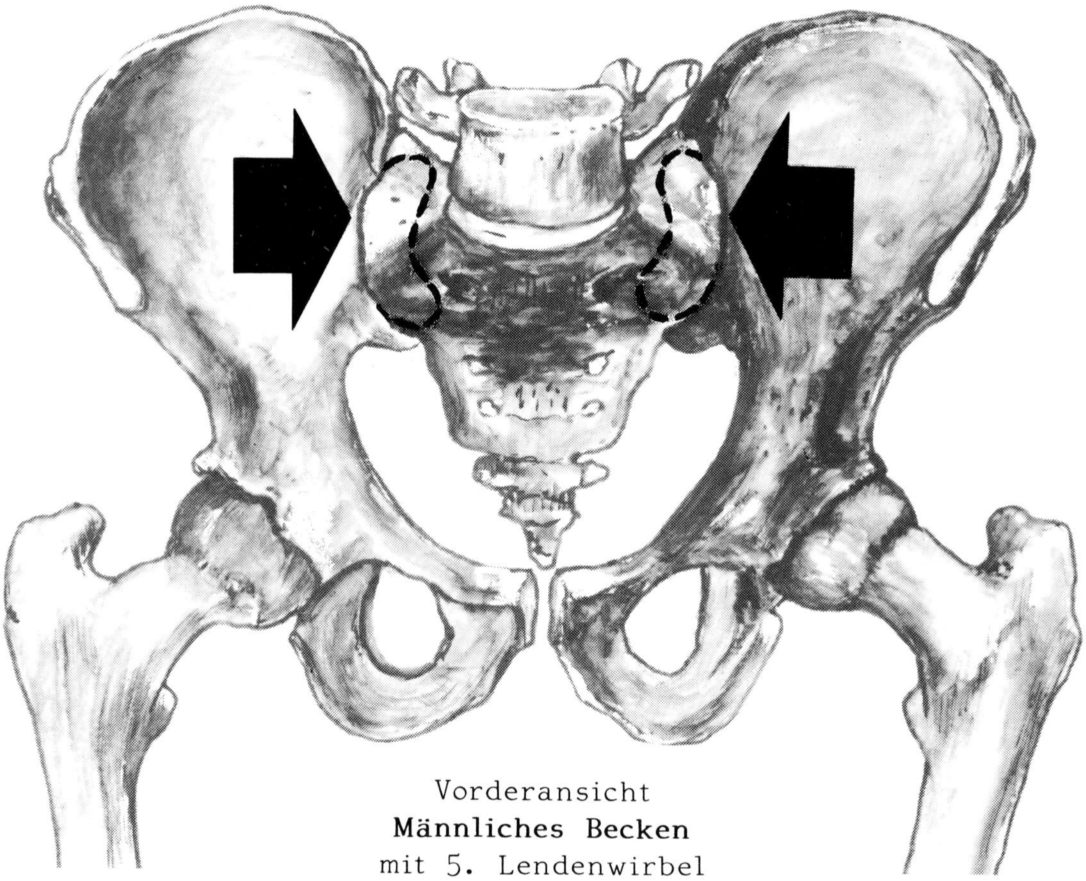

Vorderansicht
**Männliches Becken**
mit 5. Lendenwirbel

Die für die manuelle Behandlung wichtigsten Gelenkverbindungen des Beckens sind: Die Verbindungen zu den beiden Hüftbeinen, die **Kreuz-Darmbeingelenke** und die **Verbindung zum 5. Lendenwirbel.** Die beiden Hüftbeine sind ihrerseits durch die knorpelige **Symphyse** miteinander verbunden. Das Kreuzbein (os sacrum) bildet den mechanischen Mittelpunkt, auf dem sich die Wirbelsäule aufbaut und praktisch das **gesamte** Oberkörpergewicht ruht.

# HÜFTBEIN UND KREUZBEIN

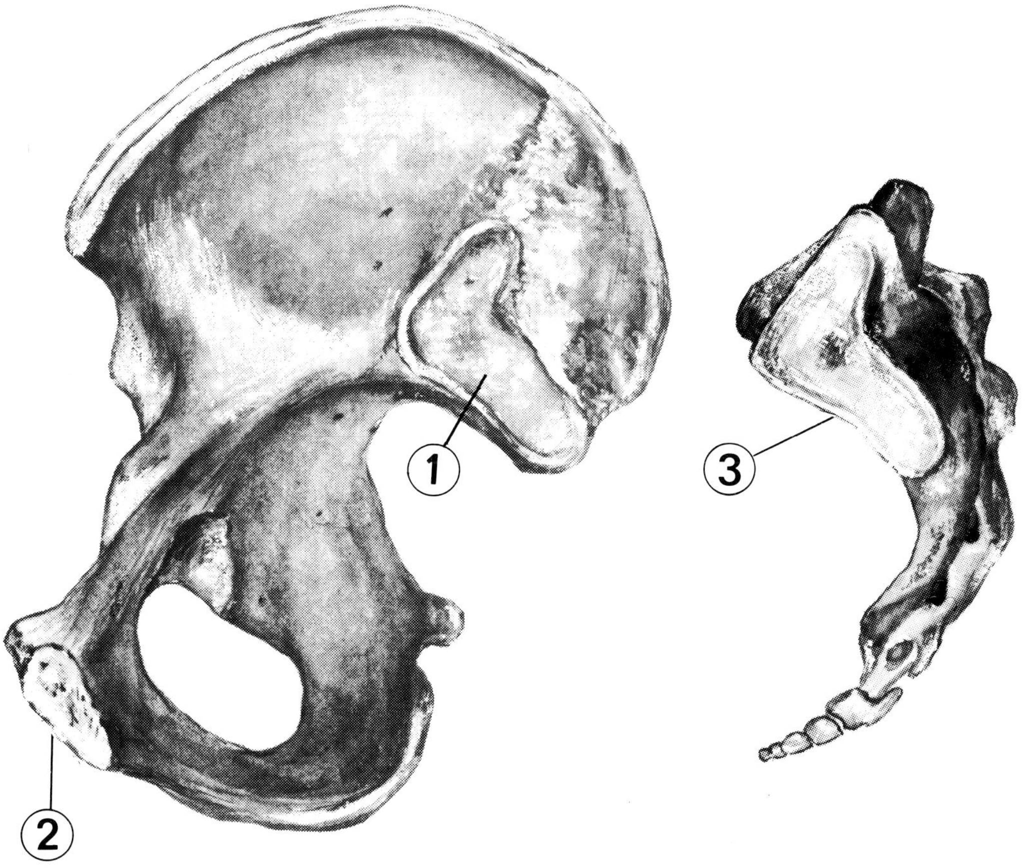


(1) Die Gelenkfläche eines rechten Hüftbeins zum Kreuzbein.

(2) Die knorpelige Verbindungsfläche (Symphyse) der Schambeine.

(3) Da es schwierig ist, die entsprechende Kreuzbeinverbindung zur rechten Beckenhälfte anschaulich zu zeigen, stellt (3) die **linke** Kreuz-Darmbeinverbindung dar.

Diese nur **wenig beweglichen** Gelenkflächen, die das gesamte Oberkörpergewicht tragen und außerdem Bewegungsvorgänge der Wirbelsäule und der unteren Extremitäten koordinieren, besitzen außer Muskeln und Gelenkbändern keine zusätzlichen Verankerungen. Dadurch stellen die Kreuz-Darmbeingelenke bei Überbelastungen eine potentielle Instabilität dar.

## DAS KREUZBEIN

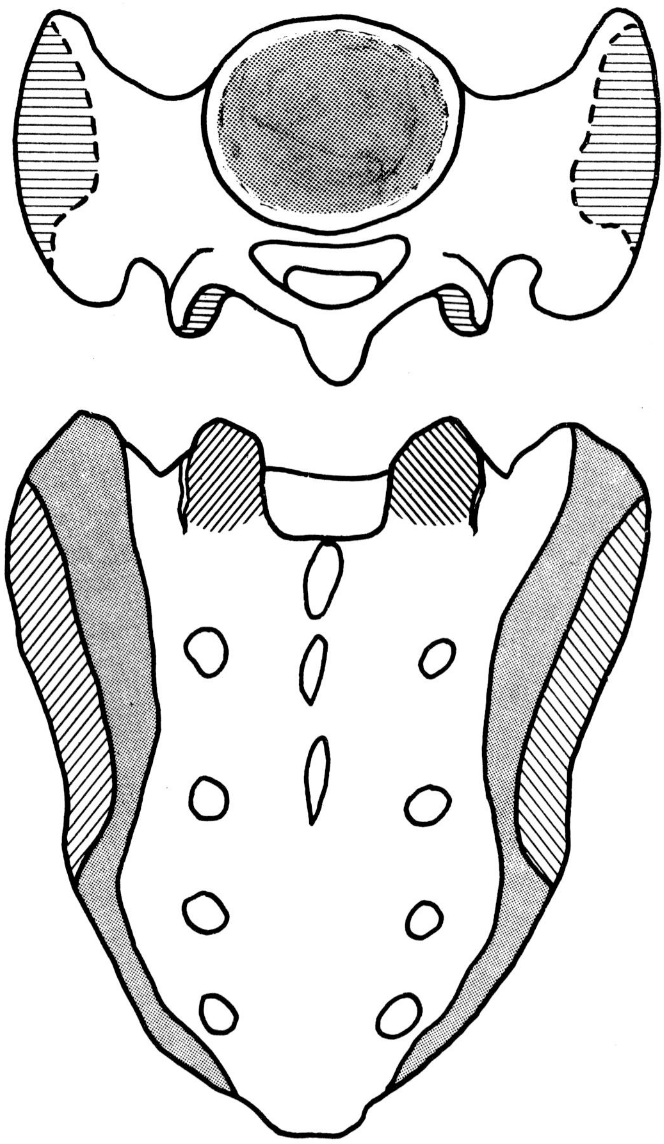

Schematisiertes Kreuzbein in zwei Ebenen (Draufsicht und Rükkenansicht) mit angedeuteten rechten und linken Kreuz-Darmbeingelenkflächen. In der Mitte die ovale Verbindungsfläche zum 5. Lendenwirbel und zur gesamten Wirbelsäule. Die Gelenkflächen sind gestrichelt angedeutet. Wichtig zu wissen: Das Kreuzbein ist grob gesehen in zwei Richtungen (nach hinten und unten) keilartig ausgeformt. Diese Kenntnis erleichtert das Verstehen eines pathologischen Zustandes im Becken.

## DIE GELENKFLÄCHEN HÜFTBEINE-KREUZBEIN

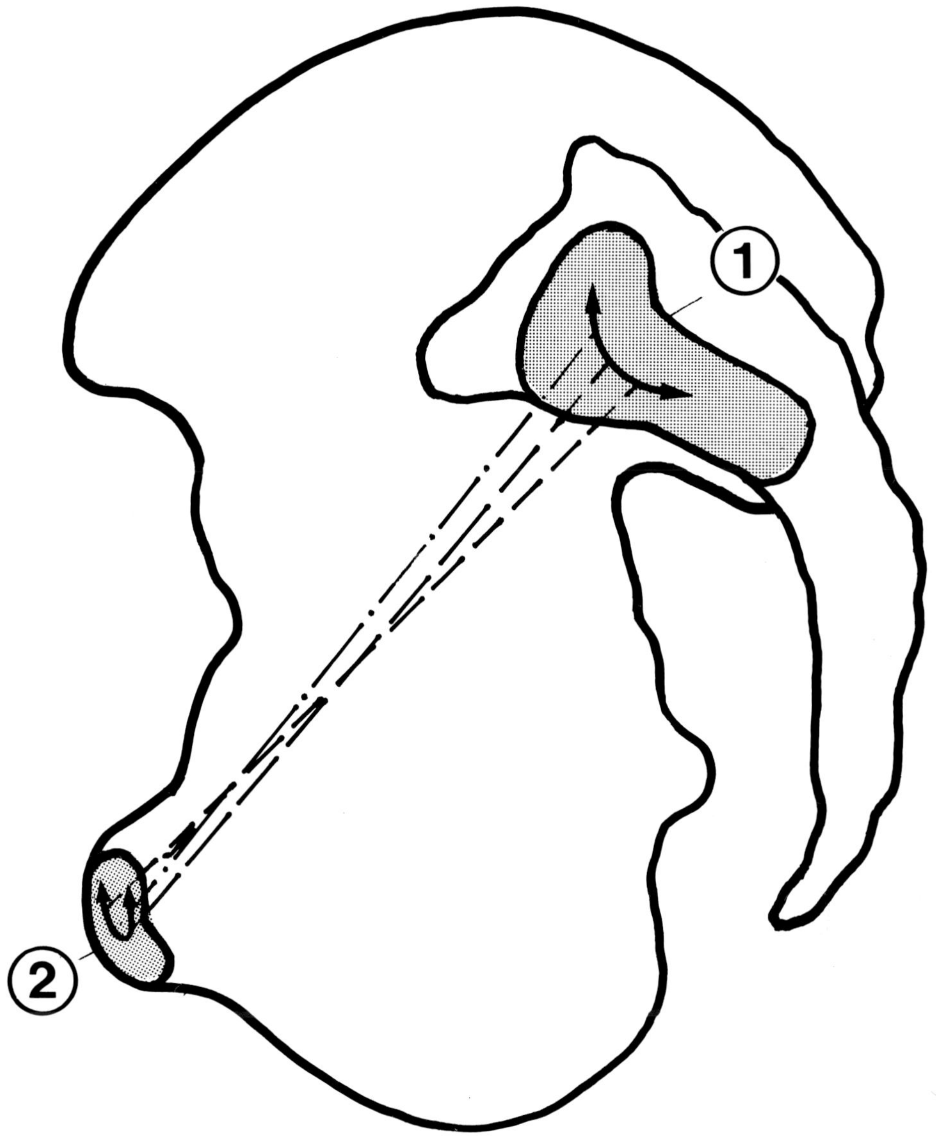


Rechtes Hüftbein mit Kreuzbein und Kreuzbeingelenkfläche in Normallage.
(1) Die linke Kreuzbeingelenkfläche. (2) Die Verbindungsfläche des rechten Schambeinastes (Symphysenteil).

Die Kreuz-Darmbeingelenkverbindungen haben einen freien, doch sehr begrenzten Spielraum. Sie gewährleisten eine elastische Pufferfunktion des Beckens, die beispielsweise beim Gehen in Funktion tritt. Die Bewegungen im Gelenk setzen sich dabei aus einem drehenden und einem gleitenden Teil zusammen.

## DIE AUSWIRKUNG EINER HÜFTBEINVERSCHIEBUNG AUF DIE BEINLÄNGE

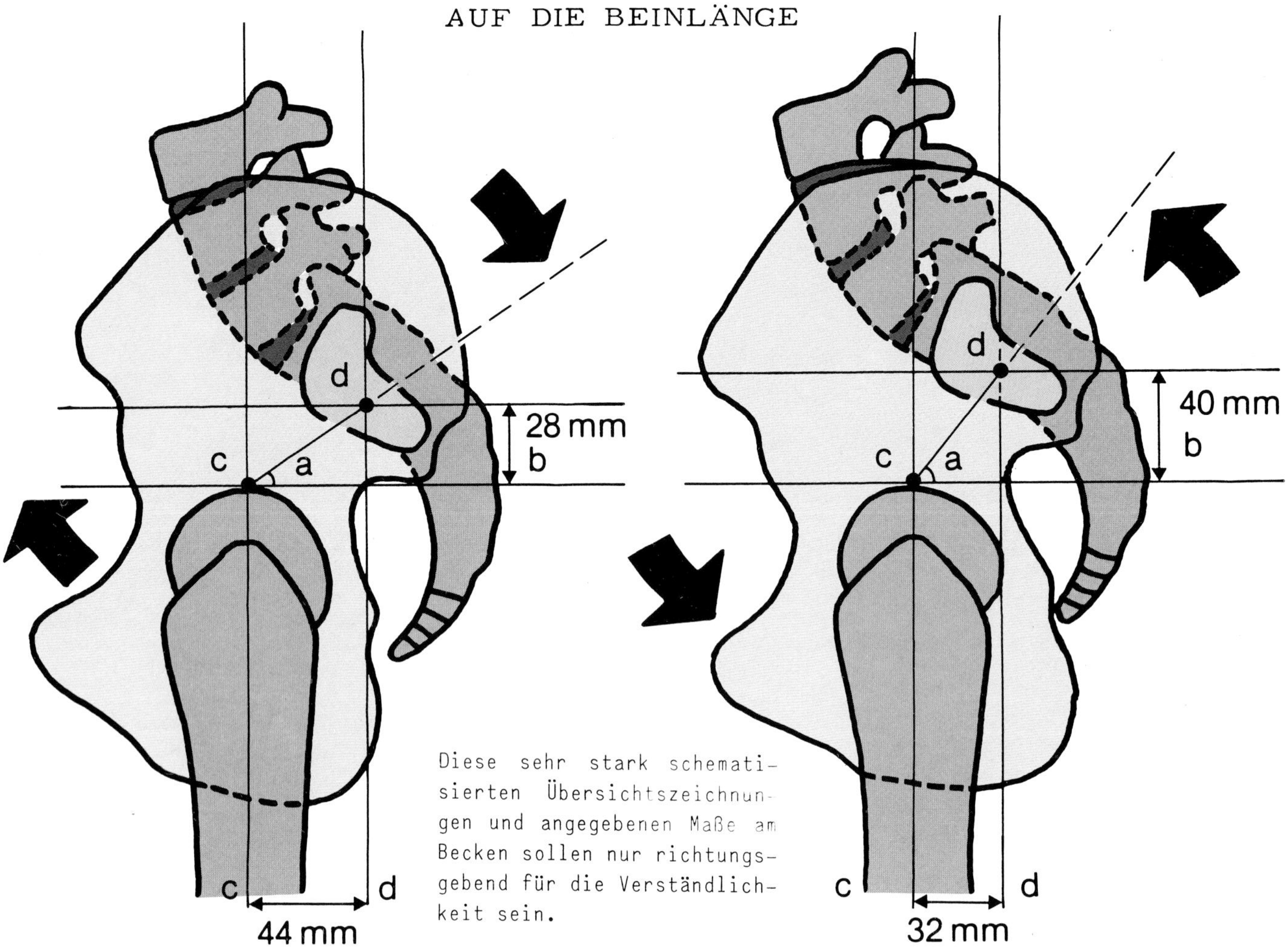


Diese sehr stark schematisierten Übersichtszeichnungen und angegebenen Maße am Becken sollen nur richtungsgebend für die Verständlichkeit sein.

Durch Gewalteinwirkung oder plötzliche, heftige Überbelastung kann sich einseitig (gegebenenfalls beidseitig) ein Hüftbein im oder gegen den Uhrzeigersinn verdrehen (siehe Pfeile). Hierdurch wird ein Bein scheinbar kürzer oder länger. Dabei wird der Neigungswinkel (a) der Verbindungslinie und der vertikale Abstand (b) zwischen Oberschenkelkopf (c) und Mitte Darmbeingelenk (d) kleiner oder größer. Die, durch die im Augenblick der Hüftbeinverdrehung nach hinten, auf gleicher Seite enstandene Muskelspannung zieht das Becken nach oben und verstärkt die erworbene, scheinbare Beinlängendifferenz. Im belasteten Zustand neigt sich das Becken zur Seite des "kürzeren" Beines. Die hierbei entstehende Muskelspannung zieht im unbelasteten Zustand die Beckenhälfte mit dem scheinbar kürzeren Bein wieder nach oben. Aus dieser Tatsache ergibt sich die Möglichkeit, die Beinlängendifferenz genau zu messen. Bei einer einseitigen, primären Hüftbeinverdrehung nimmt meist das gegenüberliegende Hüftbein unter Belastung eine erzwungene, leichte Drehgleitstellung in entgegengesetzter Richtung ein.

## DIE HÜFTBEINVERSCHIEBUNG
### DER RÜCKWIRKENDE EINFLUß AUF DAS RÜCKGRAT

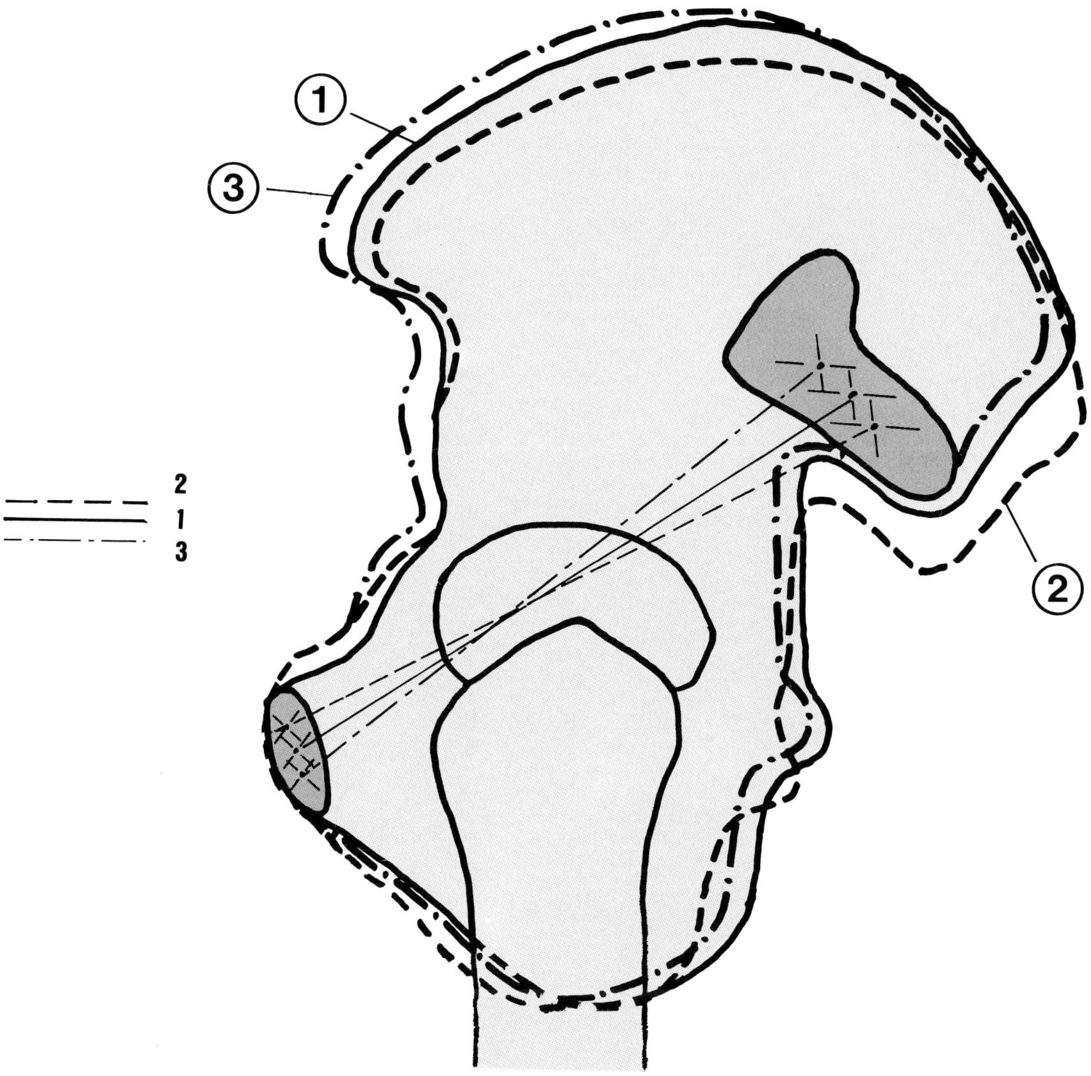


Angenommener Fall: Das rechte Hüftbein ist nach hinten verdreht. Bei der Palpation des stehenden Patienten tritt der zwangsläufige Zustand ein, dass das rechte Hüftbein nach hinten steht und tiefer liegt. Oft zeichnet sich dies auch an der Lage der Glutealfalten und der Analfalte ab.

Zur Zeichnung: (1) gibt den schematischen Umriß zweier sich deckender Beckenhälften in Normallage, (2) den Umriß der nach hinten verschobenen rechten Beckenhälfte. Die linke Beckenhälfte, Umriß (3), hat sich mit dem Darmbeinteil nach vorn-oben verschoben. Die für die beiden Beckenhälften gemeinsame Symphyse stellt sich höher gegenüber der Normallage. Als Zentren der Verdrehungen kommen hier nur die beiden Hüftgelenke in Frage. Der sich einstellende Zustand ist abhängig von den Größen der wirksamen Verspannungskräfte zu den Gegenkräften, deren Summe "Null" werden muß. Dabei steht das Kreuzbein im Verhältnis zur gedachten Vertikallinie schief! **Hier, beim Übergang zum 5. Lendenwirbel, beginnt der rückwirkende, schädliche Einfluß auf das gesamte Rückgrat!**

## DIE SCHEINBARE BEINVERKÜRZUNG

Der angenommene Fall: Das rechte Hüftbein ist nach hinten verschoben. Gegenüber der direkten Lageveränderung tritt beim entspannten Liegen des Patienten auf dem Bauch der Zustand ein, daß das Rückgrat mit dem ihm zugeordneten Kreuzbein versucht, sich weitmöglichst auszustrecken. Es muß ohne Schwierigkeit einzusehen sein, daß die rechte (nach hinten) verschobene Hüftbeinseite dadurch kopfwärts gezogen wird. Dabei liegt die Symphyse zwangsläufig seitlich einer gedachten Mittellinie. In dem in ihr entstehenden Spannungsgebiet kann es dabei zu Druckschmerzempfindlichkeit kommen.

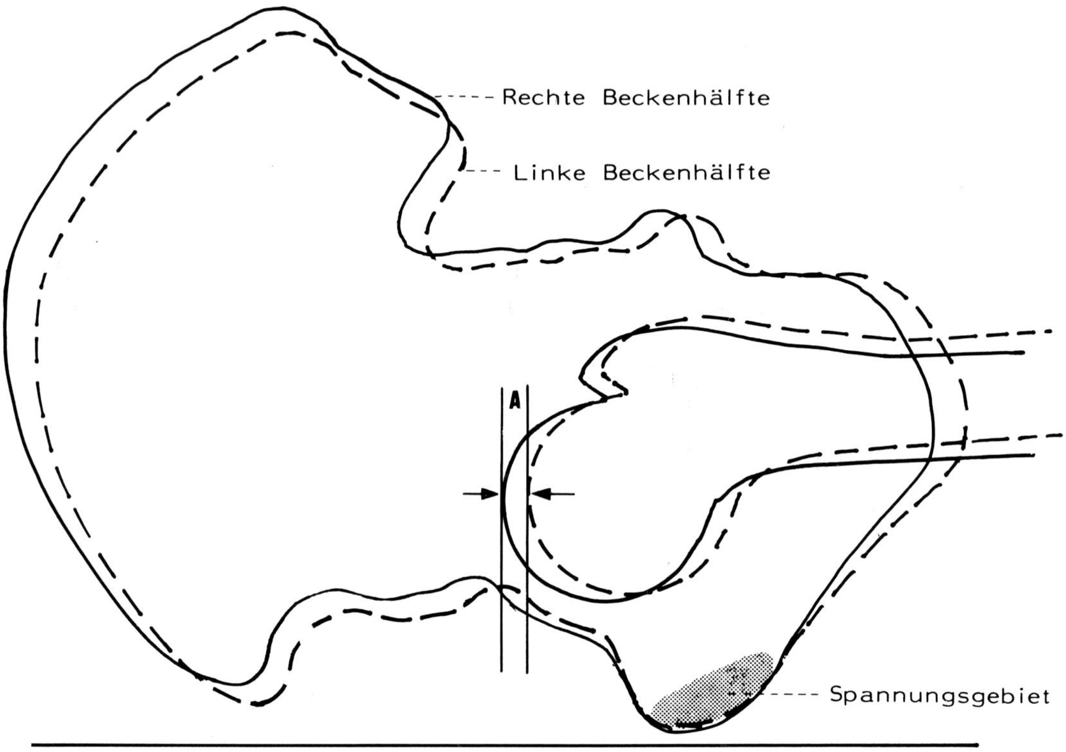


Aus obengenannter Tatsache ergibt sich sodann **die Möglichkeit, die Beinlängendifferenz zu messen!** "A" gibt das Maß der resultierenden, meßbaren Beinlängendifferenz an, wie sie der Chiropraktiker für seine Diagnose benötigt. Die bildmäßig sichtbaren Forminkonsequenzen der gezeichneten Beckenhälften entstehen durch deren Lageänderung vertikal zur Abbildungsebene (perspektivische Distorsion).

**Als besonders wichtig, bitte beachten:**

**Die Beinlängenvergleichsmessung gibt das umgesetzte Maß der Kreuz-Darmbeingelenkverbindungen zu den Femurköpfen an.**

## DIE AUSWIRKUNG ENTSTEHENDER MUSKELSPANNUNGEN

Die aktiven Elemente des Bewegungsapparates und der Hohlorgane sind die Muskeln. Diese werden, wie bekannt, durch Nervenimpulse angeregt und sind, sieht man von den speziellen Muskeln des Herzens ab, in zwei Gruppen einzuteilen. Die **glatte Muskulatur**, die normalerweise vom Willen nicht beeinflußbar ist, stellt hauptsächlich die Muskelschicht der Hohlorgane und Gefäße dar. Die **quergestreifte Skelettmuskulatur** ist mit nahezu 40% am gesamten Gewebe beteiligt. Ihre Beeinflussung ist an keinen Rhythmus gebunden. Über die motorischen Endplatten der steuernden Nerven werden Kontraktionen rasch ausgelöst. Die Skelettmuskulatur, die für die chiropraktische Arbeit von grundsätzlicher Bedeutung ist, besteht aus zahlreichen, bis zu 50 mm langen Fasern. Für den Chiropraktiker palpierbar sind naturgemäß nur die an der Oberfläche liegenden Muskeln. Unter gewißen Voraussetzungen lassen Spannungszustände dieser oberflächlichen Muskulatur Rückschlüsse auf Falschstellungen im Skelett zu.

Wichtig erscheint es auch, daß Teile der tiefen Muskulatur auf einen durch Skelettfalschstellung hervorgerufenen Nervenreiz kontraktiv reagieren und beispielsweise eine durch Hüftbeinverdrehung hervorgerufene Irritation tiefer Muskeln wesentlich zum Endeffekt einer scheinbaren Beinverkürzung beitragen kann. Hierfür kommen u.a. die Muskelgruppen des Musculus Psoas Major und Psoas Minor in Frage. Mit anderen Worten kann eine Hüftbeinverschiebung an sich äußerst gering sein, die sekundäre Auswirkung jedoch ist so als ob eine durch eine Lageveränderung im Gelenk hervorgerufene Verkürzung eingetreten sei.

Deshalb erzeugt die eingesetzte Manipulation und Reposition dieser kleinen Lageveränderungen auch die totale Rückgewinnung des scheinbar verkürzten Beines, da bei der Behandlung gleichzeitig die Irritation der die Muskeln versorgenden Nerven verschwindet. Solche Phänomene sind im gesamten Rückgratbereich zu finden. Als Beispiel mögen hier kleinste Verschiebungen in der Halswirbelsäule dienen, die durch die Längsverbindungen des Musculus longissimus an anderen Stellen der Wirbelsäule Störungen auslösen können.

Bei lang bestehenden Leiden reagiert die Eigenabwehr, um gereizte Nervenbahnen nicht zusätzlich durch entstehenden Bewegungsdruck zu irritieren, und stellt durch sukzessive Anlagerung von Knochengewebe (Ossifikation), beispielsweise durch die Randzacken bei Spondylosis, die entsprechenden Zonen ruhig.

Ein anderer, nicht unwichtiger Aspekt nervenmäßiger Beeinflussung zeigt sich beispielsweise als Hartspann (Muskelverhärtung mit Druckschmerz), dem eine Muskelentzündung, ausgelöst durch ein krankes Organ, zugrunde liegt. Andererseits kann eine durch falsche Wirbelstellung hervorgerufene Irritation auch die glatte Muskulatur reflektorisch beeinflussen und somit Krankheitszustände nach sich ziehen.

Der Behandler soll sich also bei seiner Arbeit immer bewußt sein, daß die moderne Wirbelsäulentherapie sich grundsätzlich nicht nur mit der Skelettstatik der Patienten befaßt, sondern weitgehend nervenbedingte Auswirkungen bei der gezielten Diagnose und Behandlungstechnik einbezieht.

Bei entstandenen Verschiebungen (beispielsweise in den sacroiliacalgelenken) folgen oft, wie bereits erwähnt, Muskelreizungen.

Diese Kombination der Verschiebung mit zusätzlicher Reizung wird hier als Blockierung bezeichnet. Interessant ist in diesem Zusammenhang die wechselweise wirkende Spannung oder Verspannung oft der gesamten Oberkörpermuskulatur. Wie jahrzehntelange Empirie zeigt folgen Spannungsgebieten (hier mit + bezeichnet) entsprechende Gebiete der Entspannung (hier mit - bezeichnet). Die Ursache ist in der schädlichen Wirkung auf die Reizleiter der Muskeln in den Durchgängen im Rückgrat zu suchen. Die schädliche Wirkung besteht darin, daß durch die Verkrümmung des Rückgrats, ausgelöst durch beispielsweise eine Hüftbeinblockierung, das kompensatorische Bestreben des gesamten Oberkörpers Teile der Nervenbahnen an ihren Durchgängen irritieren. (Bild unten)

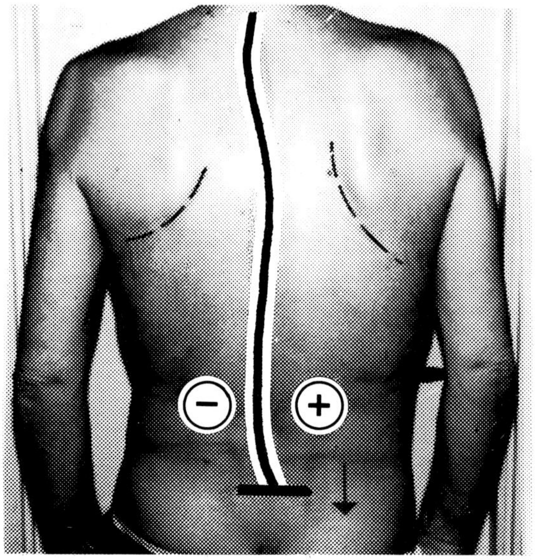

Spannungs- und Entspannungsgebiet durch eine gegenseitige Verdrehung der beiden Hüftbeine. Bei scheinbar verkürztem Bein (rechts) weicht die Lendenwirbelsäule nach der Seite des längeren Beines aus.

Untenstehende Abbildung macht verständlich, wie eine größere, sichtbare und scheinbare Beinverkürzung im unbelasteten Zustand eintritt. Die Spannungen in den Muskeln Psoas Major und Musculus Psoas Minor sowie dem Musculus Iliacus auf der innervierten Seite ziehen sich zusammen und erzeugen so eine Verkürzung dieser Körperseite.

Die Beinverkürzung entsteht hier also hauptsächlich durch das Sichverkrümmen einer Körperhälfte.

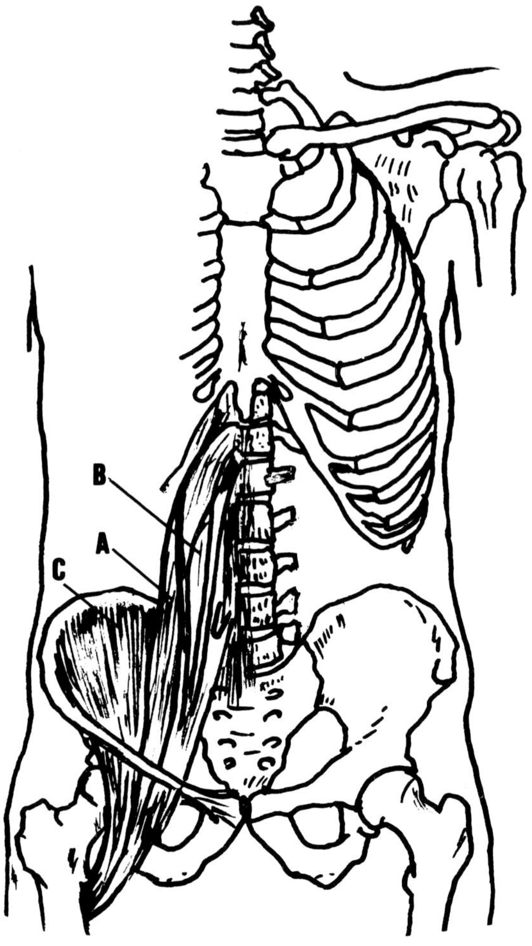


**Einwirkung von Teilen innerer, lateraler Muskulatur auf die scheinbare Beinlänge.**
(A) M.Psoas Major (B) M.Psoas Minor (C) M.Iliacus.

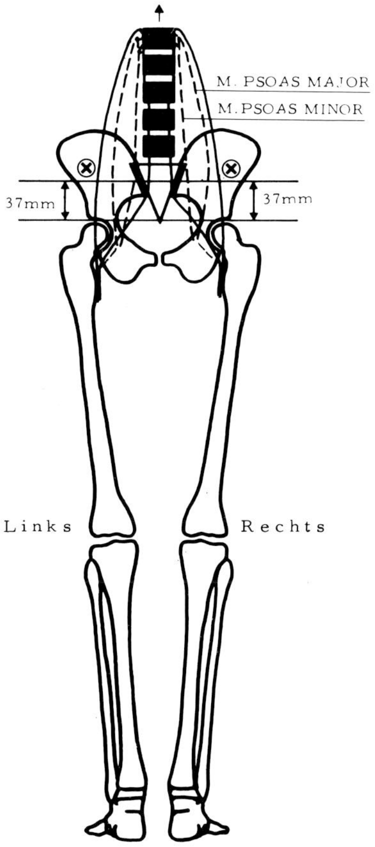


1

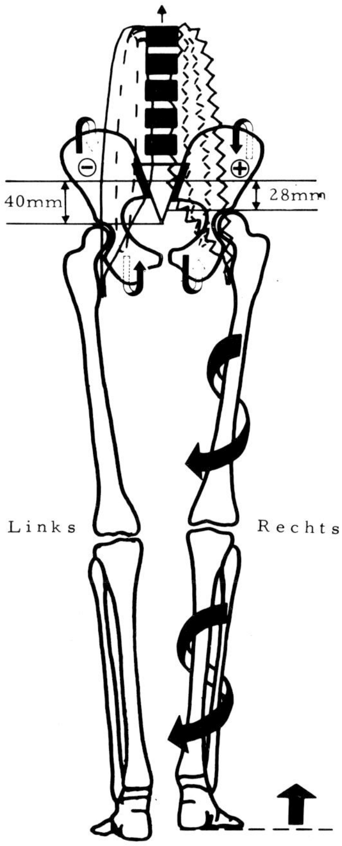


2

Bild 1 zeigt ein normalstehendes Becken mit Lendenwirbelsäule und Extremitäten, sowie die Muskeln Psoas major und minor in Normaltonus. Im Bild 2 sind die beiden Hüftbeine in entgegengesetzter Richtung verdreht, mit der Primärverdrehung rechts. Die im Augenblick der Verdrehung entstandene Muskelspannung rechts zieht die Beckenseite mit dem Bein nach oben, damit sich die gespannten Muskeln entlasten können. Im Bild 3 erkennt man, daß sich dabei die Lendenwirbelsäule zur Seite des längeren Beines krümmt. Dieser Vorgang wird durch die allmählich erfolgende Kompensationsstellung des linken Hüftbeins nach vorn erleichtert, wobei die Muskulatur dieser Seite entspannt (Bild 2). Im Bild 3 ist der Muskeltonus im unbelasteten Zustand nach der Schiefstellung beiderseits wieder ausgeglichen.

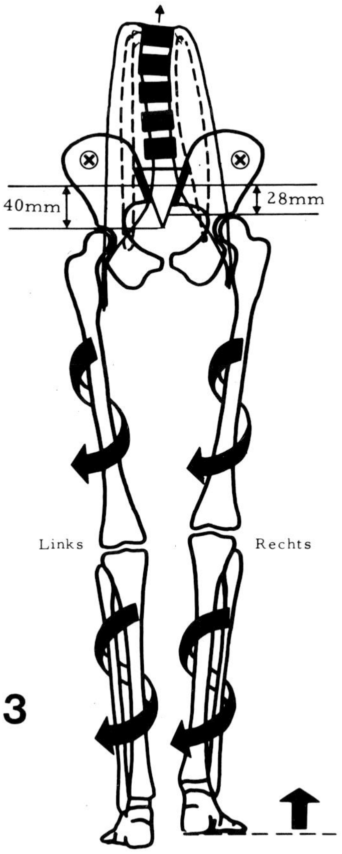


3

## DER HALTUNGSVERFALL

Als unausbleibliche Folge unkontrollierter Lebensführung, aber auch unverschuldeter Belastungen durch das moderne Leben entwickeln sich Haltungsschäden, die mit der Zeit zur Geißel eines Menschenlebens werden können. Leiden dieser Art könnten durch rechtzeitig eingesetzte manuelle Therapie, Bewegungsausgleich und richtige Ernährung gemildert oder sogar vollständig verhindert werden. Der gute Behandler wird dies seinen Patienten stets vor Augen halten!

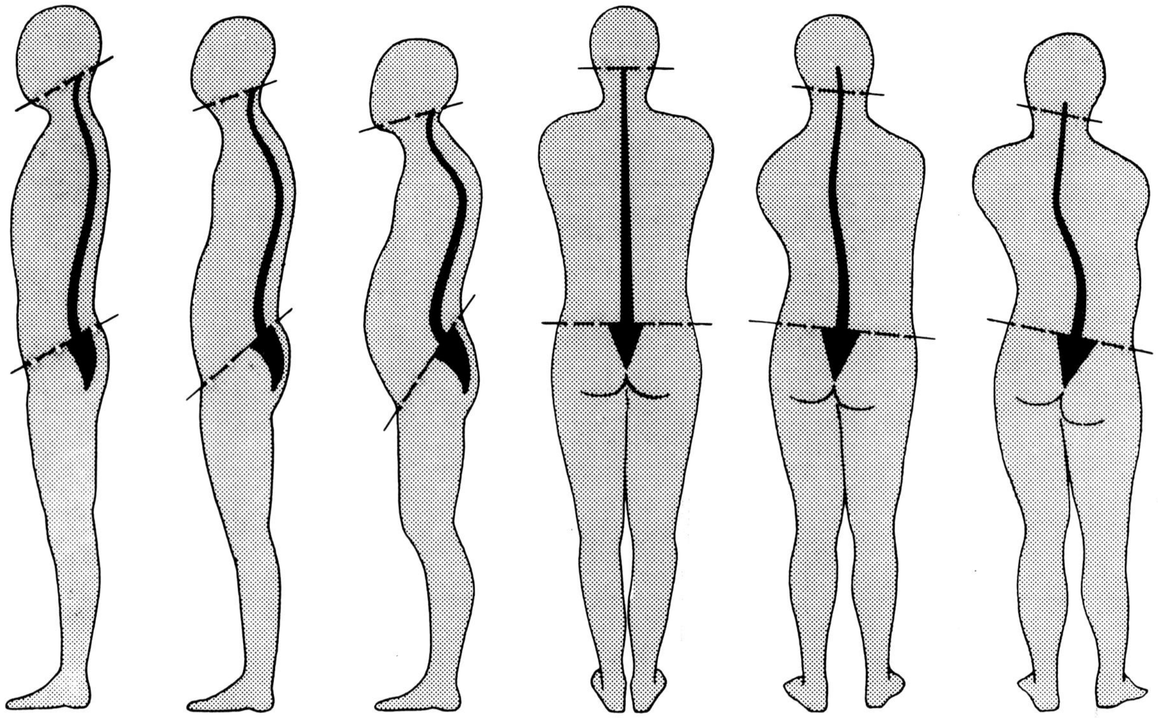

1 2 3 4 5 6

1 und 4: Schematisiert: normale Statik eines Erwachsenen.

2 und 5: Beginn eines Haltungsverfalls z.B. bedingt durch erworbene Schiefstellung des Beckens oder einseitige Arbeitsüberbelastung (hervorgerufen durch beispielsweise falsches Sitzen bei der Arbeit). Falsche Ernährung, Darmträgheit und dadurch entstehendes Übergewicht tragen zur Verunstaltung des Körpers bei. In diesem Stadium muß, um dem fortschreitenden Verfall Einhalt zu gebieten, alles getan werden, um irreversible Schäden zu verhindern.

3 und 6: Nun ist es soweit, daß Bewegungseinschränkungen und Schmerzen den nunmehr Kranken dazu zwingen, etwas dagegen zu tun. Weil man den Chiropraktikern oft Wunderdinge nachsagt, glauben diese Patienten, daß mit ein oder zwei Behandlungen alles wieder gut wird, was leider nicht stimmen kann. Denn beispielsweise ein Hängebauch bedingt ein nach vorn verdrehtes Becken, um über das Kreuzbein eine größere Lendenlordose zu erzeugen. Diese ist notwendig, um einen resultierenden Schwerpunkt über den Beinen zu gewährleisten, damit der Patient überhaupt stehen kann. Diese übergroße Lordose führt zwangsläufig zu einer Kyphose (Rundrücken) und dabei muß sich die Halsmuskulatur praktisch überdehnen, sodaß eine verstärkte Nackenlordose entsteht. Wenn sich dabei zusätzlich eine Skoliose durch ein einseitig schiefes Becken verstärkt und entwickelt hat, gibt es im gesamten Rückgrat praktisch keine Bandscheibe, die nicht gefährlich überbelastet wird.

VERSCHIEBUNGEN IM UNTEREN TEIL DER WIRBELSÄULE

## DIE LAGE DES KREUZBEINS:

Der aus fünf Wirbelkörpern verwachsene Teil der Wirbelsäule, der als einheitlicher Knochen mit den beiden Darmbeinen den Beckengürtel bildet, ist das Kreuzbein, die wichtige Verbindung in der Beckenregion. Da dieses os sacrum über das Promontorium die Basis für den beweglichen Teil der Wirbelsäule bildet, kommt diesem und dessen richtiger Lage große Bedeutung für eine harmonische Skelettstatik zu.

Alle Formen pathologischer Verschiebungen ziehen durch einseitige Überbelastungen sicher Dauerschäden nach sich, falls diese unbehandelt bleiben.

Wie bekannt, sollte der normale Neigungswinkel der Kreuzbeinbasis etwa 30° betragen.

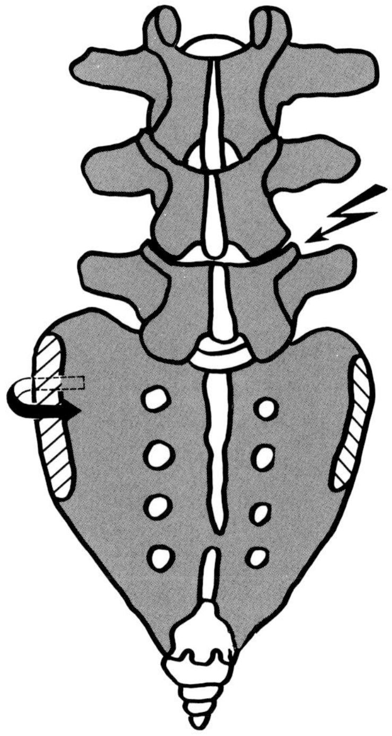

Krankhaft verdrehtes Kreuzbein. Linke Seite steht mehr dorsal.

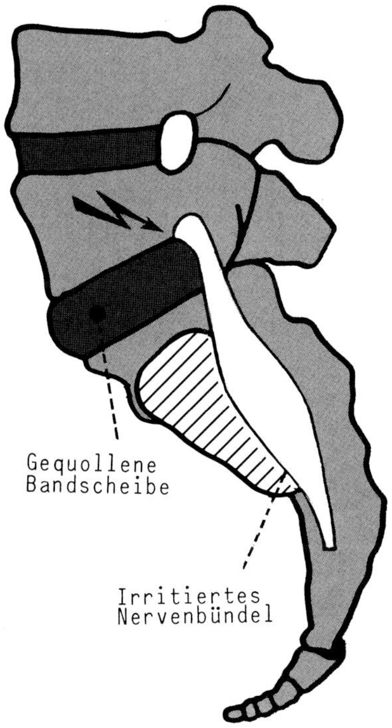


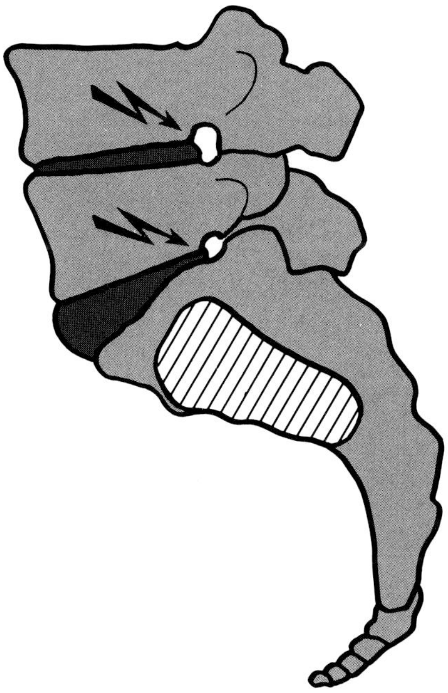

Die Bandscheibe zwischen L5 - S1 ist auf der linken Abbildung durch veränderten Quellzustand deutlich erhöht und somit ein Störfeld, das an den Nervenaustrittsstellen starke Reize erzeugt. Hier ist Ruhe angezeigt. Rechts dagegen ist der Neigungswinkel durch die Verlagerung des Kreuzbeins vergrößert. Die degenerierten Bandscheiben erzeugen Druck in den verengten Foramina und sind sehr oft Folgen eines Haltungsverfalls.

DIE AUSGEREIFTE TECHNIK DER CHIROPRAKTIK
ÖFFNET IHNEN NEUE
UNAUSGENUTZTE WEGE IN IHRER PRAXIS !

# KAPITEL III

## RÖNTGENOLOGISCHE UNTERSUCHUNGEN AM BECKEN

## DIE LAGE DES KREUZBEINS ERZWINGT DIE ANPASSUNG DER WIRBELSÄULE

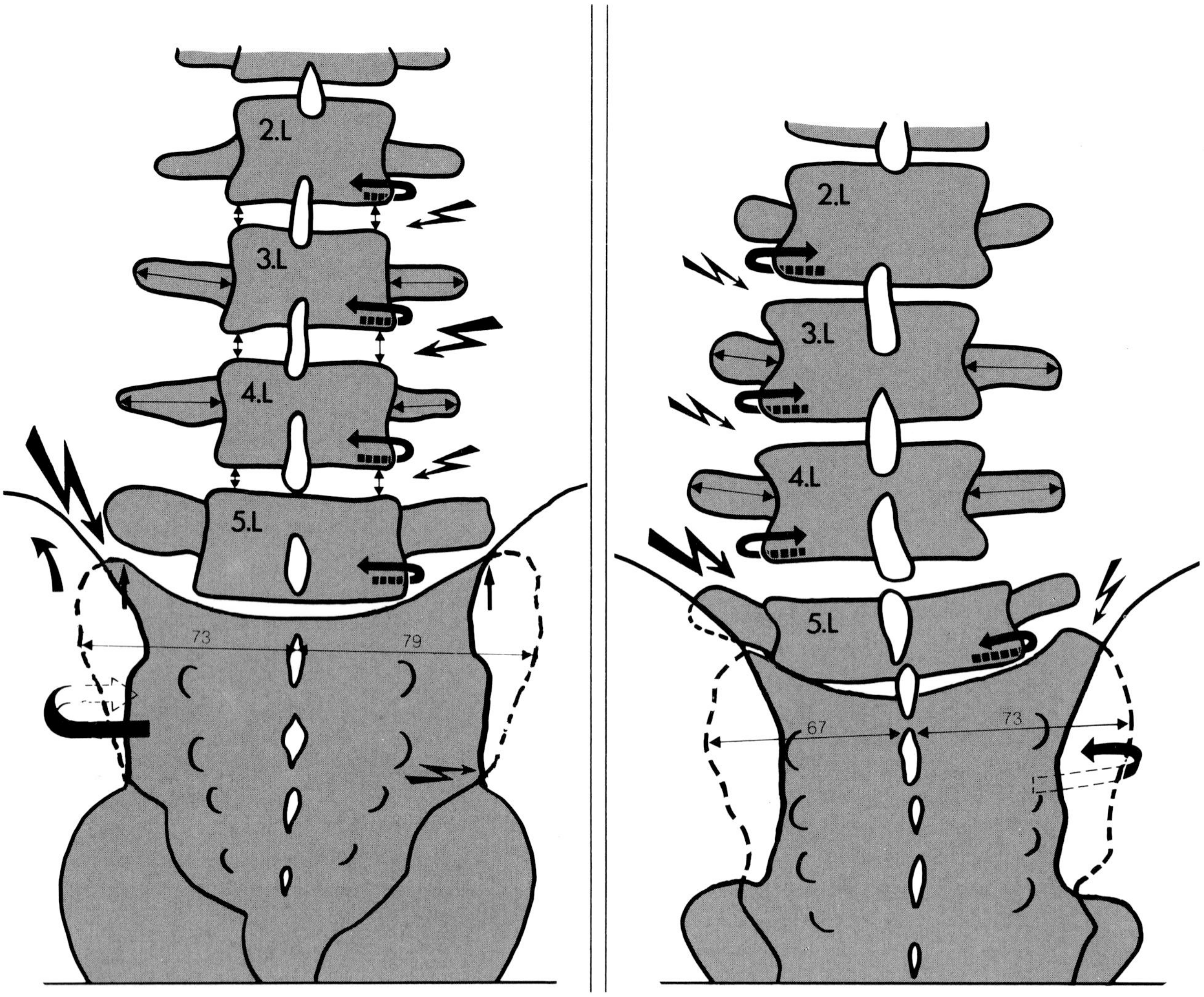


Im obigen Beispiel fordert der Schiefstand des Kreuzbeins, das unter Belastung zur Seite gedrückt wird, die Anpassung der Lendenwirbel. Dabei nehmen die Wirbelkörper eine Drehgleitstellung ein, während die am Wirbelbogen befindlichen, vertikalstehenden Gelenkflächen einer Drehbewegung der Dornfortsätze entgegenwirken. Die entstehenden Schmerzen werden durch einseitiges Auseinanderklaffen der Wirbelgelenke erzeugt. Dies führt zu Spannungen in den Kapseln und zur Vorwölbung der Bandscheiben. Die dadurch entstehende Lendenskoliose kann den Wert der scheinbaren Beinverkürzung erhöhen. Bei einer entstandenen "Knick"-Skoliose - d.h., daß zwei Wirbel ihre Lage zueinander plötzlich verändert haben - liegt der Hauptschmerz meist zwischen dem 4. und 5. Lendenwirbel. Solange keine Knickskoliose besteht, liegt der Schmerz meist höher.

*Viele Vermutungen wären unbestätigt geblieben, wäre der Verfasser nicht auf den Gedanken gekommen, Röntgenbilder unter "natürlichen" Verhältnissen, also unter ungleicher Belastung der Beine, anfertigen zu lassen. Dabei bestätigte sich, daß in ca 80% der Fälle erworbener, scheinbarer Beinverkürzung der Lendenschmerz auf der gegenüberliegenden Seite entsteht und nur zu etwa 20% auf derselben Seite vorkommt.*

ABSTANDS-VERGLEICHSMESSUNGEN AM BECKEN

*Zur Diagnose werden nach Möglichkeit Röntgenbilder herangezogen. Dabei können Asymmetrien der Wirbelsäule festgestellt werden, vorausgesetzt, die Röntgenbilder sind unter Heranziehung chiropraktischer Gesichtspunkte hergestellt worden.*

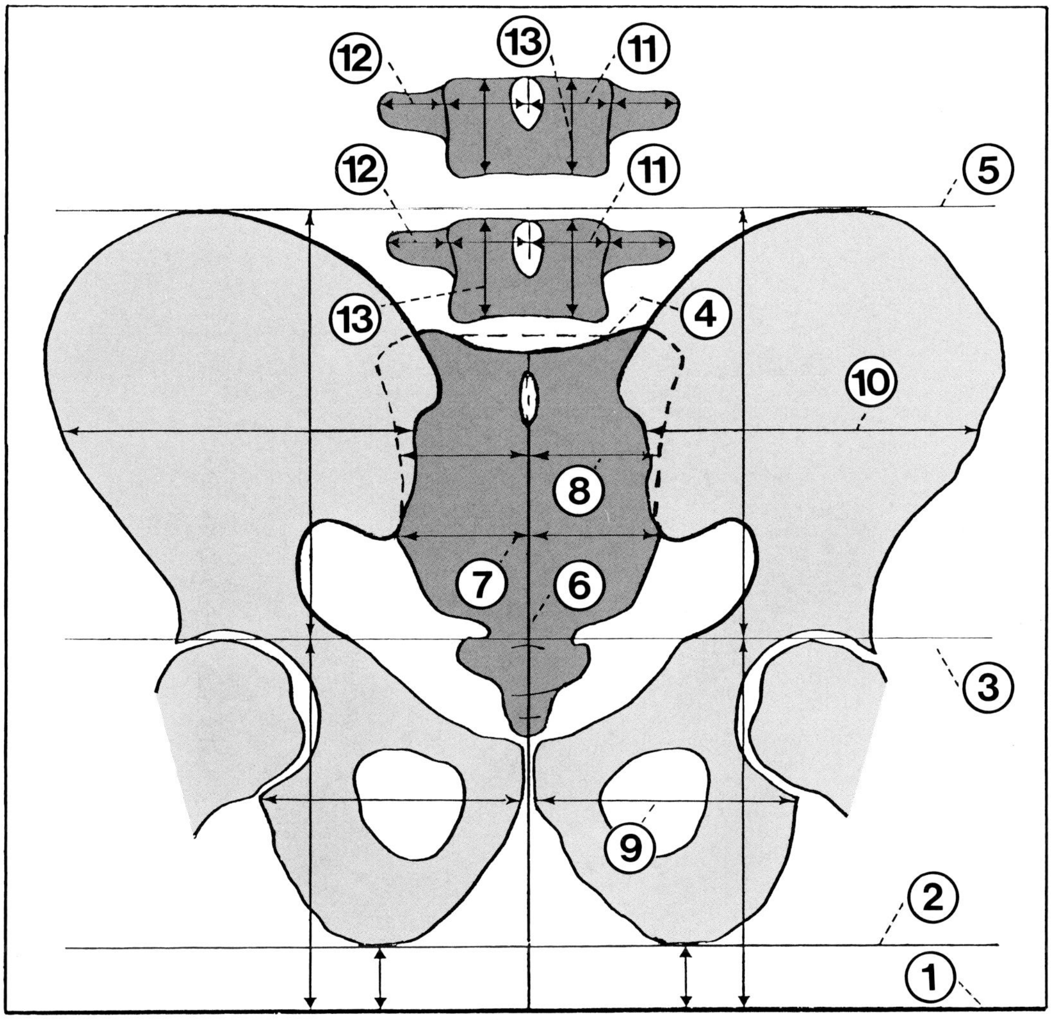


Bei der vergleichenden Meßung am Becken ist zunächst die Basislinie (1), die eine Referenz zur horizontalen Bodenfläche darstellt, und gegebenenfalls zusätzlich bei der Aufnahme mit eingefügt werden muß, von Wichtigkeit. Beim normalstehenden Becken (anatomische Symmetrien vorausgesetzt) müssen alle Verbindungslinien (2,3,4,5) parallel zur Basislinie verlaufen. Dabei zeigen die einzelnen Verbindungslinien: (2) Die Lage der **Sitzbeinknorren** zueinander, (3) die Lage der **Oberschenkelköpfe** zueinander, (4) die Lage der beiden **Kreuzbeinflügel.** (5) gibt die Referenzlage zwischen den Oberkanten der **Hüftbeinkämme** und Basislinie oder anderen Verbindungslinien (z.B: 2 oder 3).
Die sehr wichtige Lotlinie (6) wird bei der zeichnerischen Meßung des Beckens als rechtwinklig zur Basislinie gehende Vertikale durch den zweiten Dornfortsatz des Kreuzbeins gezogen. (7,8) zeigen die Symmetrieverhältnisse des Kreuzbeins. (9,10) zeigen die Breite der beiden Hüftbeine an. (11) Gibt die Möglichkeit der Vergleichsmeßung des Abstandes vom Dornfortsatz zu Wirbelkante. (12) Vergleichslänge der paarigen Querfortsätze zueinander. (13) Vergleichshöhen der Wirbelkörperseiten zueinander.

BECKENSCHIEFSTAND DURCH HÜFTBEINVERSCHIEBUNG

*Nachgezeichnetes Röntgenbild: stehend mit der Gewichtsverteilung gleichmäßig auf beiden Beinen. Das angeführte Beispiel ist besonders repräsentativ für langjährig bestehende Leiden einer beispielsweise rechtsseitigen Hypermobilität mit scheinbarer Beinverkürzung rechts.*

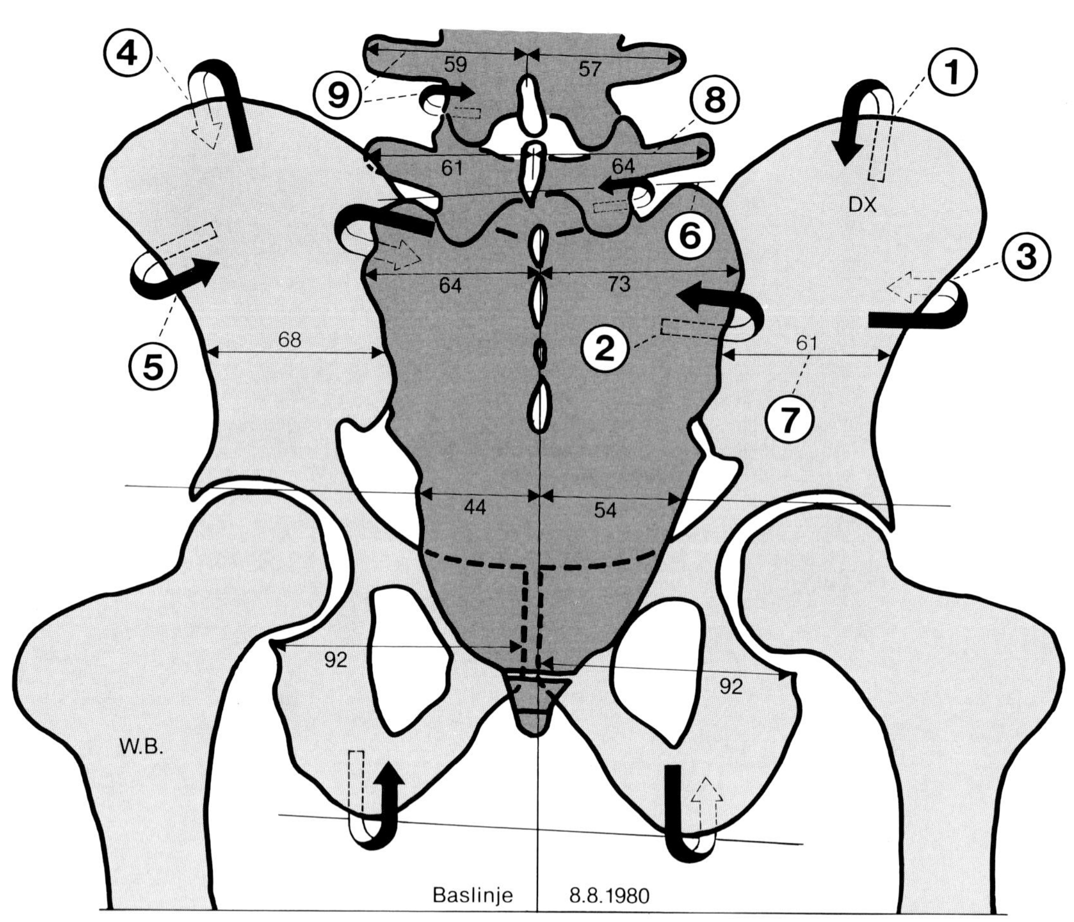


Beispiel einer rechtsseitigen Hypermobilität

**Das rechte Hüftbein** (1) hat sich mit seinem oberen Teil nach hinten und mit dem unteren Teil nach vorn verlagert. Gleichzeitig ist das ganze Hüftbein ventral verdreht, hat sich also von der Kreuzbein-mittellinie entfernt (3), und dadurch erscheint das Hüftbein (7) schmäler (61 mm), das Hüftbeinloch (foramen obturatum) dagegen breiter. **Das linke Hüftbein** ist oben nach vorn (4) und unten nach hinten verschoben. Gleichzeitig bewegt sich das Hüftbein (5) dorsal, nähert sich also der Kreuzbein-Mittellinie, wodurch es auf dem Röntgenbild breiter erscheint. **Das Kreuzbein** geht auf der Seite des nach hinten verdrehten Beckenkammes mit nach hinten und muß sich dabei geringfügig um seine Vertikalachse (2) drehen. Beim Vergleich der Abstände Kreuzbeinkante-Dornfortsatzlinie erscheint die rechte Seite breiter. Dies bedeutet, daß das Kreuzbein auf dieser Seite nach hinten verdreht ist. Der rechte Kreuzbeinflügel (6) liegt höher als der linke. **Der 5. Lendenwirbel** folgt im allgemeinen der Verdrehungslage des Kreuzbeins. Der Abstand von Mitte Dornfortsatz bis Ende Querfortsatz (8) ist rechts größer (64 mm). **Der 4. Lendenwirbel** (9) hat dabei eine geringfügige, entgegengerichtete Drehung gemacht.

BECKENSCHIEFSTAND DURCH HÜFTBEINVERSCHIEBUNG

*Nachgezeichnetes Röntgenbild: stehend mit dem gesamten Körpergewicht auf dem linken Bein als Standbein (dem scheinbar längeren Bein).*

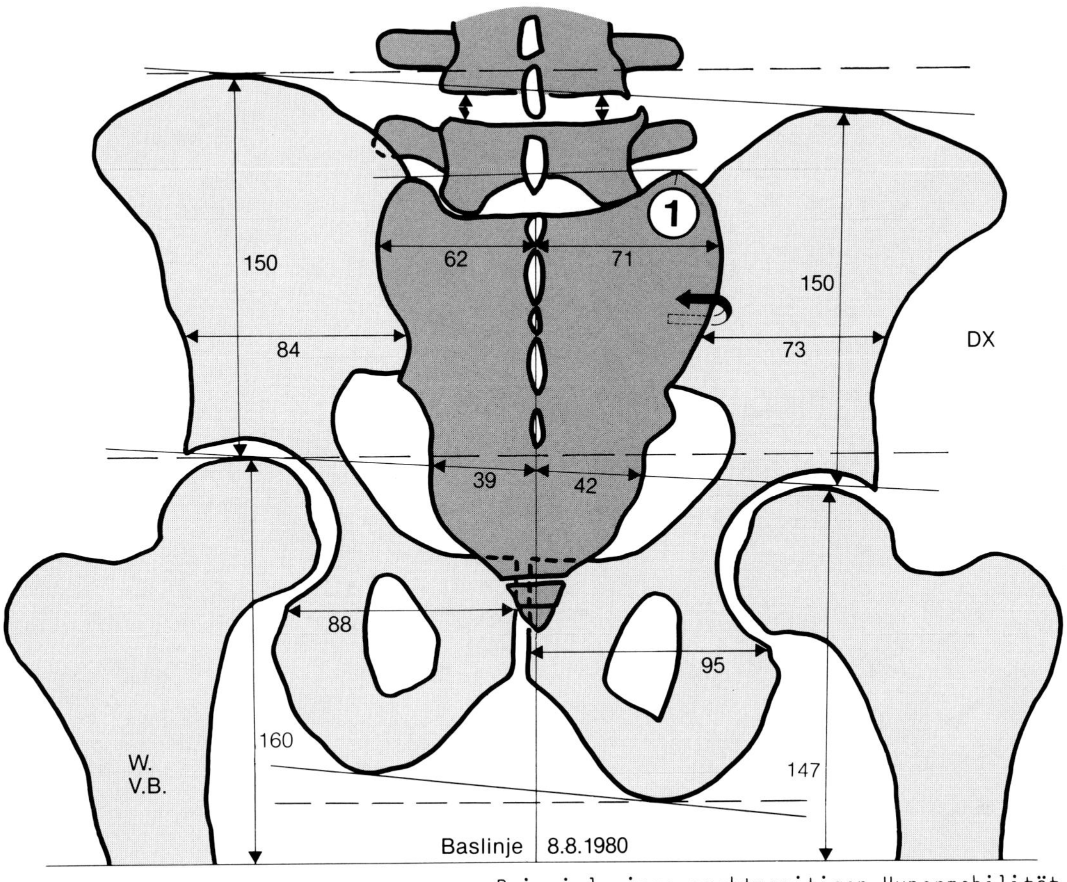


Beispiel einer rechtsseitigen Hypermobilität

Auch hier weisen das Kreuzbein und die Hüftbeine, durch die Hüftbeinverdrehung unsymmetrische Werte auf. Interessant dabei ist, daß das kompensatorisch nach vorn verdrehte linke Hüftbein das Kreuzbein so stabil abstützt, daß es **nicht** nach rechts ausweichen kann (vergleichen Sie bitte mit dem folgenden Bild – das Kreuzbein ist dort nach links gekippt). Die Schambeinfuge steht links von der Lotlinie vertikal. Die Lendenwirbel stehen waagerecht und die Bandscheiben werden normal belastet. Die Hüftbeinlöcher erscheinen beinahe gleich groß. Das rechte, primärverschobene Hüftbein hängt extrem nach unten, was auf Bänderschwäche schließen läßt. ***Beim Gehen wechselt somit die Bandscheibenbelastung dauernd von unnormal zu normal.***

BECKENSCHIEFSTAND DURCH HÜFTBEINVERDREHUNG:

URSACHE DER KNICKSKOLIOSE

*Nachgezeichnetes Röntgenbild: stehend mit dem gesamten Körpergewicht auf dem rechten, durch die Verschiebung verkürzten Bein als Standbein.*

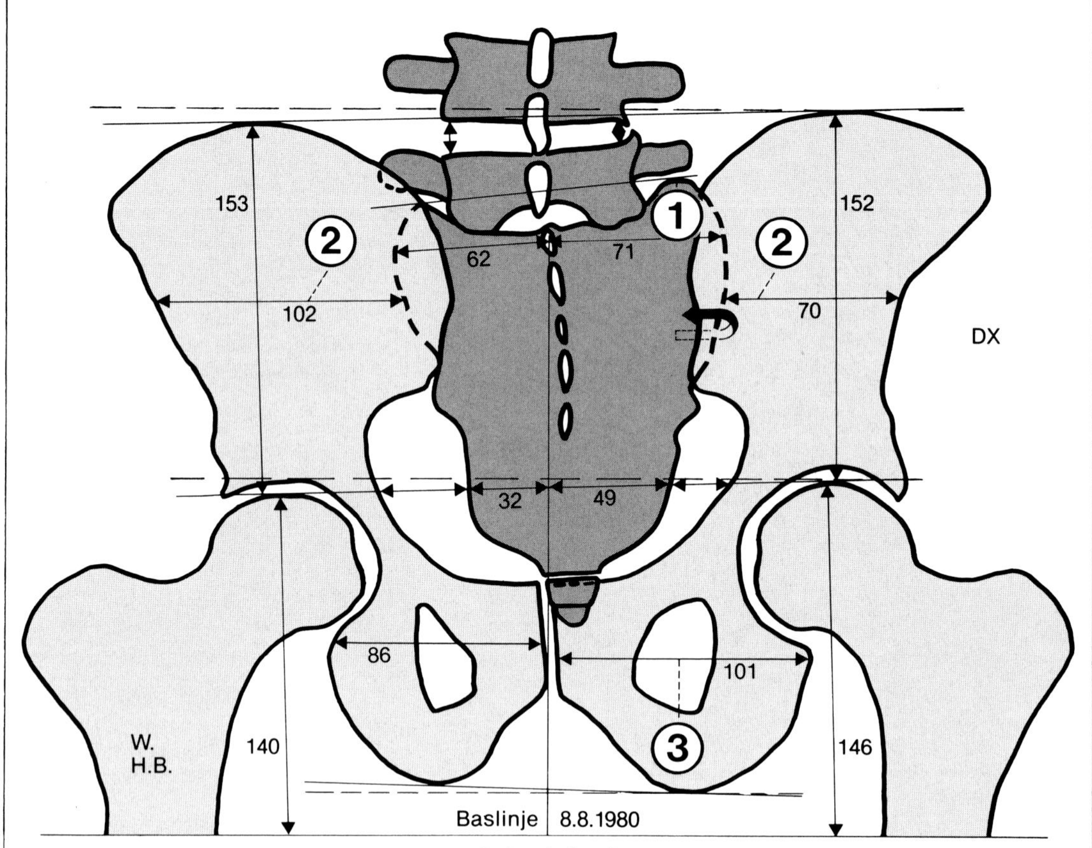

Beispiel einer rechtsseitigen Hypermobilität

Durch die Hüftbeinverdrehung rechts wird die aktive **Kreuz**-Darmbeingelenk-Auflagefläche kleiner und klafft auseinander. Das Kreuzbein (1) kippt dabei nach links und liegt rechts höher. Dadurch kippt die Lendenwirbelsäule nach links. Durch die Verdrehung des Kreuzbeins sind die sich ergebenden Maße rechts größer. Auch die Maße der verdrehten Hüftbeine (2) projizieren sich auf dem Röntgenbild ungleich groß. Durch das Kippen des Kreuzbeins nach links, ist auch der Abstand von Kreuzbein-Außenkante zum Beckenring auf der rechten Seite kleiner geworden. Die Schambeinfuge steht schräg. Die Hüftbeinlöcher sind verschieden groß.

## DIE KNICKSKOLIOSE - EIN RISIKOFAKTOR

*Wie die Statistik zeigt, entsteht eine "Knickskoliose" zu etwa 80% auf der Seite des scheinbar längeren Beines.*

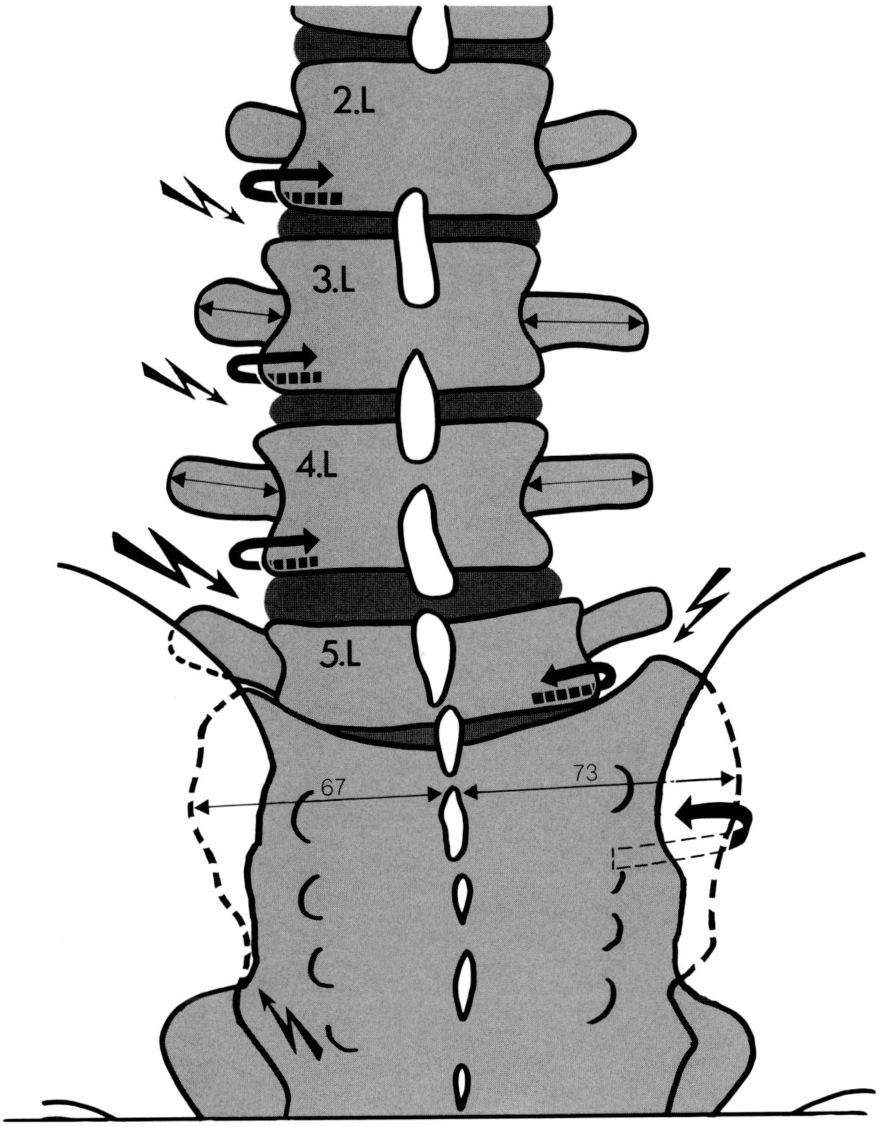


Nachgezeichnetes Röntgenbild: 58-jähriger Mann.
Erfahrungsgemäß weicht auch schon bei Kindern mit einem verdrehten Hüftbein (beispielsweise rechts) die Wirbelsäule mit der Zeit nach der linken Seite aus. Als weitere Folge stellt sich dann, meist zwischen dem 17. und 20. Lebensjahr die erste Lumbago mit Schmerzen links ein. Bei einer zusätzlichen Überbelastung und gleichzeitiger Rechtsdrehung des Oberkörpers "knickt" die Lendenwirbelsäule schlagartig in der Verbindung zwischen dem 4. und 5. Lendenwirbel um, und die zugehörige Bandscheibe wird einem "Torsions-Druck" ausgesetzt, da sich diese Wirbel, wie aus obiger Zeichnung hervorgeht, gezwungenermaßen gegeneinander verdrehen. Denn: das nach hinten verdrehte rechte Darmbein zwingt das Kreuzbein und den 5. Lendenwirbel sich ebenfalls nach rechts hinten zu verdrehen. Der 4. Lendenwirbel und die sich darauf aufbauenden Wirbel werden durch die nach links gerichtete Ausweichstellung sich links nach hinten verdrehen. Der Lendenwirbelsäulenknick wird durch entstehende Spannungen der Lendenmuskulatur auf der Seite des kürzeren Beines noch verstärkt, besonders wenn dieses zufällig Standbein ist.

## DIE VERDREHUNGSBELASTETE BANDSCHEIBE ALS FOLGE EINER ERWORBENEN BECKENSCHIEFSTELLUNG

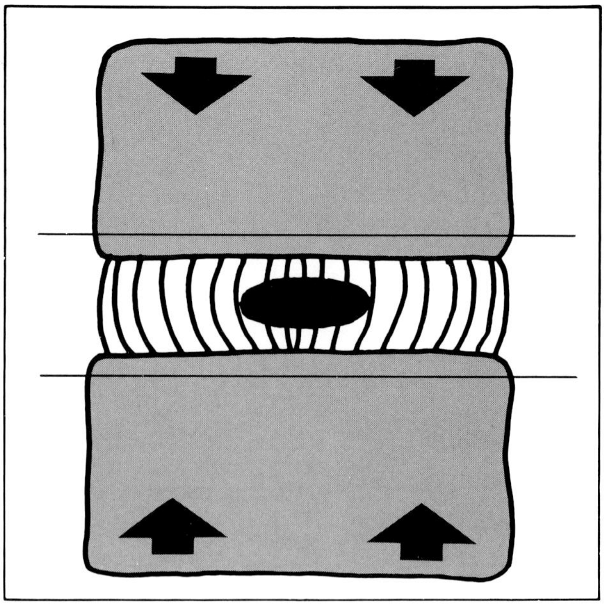

Normalstehender 4. und 5. Lendenwirbel mit gleichmäßig belasteter Bandscheibe.

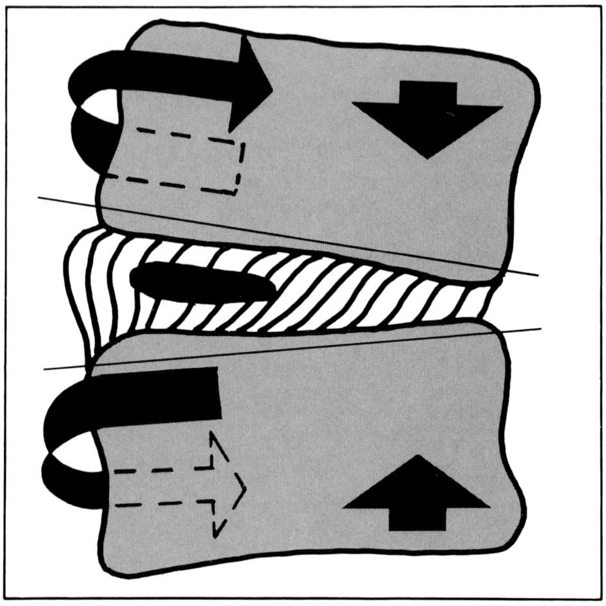

Weil die der Bandscheibe zugehörigen Wirbel sich hier in entgegengesetzter Verdrehungslage befinden, wird die einseitig belastete Bandscheibe <u>zusätzlich</u> einem Druck durch die entstehende Torsion ausgesetzt. Dies ist beispielsweise bei der Knickskoliose der Fall.

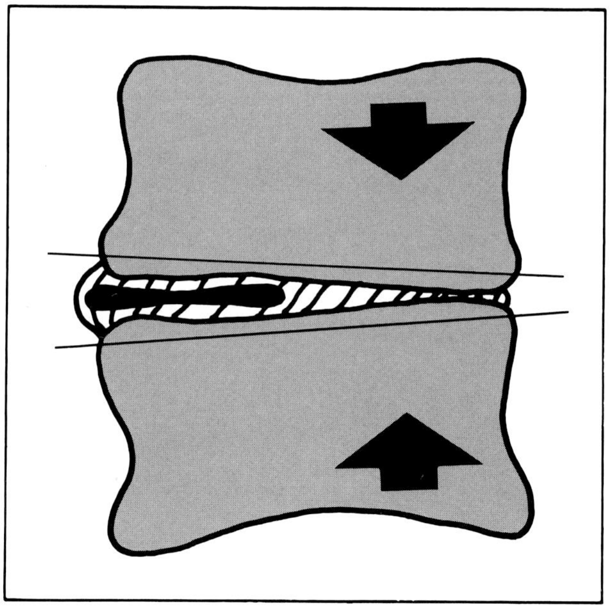

Bei einer Knickskoliose ist die Bandscheibe immer einem zusätzlichen "Torsions-Druck" ausgesetzt. Eine über längere Zeit einseitig verdrehungsbelastete Bandscheibe zermürbt und degeneriert mit der Zeit.

## HÜFTBEINVERSCHIEBUNG MIT FALSCHLAGE DES KREUZBEINS

*Der dramatische Verlauf von Leidenswegen vieler Menschen wird oft eingeleitet mit dem, was dieses Bild des totalen biomechanischen Zusammenbruchs veranschaulichen will.*

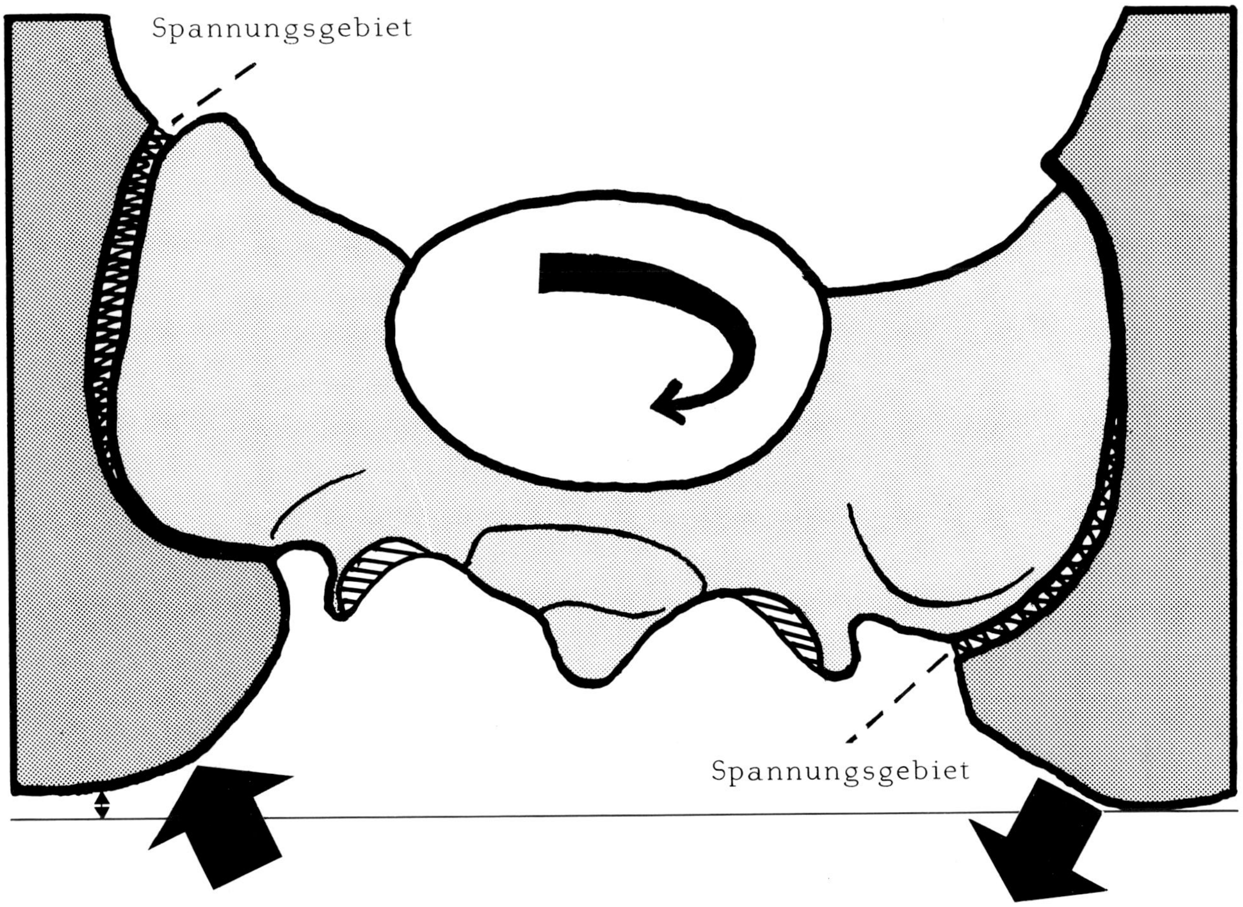


Ein Kreuzbein hat sich in seiner Lage zu den beiden Darmbeinen in seinen Gelenkverbindungen verschoben.

Der sichere Halt des gesamten Skeletts ist in Frage gestellt! Wichtige biologische Funktionen sind in direkter Gefahr! Hier ist das eingetreten, was oft zunächst harmlos aussieht, deshalb übersehen wird und unbehandelt bleibt. Dadurch wird es tiefgreifende, lebenslange Folgen für Leib und Leben des Betroffenen haben. Denn: Die zunächst entstandenen, akuten Schmerzen verschwinden allmählich wieder, und tauchen sie wieder auf, ist es schon beinahe zu spät für eine vollständige Rehabilitierung. **Davon zeugen Scharen leidender Patienten!**

**Deshalb muß es vordringliche Aufgabe eines jeden chiropraktisch Behandelnden sein, dieses Wissen zu verbreiten!**

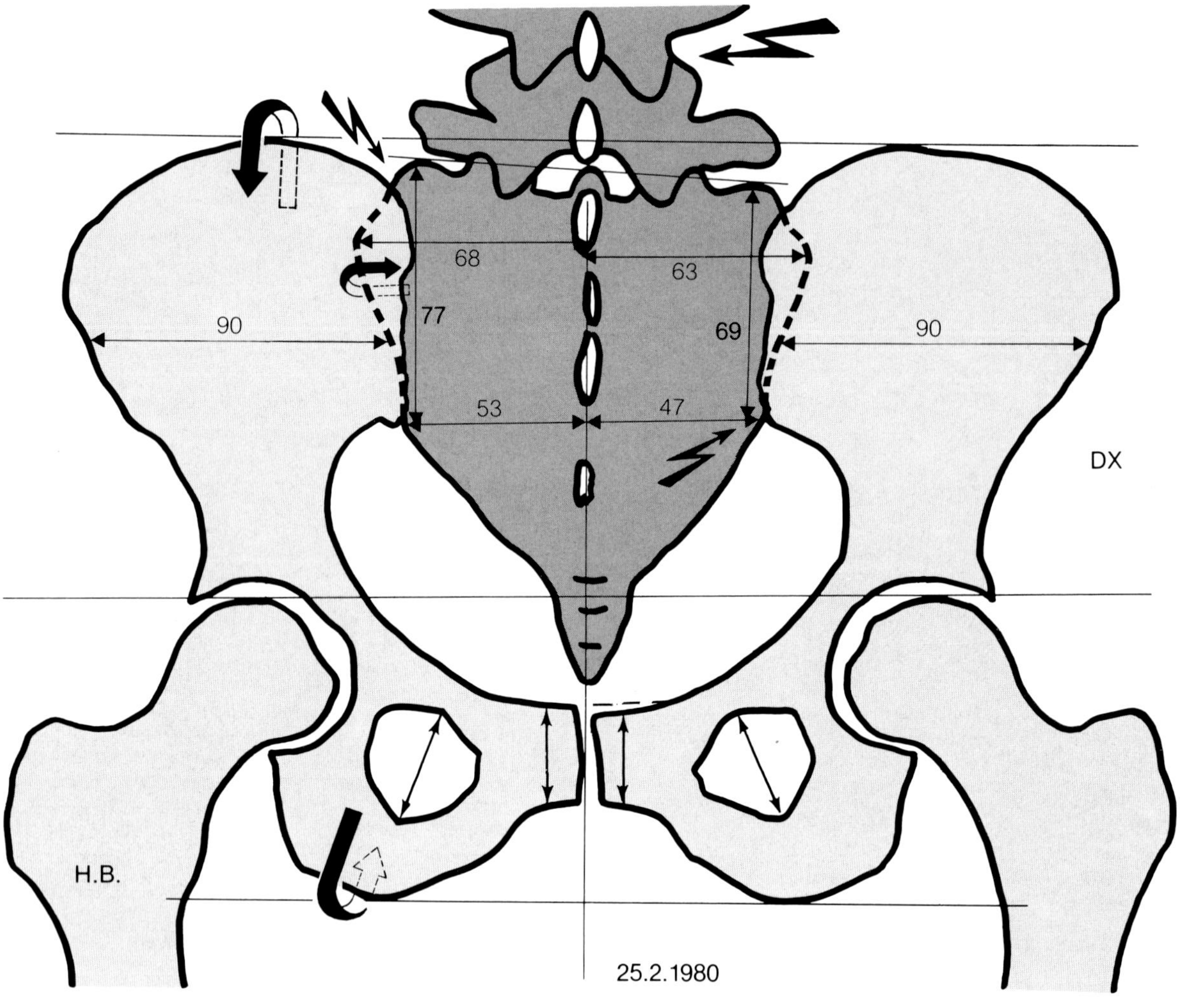


Weibliches Becken, nachgezeichnete Röntgenaufnahme stehend, von hinten gesehen. **Der linke Hüftbeinkamm** ist dorsal verlagert. Dadurch kommt es zu einer scheinbaren Beinverkürzung links. Der Patient klagte über Schmerzen in der Lendenwirbelsäule rechts. Ursache: Da das linke nach hinten und unten verdrehte Darmbein zwangsläufig auch die Lage des Kreuzbeins und des 5. Lendenwirbels so verändert, daß diese links höher stehen, verschiebt sich somit die Basis der Wirbelsäule. Das bedeutet: Wenn das linke Bein Standbein ist, zeigt sich die Tendenz, daß sich eine nach rechts ausweichende Skoliose bilden muß, die unweigerlich Schmerzen auslösen wird! Bei der Palpation treten an den mit Blitzen gekennzeichneten Stellen deutlich merkbare Schmerzpunkte auf.

Die unterschiedliche Höhenlage der Schambeinäste und die ungleichgroßen Hüftbeinlöcher lassen hier eine Hüftbeinverdrehung erkennen. Dies gilt auch für das folgende Bild.

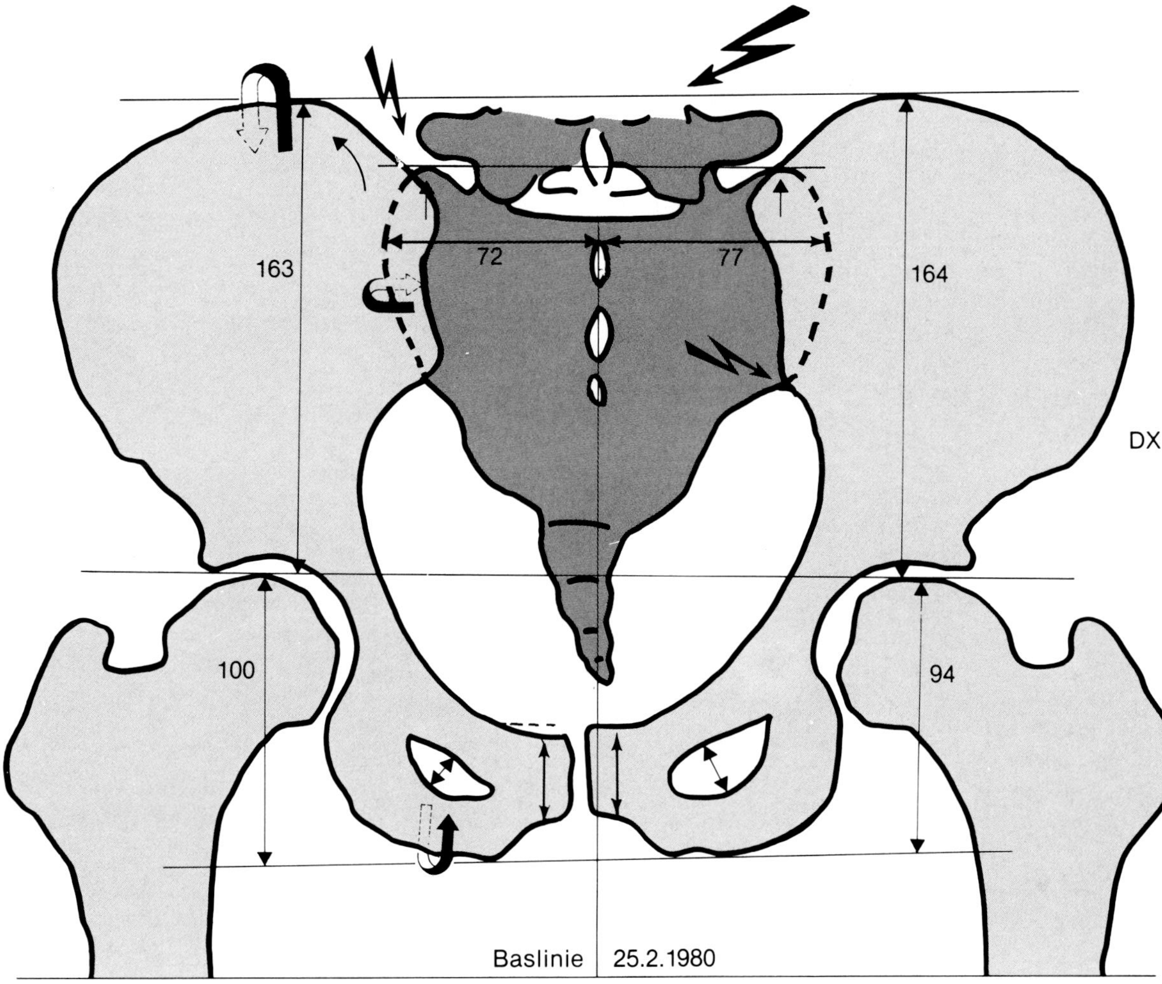


Röntgenaufnahme stehend. Junger Mann, 18 Jahre, vor Wochen mit dem Motorrad verunglückt (gegen einen Pfahl gefahren). Als Folge starke Schmerzen im Lendenrücken rechts. Eine Beinlängenvergleichsmessung ergab eine scheinbare Verkürzung des rechten Beines um 7 mm. In der entstandenen pathologischen Stellung lag das linke Darmbein nach vorn-oben verdreht und dadurch wurde dieses Bein scheinbar länger. Das Kreuzbein stellt sich in dieser Situation ebenfalls zwangsläufig schief und verdreht sich links nach vorn. Mithin ist die Kreuzbeinbasis aus ihrer horizontalen Normallage verdrängt. (Dies ist deutlich an der Lage des Steißbeins zu erkennen). Folge: Die Kreuzbeinbasis kippt die Lendenwirbelsäule nach rechts.

Im Vergleich zum vorigen Beispiel liegen hier die Verhältnisse genau entgegengesetzt. Deshalb bildet sich das linke Hüftbeinloch kleiner ab und der zugehörige Schambeinast liegt tiefer.

WIRBELSÄULENSKOLIOSE DURCH BECKENSCHIEFSTAND

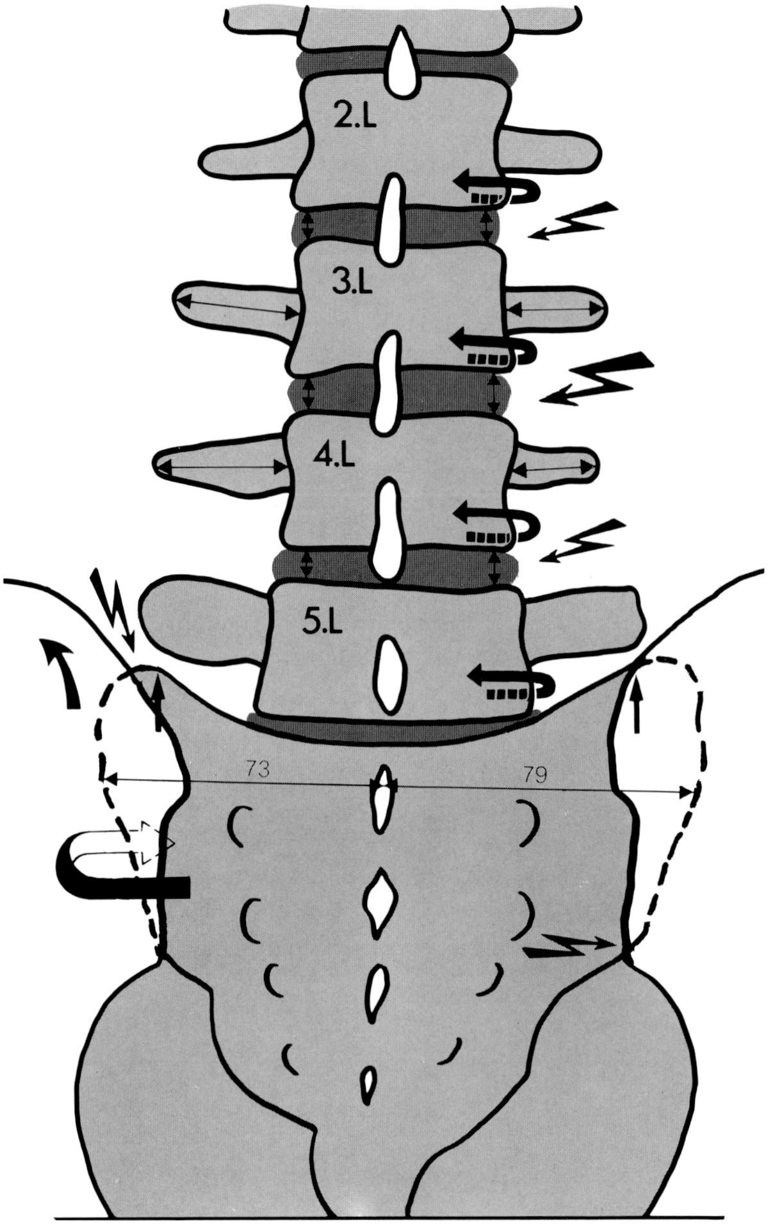


Nachgezeichnetes Röntgenbild: 18-jähriger Junge.
Zusätzliche Röntgenaufnahme der Lendenwirbelsäule mit Kreuzbein. Als weitere Folge des Unfalls hat sich bei dem jungen Mann eine beginnende Lendenwirbelskoliose eingestellt. Die Lendenwirbel verdrehen sich zwangsläufig und weichen nach rechts aus. Durch die folgende Verdrängung der Gallertkerne entstehen Spannungen und - Schmerzen! Hier besteht keine Gefahr für das Entstehen einer Knickskoliose, da das Kreuzbein und der 5. Lendenwirbel dieselbe Verdrehungslage einnehmen wie die übrigen Lendenwirbel. Bei der Palpation treten an den mit Blitzen gekennzeichneten Stellen deutlich merkbare Schmerzpunkte auf.

Interessant in diesem Zusammenhang ist, daß bei einem **anatomisch kürzeren Bein** (Wachstumsanomalie, Operationsfolgen u.a.) die Lendenwirbelsäule in den meisten Fällen zur Seite des kürzeren Beines weicht und dort seine Schmerzauswirkungen zeitigt. In diesen Fällen muß man die Beinlängendifferenz durch Absatzerhöhung ausgleichen.

LENDENWIRBELVERSCHLEIß
DURCH KNICKLORDOSE UND KNICKSKOLIOSE

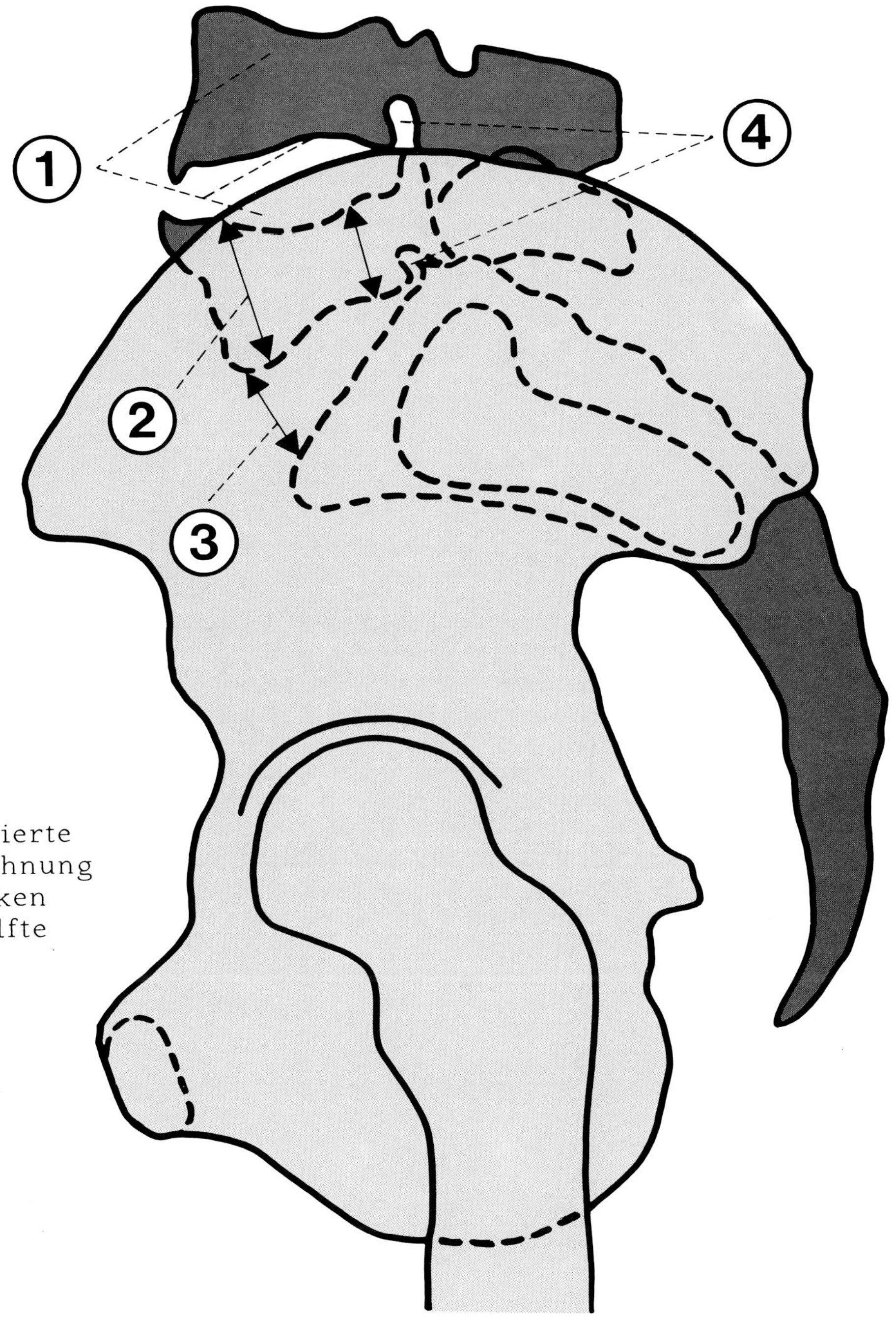


Schematisierte Umrißzeichnung einer linken Beckenhälfte

Beckenhälfte mit Kreuzbein, 4. und 5. Lendenwirbel (von links gesehen). (1) Beide unteren Lendenwirbel waren langzeitig unnormalen Belastungen ausgesetzt und haben sich deshalb keilförmig verformt. Die Grundursachen solcher pathologischen Zustände sind erfahrungsgemäß oft in den Jugendjahren des Betroffenen zu finden. (2) Der Wirbel L5 war Abnutzungen dorsal und seitlich ausgesetzt. (3) Die Bandscheibe zwischen L5 und Kreuzbeinbasis wird dadurch einseitig belastet. (4) Als Folge tritt eine Verkleinerung der Zwischenwirbellöcher, Austrittsstellen der paarigen Nervenbündel ein.

SCHMERZERLEICHTERUNG
DURCH WIRBELVERSCHLEIß

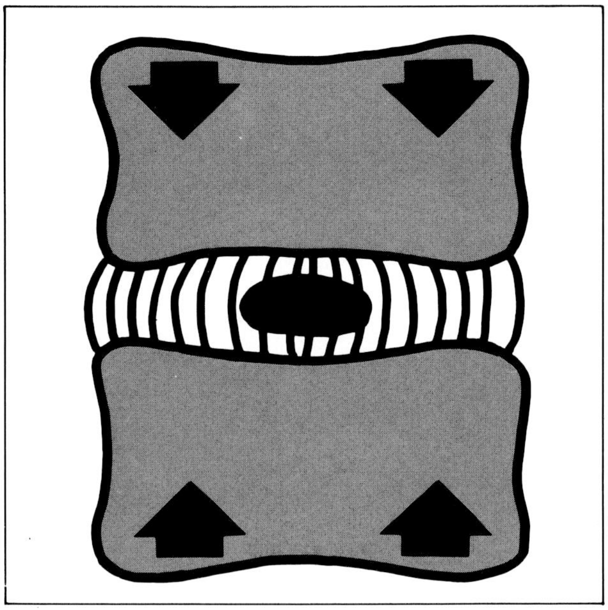

Zwei zueinander normalstehende Wirbelkörper bei Normalbelastung der Bandscheibe.

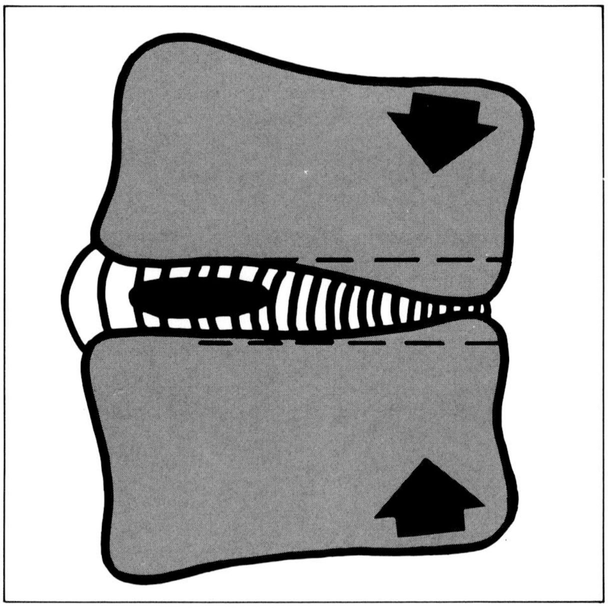

Wirbelschiefstellung mit einseitiger Belastung der Bandscheibe. Der Gallertkern wird hier zur Seite gedrängt, hierbei kommt es leicht zu einem Bandscheibenvorfall und zum Nervenreiz.

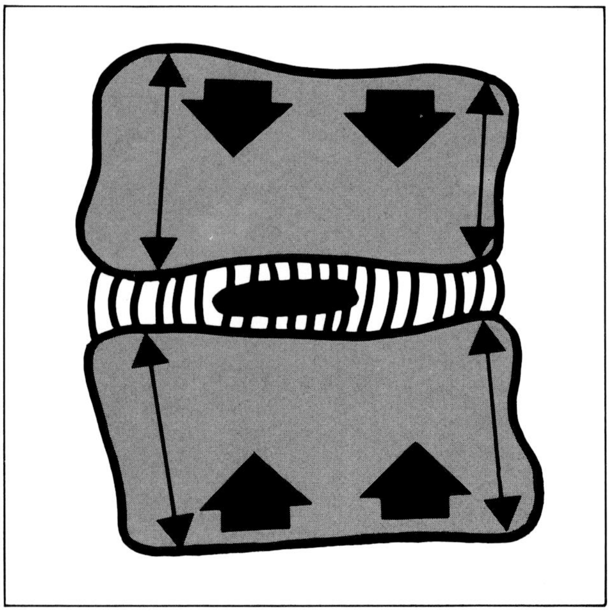

Wenn sich mit der Zeit die Wirbel abgeschliffen haben, werden sie zwar konisch, aber die einseitig gequetschte Bandscheibe kann sich wieder in die Normallage zurückziehen und dadurch verschwinden auch die Schmerzen.

# KAPITEL IV

## MECHANISCHE FOLGEN BEI ERWORBENEN HÜFTBEINVERSCHIEBUNGEN

## ZWEI NORMALSTEHENDE KREUZDARMBEINGELENKE

*Bei den beiden folgenden Skizzen ist eine konstruktive Abbildungstechnik (Schnittechnik) benutzt worden, um den Verlauf einer Beckenschiefstellung an den Kreuzdarmbein-Übergängen anschaulich zu machen. Dabei sind die schraffierten Zonen die Schnittflächen der senkrecht abgenommenen Teile der dorsalen Ränder der Darmbeine. Das Kreuzbein ist dagegen als Schattenriß aufzufassen, um die Übersicht sicherzustellen.*

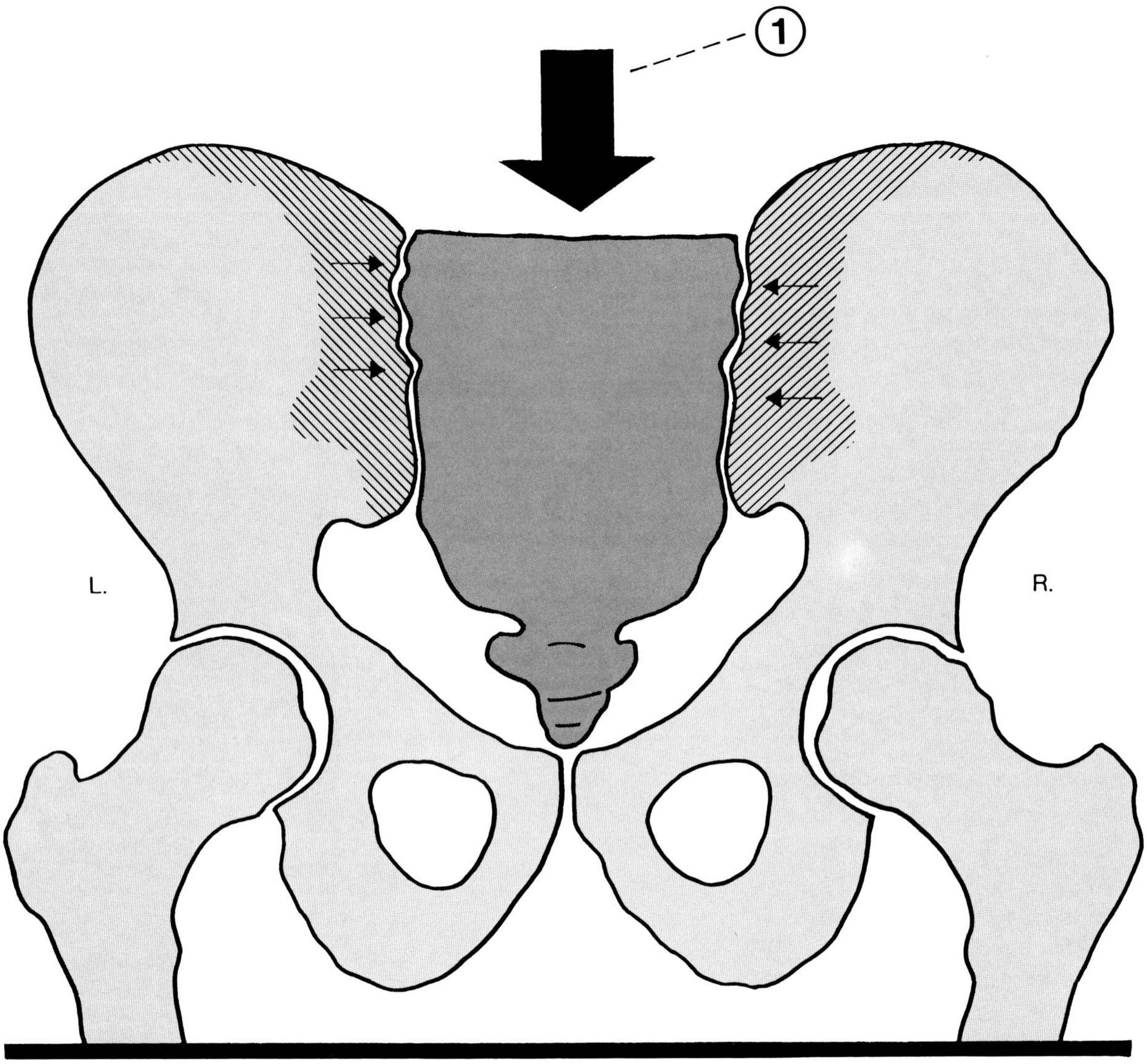


Das gesamte Oberkörpergewicht (1) ruht auf dem Kreuzbein. Das Kreuzbein fügt sich zwischen den Hüftbeinen ungefähr wie ein Keil ein. Über die beiden Beckenhälften überträgt sich das Gewicht auf die beiden Oberschenkelköpfe. Die beiden, etwas konisch zueinander stehenden Kreuzdarmbeingelenkflächen besitzen keine größeren, knöchernen Gelenkverankerungen zueinander. Die kleinen Höcker auf den Darmbeinseiten mit den entsprechenden Vertiefungen auf der Kreuzbeinseite der Gelenkflächen geben zwar eine gewisse Führung - im Überbelastungsfalle jedoch fördert, wie leicht einzusehen ist, gerade diese Tatsache eine Verschiebung mit Blockierung.

ZWEI VERSCHOBENE KREUZDARMBEINGELENKE

(Konstruktivschnitt)

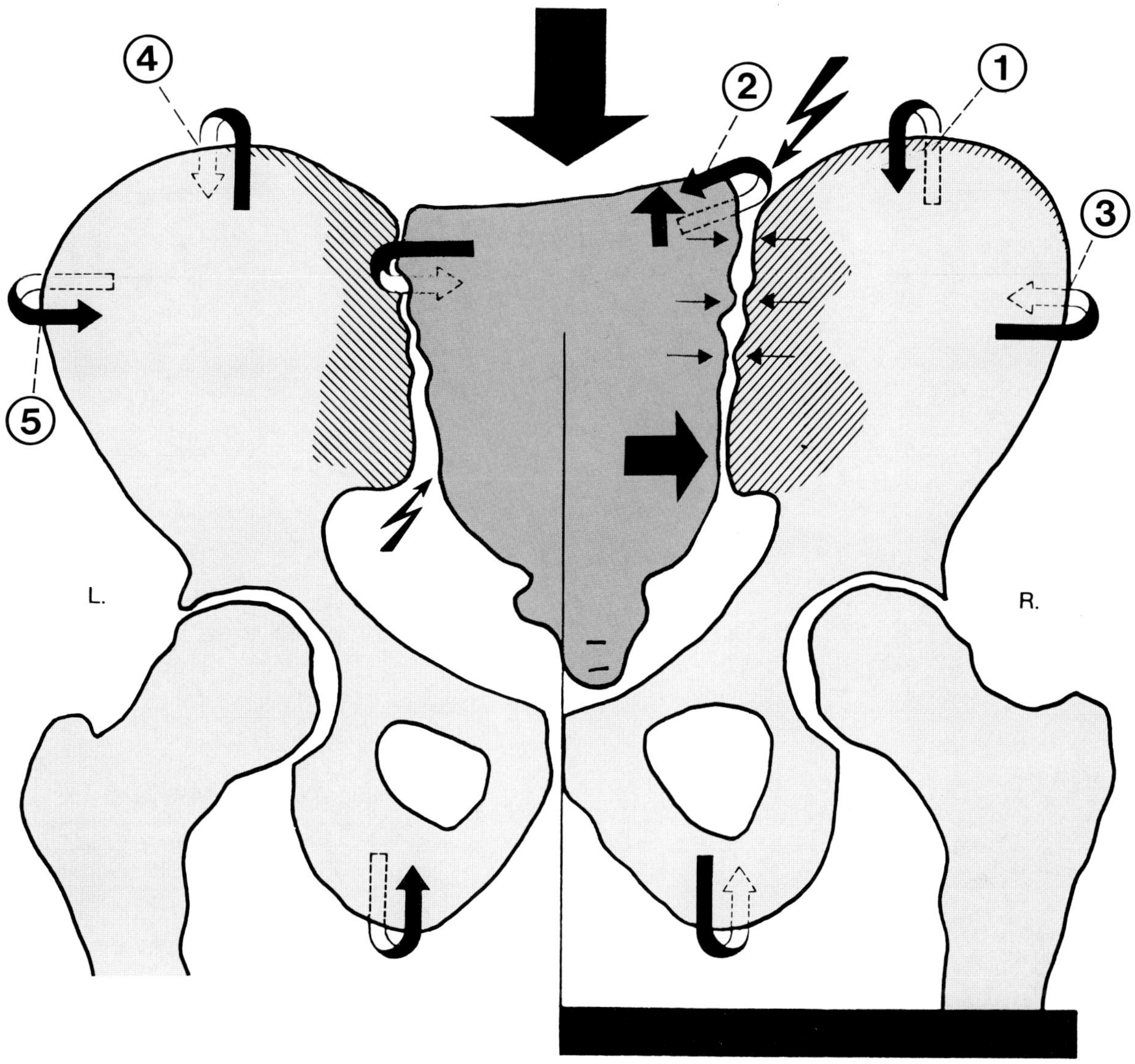


Hier ist das rechte Hüftbein mit seinem oberen Teil (1) nach hinten verschoben und hat die rechte Kreuzbeinseite (2) mit nach hinten gezogen. Das Kreuzbein wird dadurch aus seiner Gelenkverbindung "gehebelt",was dadurch verstärkt wird, daß das rechte Hüftbein gleichzeitig eine ventral gerichtete Drehbewegung (3) macht – sich also von der Kreuzbeindorsalseite entfernt – da es von der Symphyse festgehalten wird. Dadurch wird aber auch die linke Beckenhälfte einer (entgegengerichteten) Kraft ausgesetzt und muß dadurch eine **Zwangsstellung** einnehmen! (4),(5).

Unter Belastung (rechtes Bein ist Standbein) steht die rechte Kreuz-Darmbeingelenkspalte nahezu vertikal. Diese Schiefstellung des Kreuzbeins ist bei einem normalstehenden oder nach vorn verdrehten Darmbeins nicht möglich.

**Wichtig: Die Kreuzbeinbasis zwingt die Lendenwirbelsäule zur entgegengesetzten – nicht primär verschobenen – Seite zu kippen, wenn die verschobene Seite gleichzeitig Standbeinseite ist.**

Grundsätzlich zu unterscheiden sind drei **Lageänderungen** scheinbarer Beinverkürzungen, die durch ein erworbenes Mißverhältnis der Lage der Darmbeine zum Kreuzbein hervorgerufen werden.

In zwei der Fälle ist dies beim stehenden Patienten auf dem Röntgenbild erkennbar. Es kann also durch eine verlagerte Beckenhälfte - trotz gleichmäßiger Unterlage und Belastung der Beine - in der Röntgenprojektion ein Femurkopf sichtbar tiefer liegen! Wieso?

Zunächst ist einzusehen, daß sogar eine zentimetergroße, seitliche Verlagerung eines der Femurköpfe eine kaum sichtbare Höhendifferenz auf dem Röntgenbild zeigen kann. Dies ist mathematisch oder graphisch voll beweisbar!!

Bedenkt man jedoch, daß eine Lageveränderung (Verdrehung) des Oberschenkelkopfes sich über das gesamte Bein ausdehnt und wirksam wird, muß man verstehen, daß sich das zwangsläufige Kompensationsbestreben - das einer Kreuz-Darmbeinverschiebung unbedingt folgen muß - nicht nur bis zur Schädelbasis, sondern auch bis zu den Füßen hin auswirkt!

Denn: Auf der Seite der "Verkürzung" weicht das Kniegelenk mit einem leichten Knick aus! **(Lageänderung 3).** Auch der Unterkörper stellt sich auf die erzwungene Lage ein und kompensiert sie unbewußt, um geringstmögliche Schmerzen auszulösen, was meist für kürzere Zeit gelingt. Jedoch können sich mit der Zeit Schmerzen auch im Knie einstellen, die **lokal nicht zu erklären sind!** Die Primärursache kann also, wie so oft, auch hier in einer Schiefstellung der Kreuz-Darmbeingelenkverbindungen zu finden sein! (Lageveränderung 1).

Beckenschnitt

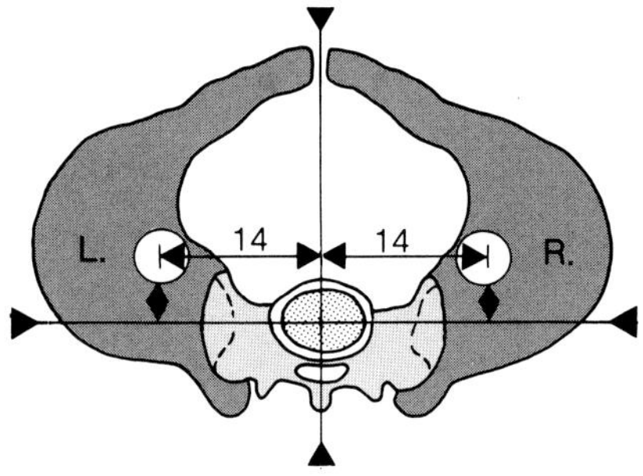


Normallage der Femurköpfe von oben und von hinten

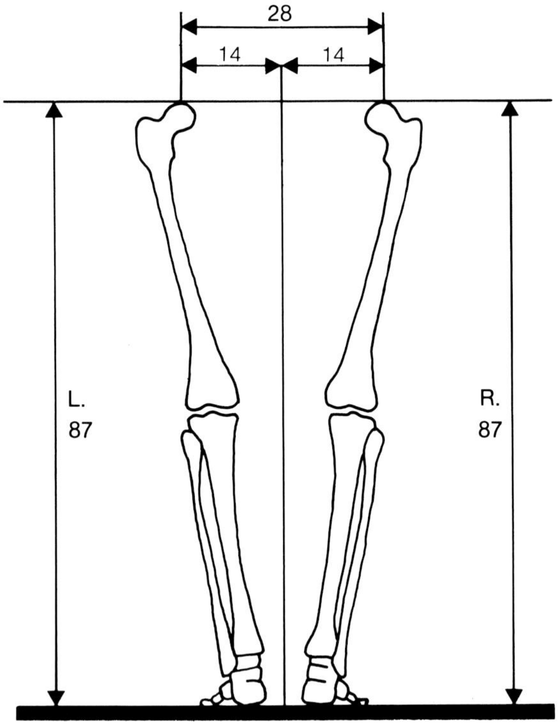


Zu Bild rechts unten, Seite 49, **Lageveränderung 2:**

*Bei einer erworbenen Verschiebung der* ***Kreuz-Darmbeingelenke*** *tritt manchmal der Fall ein, daß der Patient sein Becken kompensatorisch zur Seite schiebt. Das Maß der dadurch entstehenden und in der Projektion sichtbaren Beinlängendifferenz ist dabei abhängig von dem Abstand der Femurköpfe zueinander (Beckenbreite) - dem Abstand der Füße zueinander - sowie der Länge der Beine. Diese Form der Verkürzung kann mit einer oder beiden der übrigen* **Lageänderungen** *gemeinsam auftreten.*

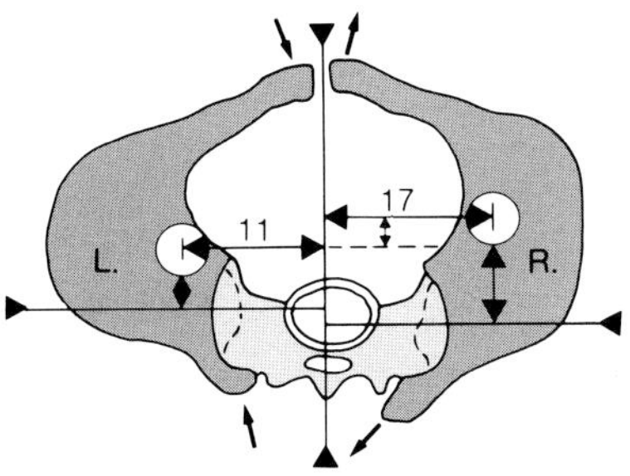


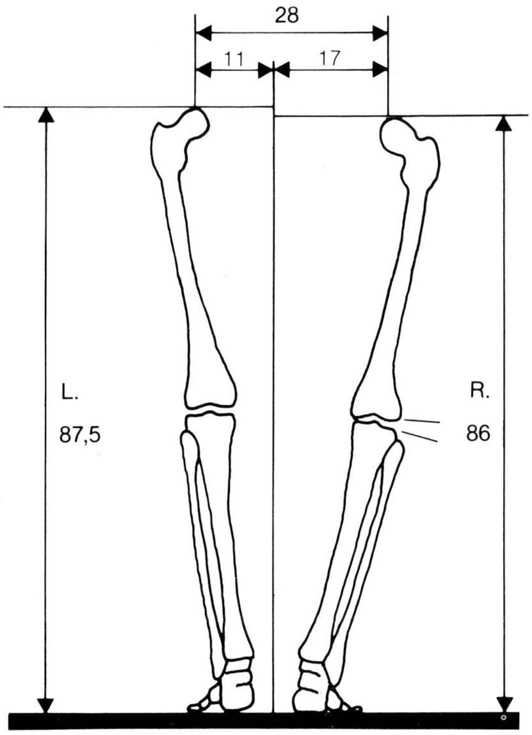


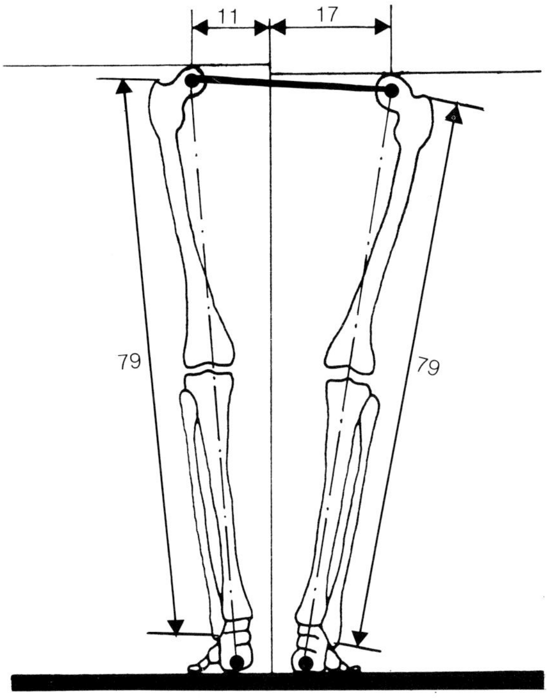


## Lageveränderung 1

Oben links: Ein Becken bei dem der rechte Hüftbeinkamm und das Kreuzbein nach hinten verdreht und fixiert sind. Als Folge der Abwinkelung der Kreuz-Darmbeingelenke und der daraus enstehenden Lageveränderung der Hüftbeine entfernt sich der rechte Femurkopf ventral und schräg nach außen, der linke Femurkopf nähert sich dagegen dem Kreuzbein und somit der gedachten Mittellinie.

## Lageveränderung 2 und 3

Mitte links: Beispiel einer scheinbaren Verkürzung des rechten Beins (bei extrem breitem Becken). Die tatsächliche und berechnete Beinlängendifferenz beträgt in diesem Falle: Rechts minus 0,33cm, links dagegen plus 0,22 cm (Lageveränderung 2). Einseitige Verlagerung des Knie- oder Fußgelenks oder der Mittelfußknochen sind denkbare verkürzende Faktoren (Lageveränderung 3). Da das Knie etwa in der Mitte zwischen Femurkopf und Knie liegt, ist die Einwirkung, auch bei kleiner Abknickung, relativ groß auf die projizierte Gesamtlänge des kürzeren Beines. Durch die zwangsläufig eintretende Verlagerung des Knies des kürzeren Beines (Lageveränderung 3) tritt hier somit eine sichtbare Längendifferenz von etwa 1,5cm auf.

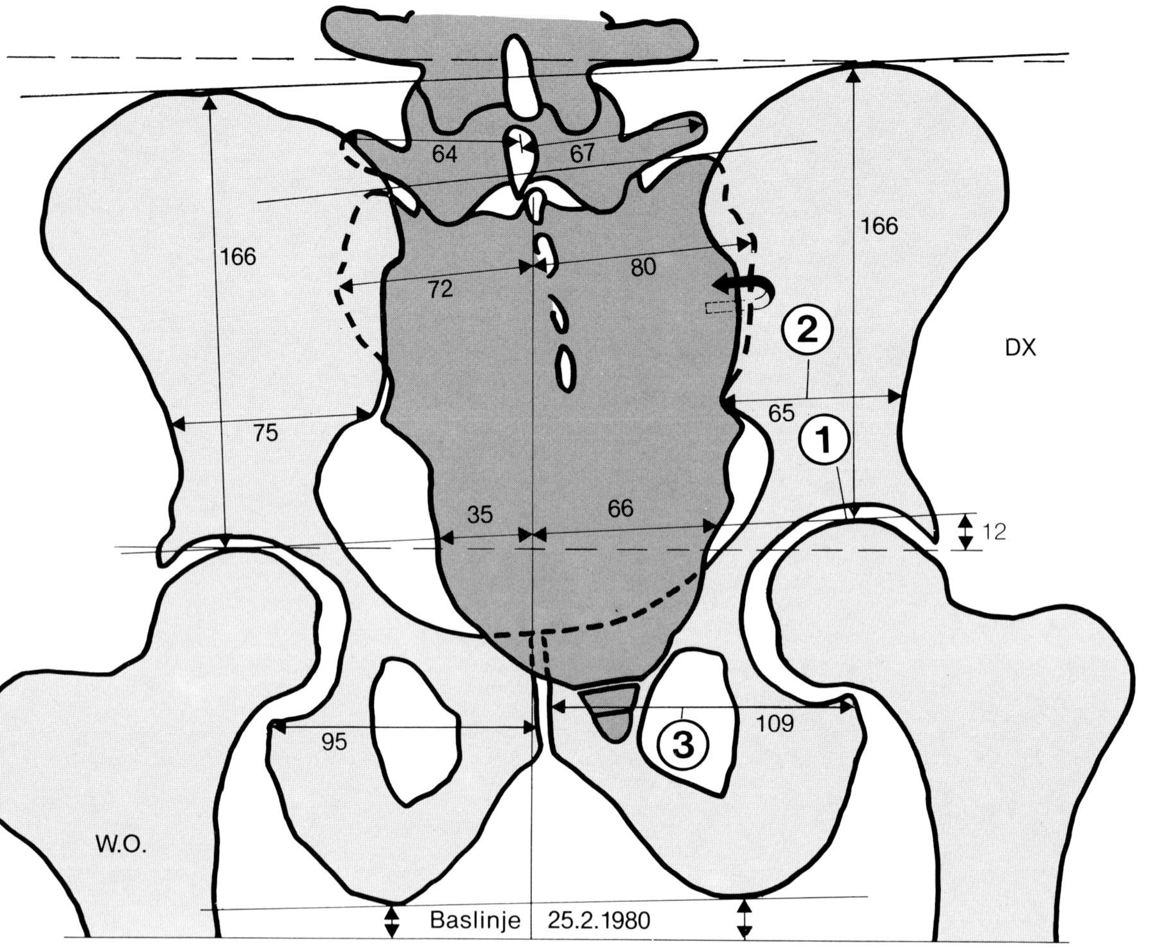


Beispiel einer rechtsseitigen Hypermobilität

Anamnese: Vor 61 Jahren, im Alter von 5 Jahren vom Pferd gestürzt. Der somit begonnene, schwere Leidensweg verschlimmerte sich im Alter von 17 Jahren beim Heben einer schweren Last bei gleichzeitiger Drehbewegung, bei der vermutlich eine Knickskoliose entstand. Kurz vor abgeschlossener Körperentwicklung stellte sich die erste Ischiasattakke ein. Der Rücken wurde anfällig für Lumbago-Ischias auch bei der kleinsten Unterkühlung. Die sich als Folge des Beckenschiefstandes mehr und mehr entwickelnde Skoliose verursachte Krämpfe im Nacken, Herzbeschwerden mit Ausstrahlung in den linken Arm, Schwindelanfälle und Intercostalneuralgien.

Heutiger Status: (Nachgezeichnetes Röntgenbild). Patient in Bauchlage während einer Beinlängen-Vergleichsmessung. Der Oberschenkelkopf (1) liegt im unbelasteten Zustand 12 mm höher. Das rechte Hüftbein erscheint schmaler (2), da sich dieses Hüftbein ventral verdreht hat, was verstärkend auf die scheinbare Beinverkürzung einwirkt.

Der abnorme Beckenschiefstand ist teils auf die durch die Hüftbeinverdrehung entstandenen Muskelreflexe zurückzuführen, die die Beckenseite nach oben ziehen, und teils durch die Hüftbeinverdrehung. Durch eine Hüftbeinverdrehung muß also das Kreuzbein eine unsymmetrische Stellung zu den Hüftbeinen einnehmen, sowohl im belasteten als auch im unbelasteten Zustand. Die Wirbelsäule muß sich anpassen.

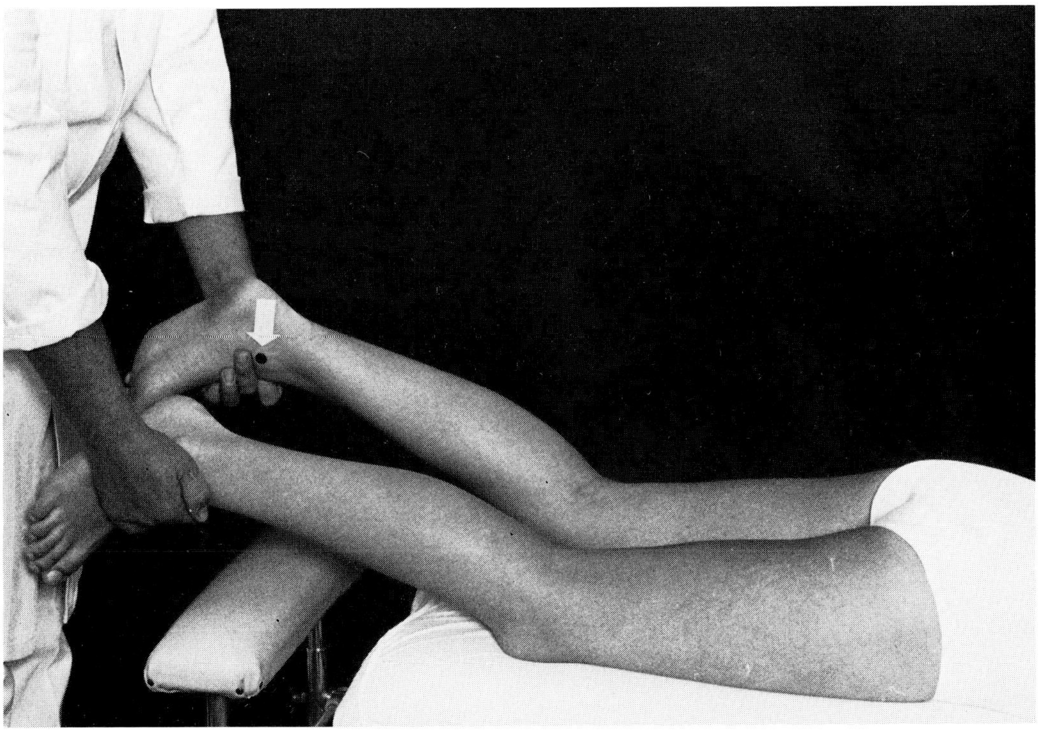

Bei der Beinlängenvergleichsmessung steht der Behandler am Fußende und umfaßt mit seinen beiden Händen die Fußgelenke des Patienten in gleicher Höhe. Dabei liegen die Mittelfinger **unterhalb** der beiden inneren Fußknöchel. Während der Behandler gleichmäßig "auf Spannung geht" gleicht sich eine evtl. Lendenskoliose vorübergehend aus. Zurück bleibt die wirkliche Schiefstellung mit der scheinbaren Verkürzung.

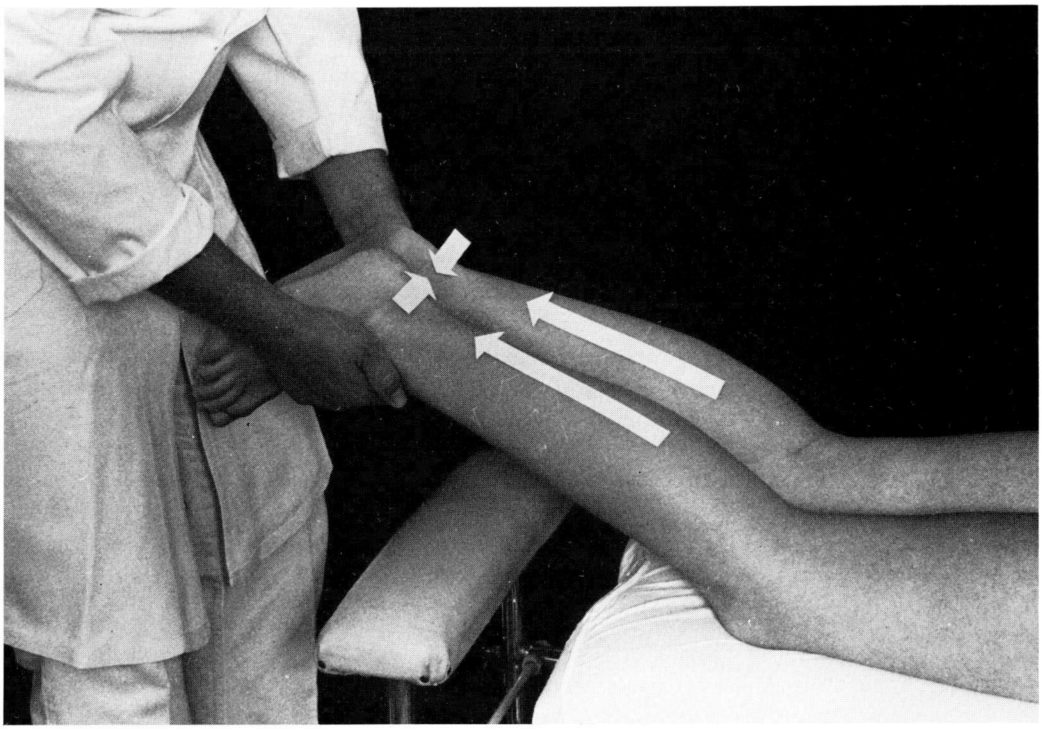

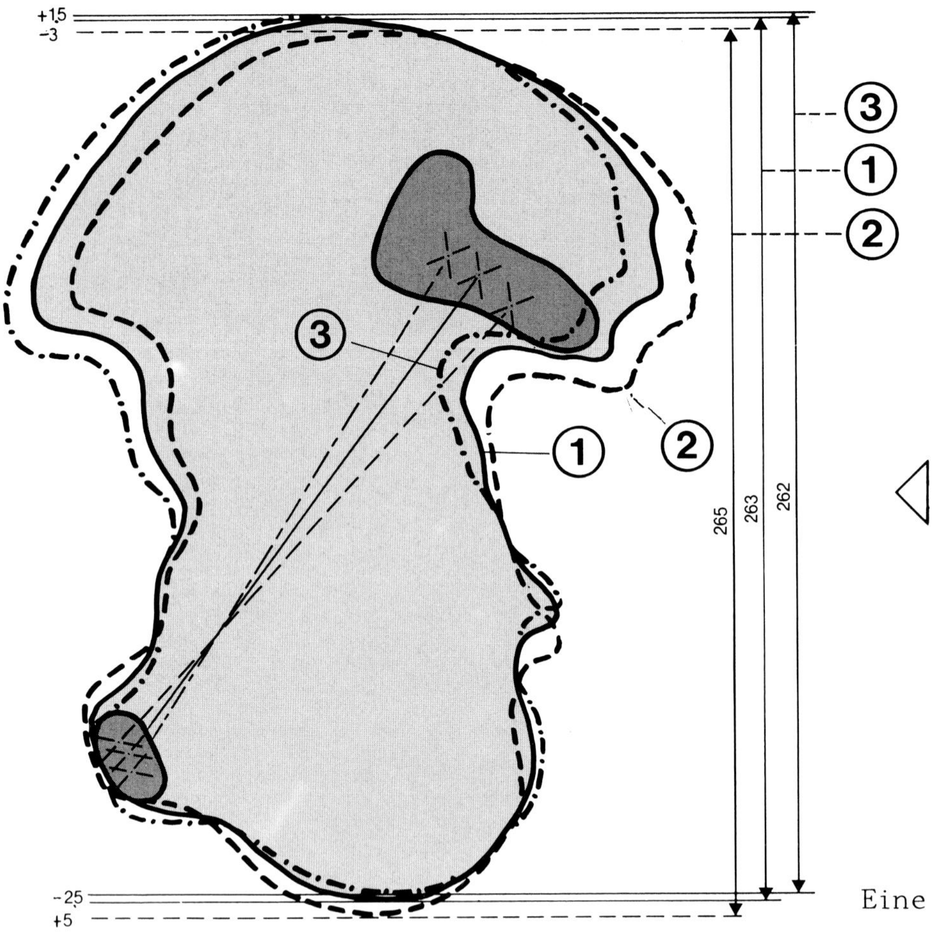


Eine Beckenhälfte:
Schematische
Umriß-Zeichnung

Durch die spezielle Form der Hüftbeine bedingt, kann bei Betrachtung von Röntgenbildern die projizierte Höhe der Beckenhälften verschiedene Werte aufweisen. Um dies besser veranschaulichen zu können, ist hier der Versuch gemacht, das normalerweise von hinten photographierte Röntgenbild in Seitenansicht zu zeigen. In diesem Beispiel: ist (1) ein von der linken Seite gesehenes, normalstehendes Hüftbein (Gesamthöhe 263 mm).

(2) Das nach hinten verdrehte Hüftbein verliert durch die Eigenart seiner Form an seinem oberen Teil 3 mm gegenüber dem normalstehenden, gewinnt jedoch an seinem unteren Teil 5 mm (Totalhöhe 265 mm).

(3) Beispiel des nach vorn verdrehten Hüftbeins. Dabei gewinnt der obere Teil 1,5 mm gegenüber dem Normalstand, verliert jedoch 2,5 mm (Totalhöhe 262 mm) an seinem unteren Teil.

Auf dem Röntgenbild kann also ein nach hinten verdrehtes Hüftbein in der projizierten Höhe größer erscheinen, hier im Beispiel 3 mm.
**Wir empfehlen das Studium anderer Fachbücher, siehe Literaturverzeichnis.**

# KAPITEL V

## DIE GEZIELTE DIAGNOSE UND TECHNIK AN BECKEN UND LENDENWIRBELSÄULE

* * * * *

EIN CHIROPRAKTISCHES BEHANDLUNGSPROGRAMM
AUS MEINER TÄGLICHEN PRAXIS

***Ein normalvorkommendes Behandlungsprogramm der täglichen Praxis***
*Dem erfahrenen Behandler bieten sich bei der Untersuchung eines Patienten viele Anhaltspunkte, mit deren Hilfe er erworbene Skelettschiefstellungen feststellen kann.*

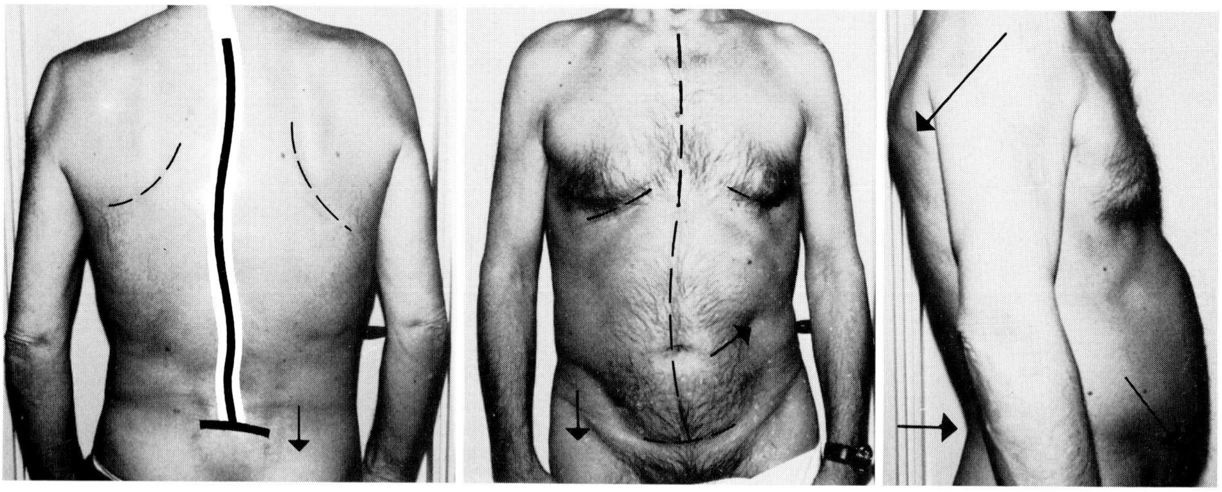

**Inspektion am entkleideten Patienten.** Von hinten: Unsymmetrisch stehende Schulterblätter. Geneigte Analfalte und tiefer liegende Glutealfalte und abgeflachte Taille auf der Seite des scheinbar kürzeren Beines. Von vorne: Der Bauch hängt nach rechts, die Brustwarzen stehen ungleich hoch.Die Taille ist verformt. Von der Seite: Verstärkte Lendenlordose, Hängebauch, verstärkte Brustkyphose, eingezogener Nacken.

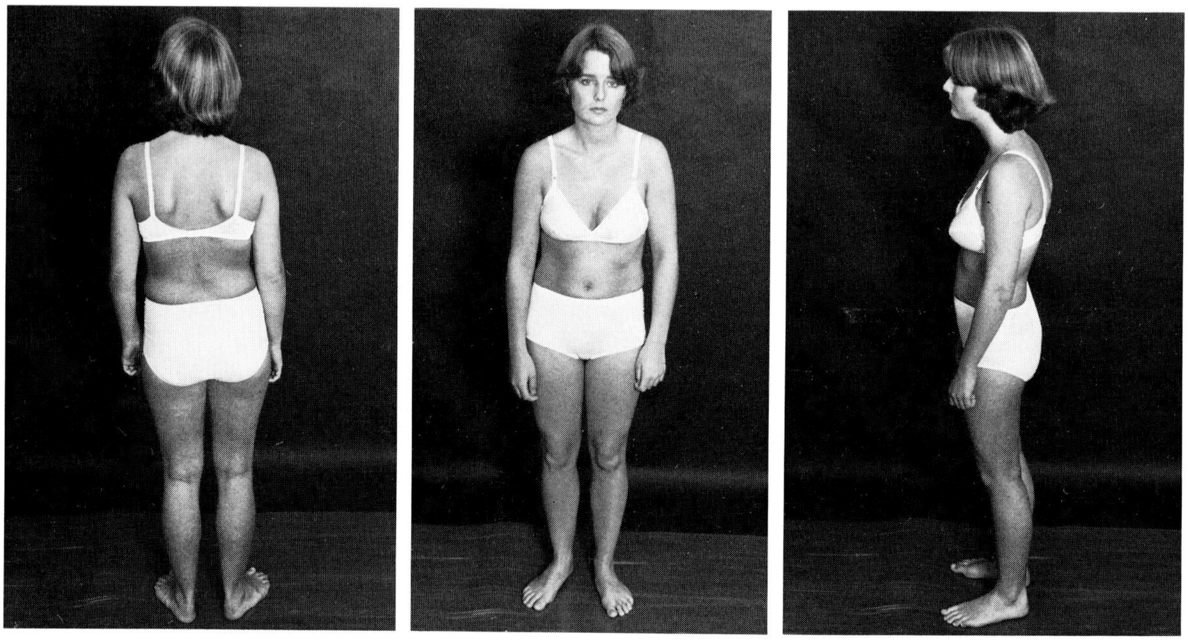

Bei einer anscheinend gesunden, jugendlichen Patientin sind die ersten Anzeichen späteter Beschwerden sichtbar, die denen des alten Mannes oben gleichen. Verschobene Taille, ungleichmäßig nach unten hängende Arme, Plattfüße. Die Kopfhaltung ist übermäßig nach vorn gestreckt.

## INSPEKTION UND PALPATION

In der leicht nach vorn gebeugten Haltung des Patienten kann die Lage des Kreuzbeins durch das Sichtbarwerden der Kreuzbeingrübchen erkannt werden. Hier steht das Kreuzbein geringfügig schief und die Lendenwirbelsäule neigt sich nach links.

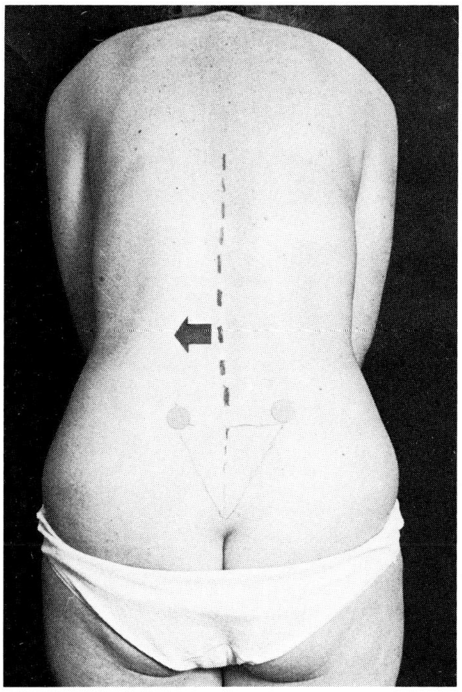

Die Fehlstellungen der Lendenwirbel werden durch die ausweichende Querfortsatzreihe der verdrehten Wirbel sichtbar.

Der Beckenschiefstand wird sichtbar, da sich auf der Seite des tiefer stehenden Darmbeinkammes das Gesäß stärker nach hinten wölbt*).

*) Am besten vom Kopfende aus nach unten blickend zu erkennen!

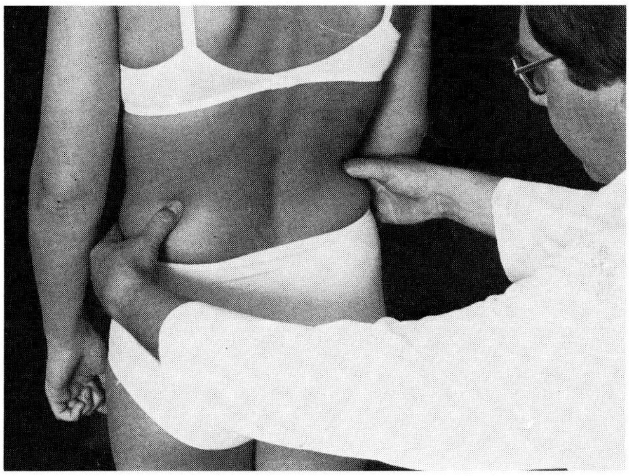

Der Behandler tastet die beiden Beckenkämme am stehenden Patienten nach eventuellen Höhenunterschieden ab.

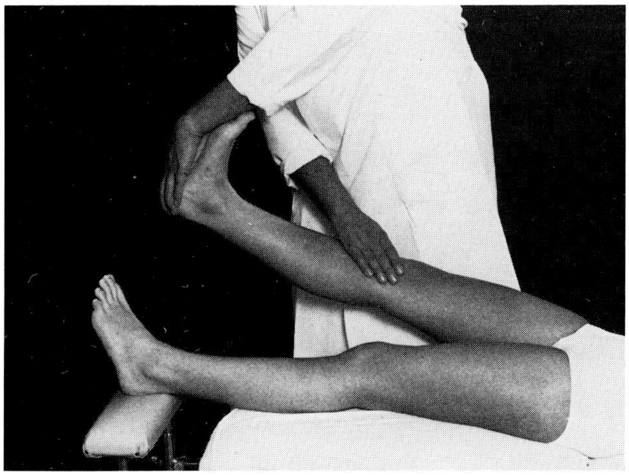

Der Dehnungstest (nach Lasègue) läßt erkennen, ob eine Quetschung der Ischiaswurzel vorliegt. Mit dem Patienten in Rückenlage, führt der Behandler langsam das gestreckte Bein nach oben, und normalerweise läßt sich dabei die Ischiasnervenwurzel bis zu etwa 12 mm herausziehen. Bei Verengung des Foramens kann sich jedoch die Nervenwurzel bei gestrecktem Bein nicht ausdehnen, steht daher unter Druck und verursacht starke Schmerzen.

## PALPATION DER HINTEREN OBEREN DARMBEINSTACHELN

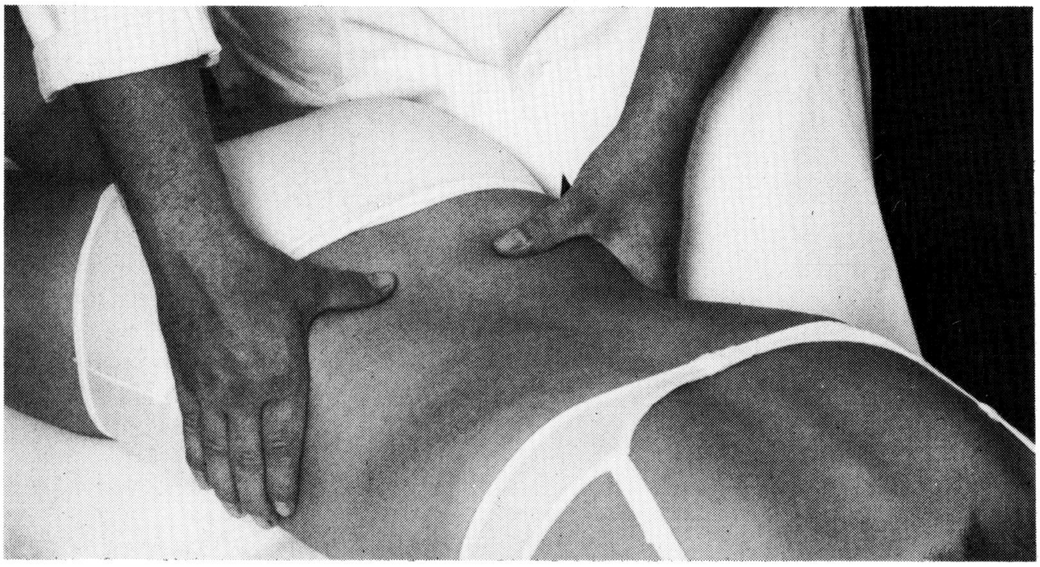

Nach der Beinlängenvergleichsmessung stellt sich der Behandler seitlich des Patienten in Höhe des Beckens auf. Ergänzend palpiert er mit beiden Daumenkuppen die hinteren oberen Darmbeinstachel. Dabei bestätigt sich eine etwaige Hüftbeinverschiebung, bei der der hintere obere Darmbeinstachel mehr an der Oberfläche liegt.

## DIE PALPATION AN DEN 6 KONTROLLPUNKTEN AM KREUZBEIN

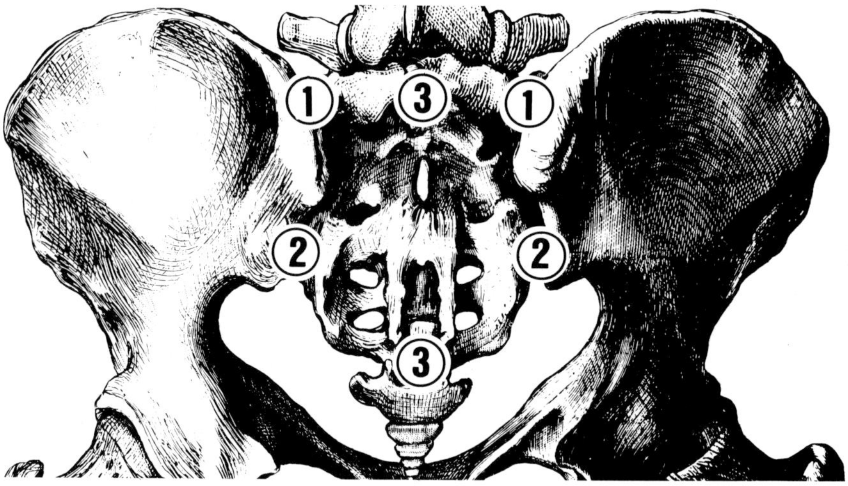


An den beiden oberen Kontrollpunkten (1) am Kreuzbein wird das Lageverhältnis der beiden "Kreuzbeinflügel" zu den beiden Beckenkämmen palpiert.

Bei den beiden unteren Kontrollpunkten (2) wird das Lageverhältnis des Kreuzbeins zu den Darmbeinen verglichen.

An den beiden Kontrollpunkten (3) in der Mitte des Kreuzbeins, wird dieses auf eventuelle Vorwärts- oder Rückwärtskippung palpiert.

Zusätzlich wird die Lage des Kreuzbeins zum 5. Lendenwirbel verglichen, indem der Behandler die Zonen der aktuellen Gelenkverbindungen palpiert.

Diese Untersuchungen werden in Bauchlage des Patienten durchgeführt.

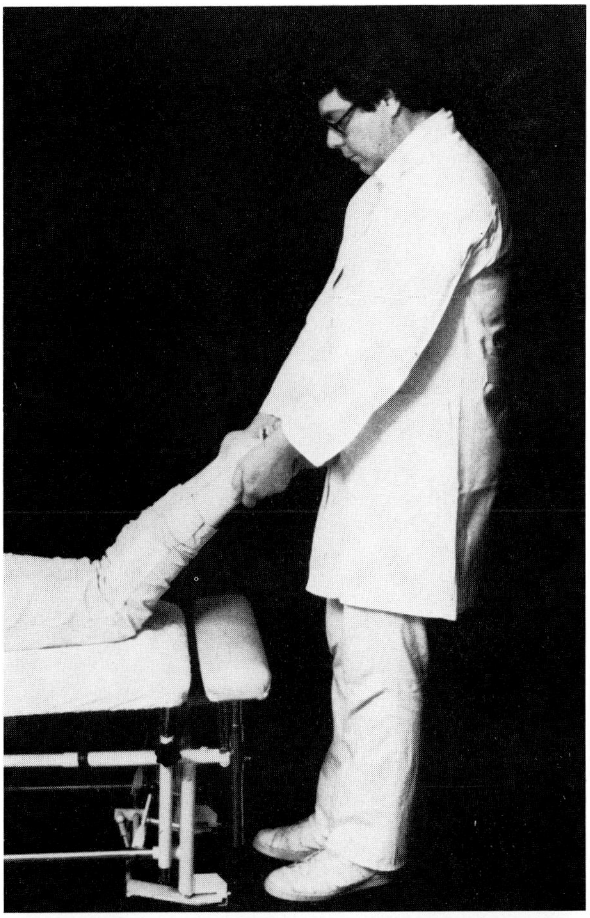

Die verschobene Seite tritt oft beim Anblick der Beinlänge in Erscheinung, ohne daß man den Patienten berührt. Die Ferse der verschobenen Seite steht oft mehr nach innen.

Das Bein, das kürzer erscheint, oder sich weich und schwammig anfühlt, befindet sich auf der Seite der Beckenverschiebung.

Das Messen der Beinlänge geschieht am besten mit dem Patienten in Bauchlage vom Fußende aus. Patient und Behandler befinden sich in einer Linie. Mit beiden Händen umfaßt dieser sodann die Fußgelenke und setzt die Mittelfinger direkt unter den inneren Knöcheln an. Sodann läßt der Behandler sein Oberkörpergewicht nach hinten fallen. Dadurch kommt es zu Spannung in den Beinen des Patienten.

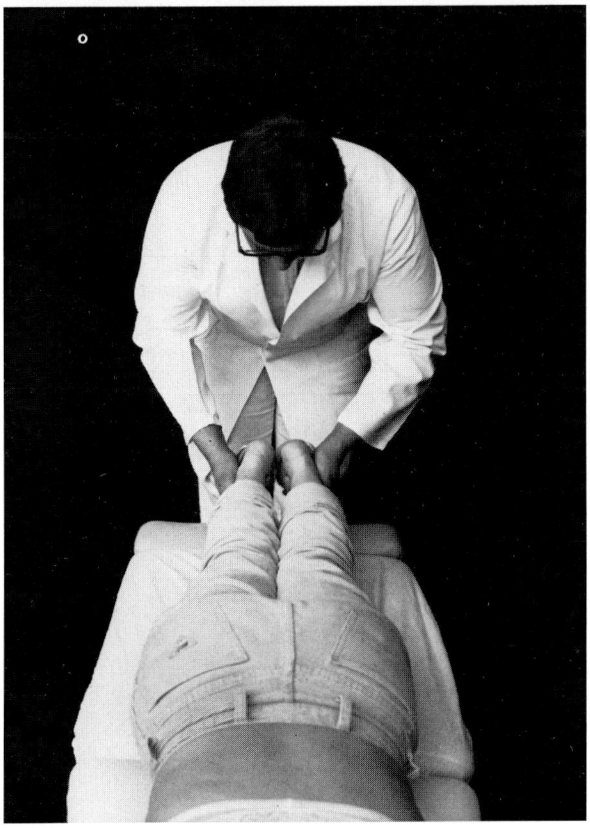

Nun vergleicht der Behandler die Lage seiner Mittelfinger zueinander, die im Normalfall symmetrisch zueinander stehen müssen.

Die hauptsächlich vorkommenden Beinlängendifferenzen liegen zwischen 5 und 15 mm. Vereinzelt bis 20 mm, in Ausnahmefällen bis etwa 30 mm.

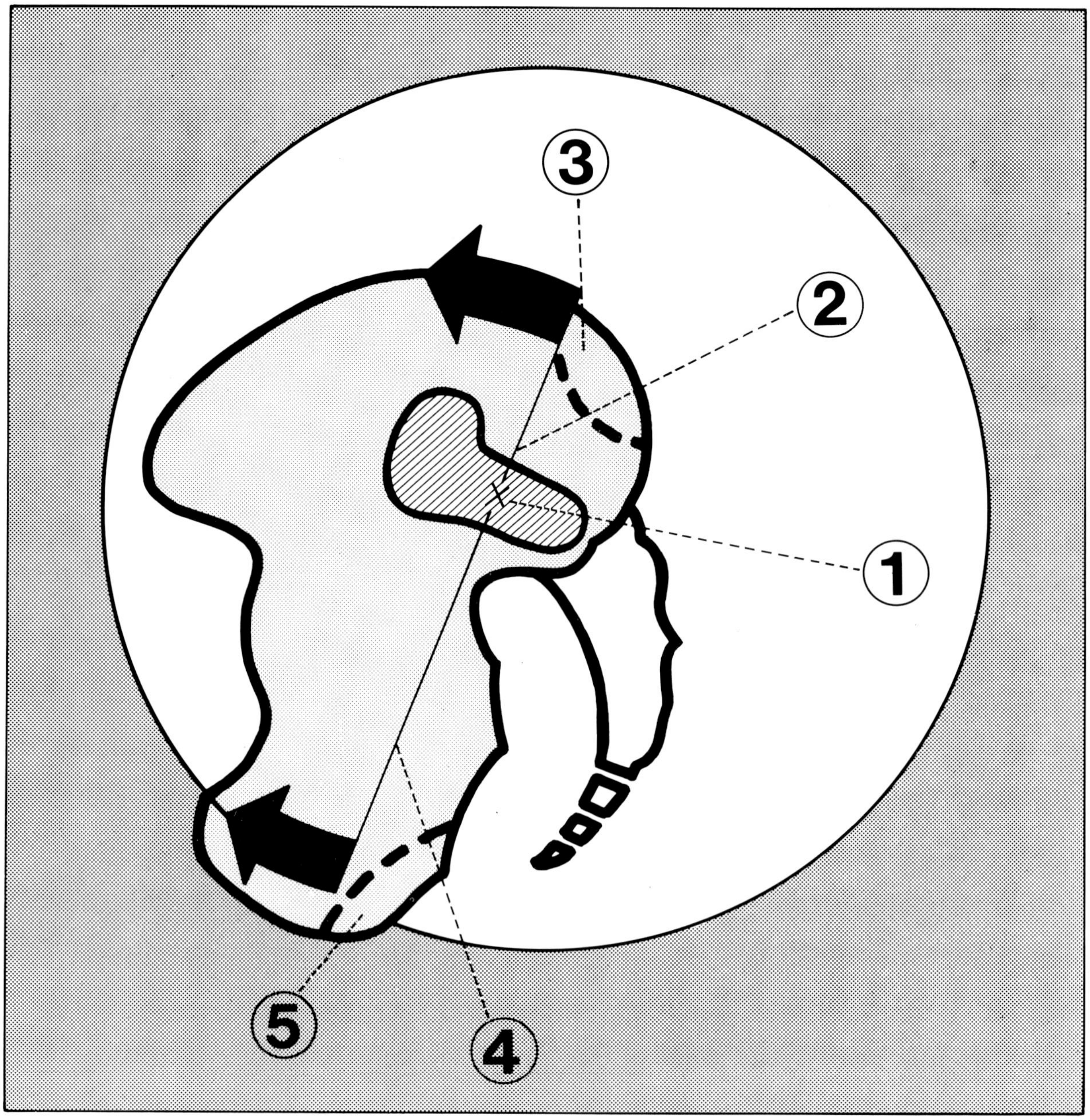


Reproduktion einer Wandtafel

Nach Inspektion, Beinlängenvergleichsmessung und Palpation des Beckens erfolgt die Behandlung, dabei sind folgende Punkte zu beachten:

(1) Die Kreuz-Darmbeingelenkfläche. Hier kann sich der Beckenkamm nach vorn oder hinten verlagern.

(2) Der gedachte, wirksame Hebelarm, der vom Kreuz-Darmbeingelenk bis zur Handansatzstelle (3) verläuft (**Beinverlängerung** in Pfeilrichtung).

(4) Der gedachte Hebelarm, der vom Kreuz-Darmbeingelenk bis zur Handansatzstelle (5) verläuft (**Beinverkürzung** in Pfeilrichtung).

HANDANSATZSTELLE BEI BEINVERLÄNGERUNG - BEINVERKÜRZUNG

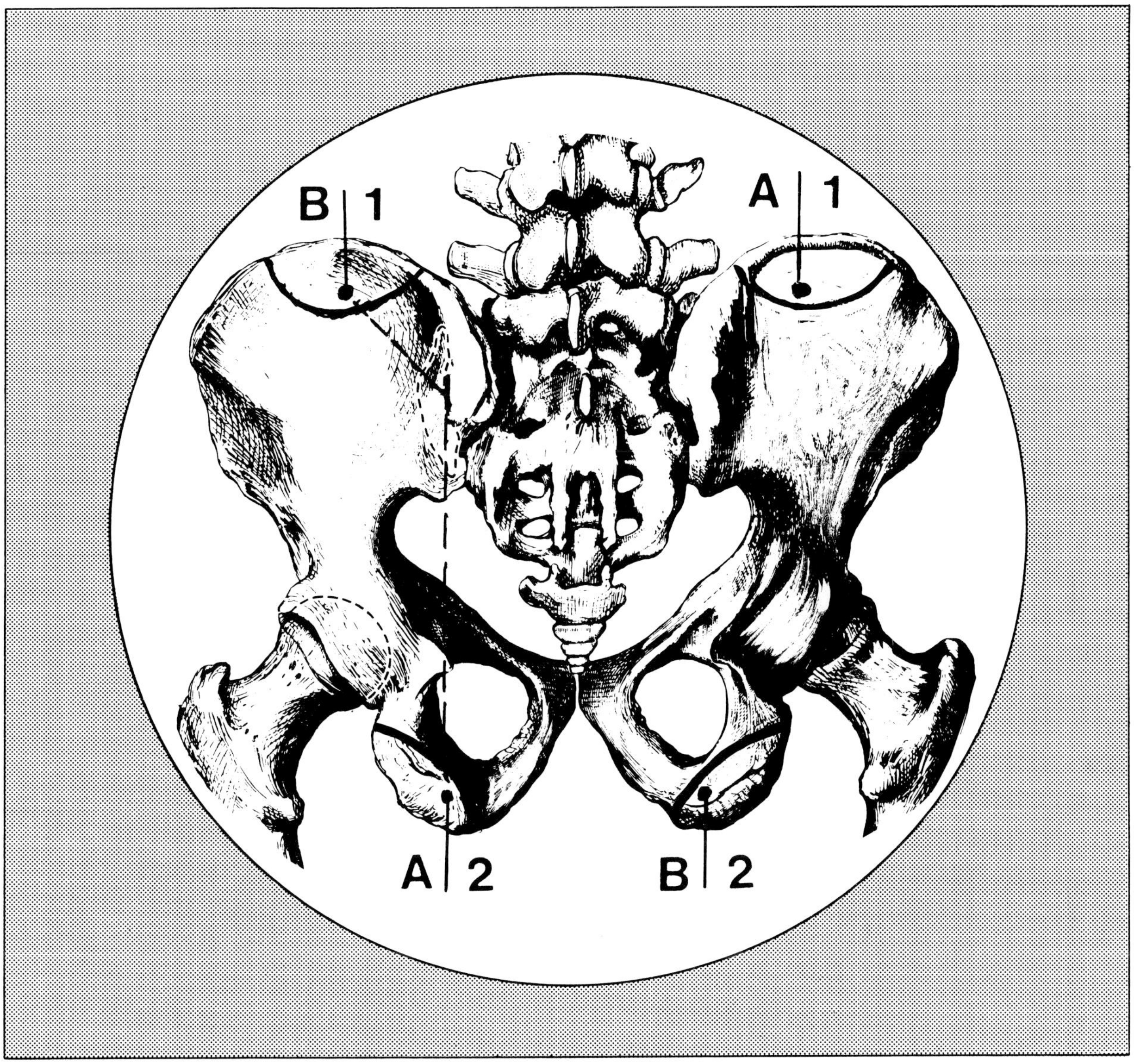


Von hinten gesehen bezeichnen am Becken:

A1) Die Handansatzstelle des Behandlers, wenn rechtes Bein verlängert werden soll.

A2) Die Handansatzstelle des Behandlers, wenn linkes Bein verkürzt werden soll.

B1) Die Handansatzstelle des Behandlers, wenn linkes Bein verlängert werden soll.

B2) Die Handansatzstelle des Behandlers, wenn rechtes Bein verkürzt werden soll.

# WICHTIGE HINWEISE FÜR DEN BEHANDLER

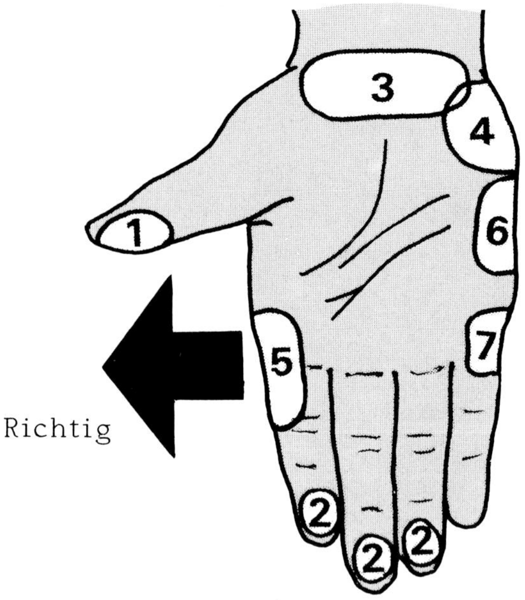


**Handkontaktpunkte:**

1+2 Fingerkuppen: **Palpieren**
3 Handwurzel: **Becken+BWS**
4 Erbsenbein: **Lendenwirbel**
5 Index-Kontakt: **Halswirbel**
6 Handkante: **Kreuzbein**
7 Kleinfinger-Grundgelenk: **Steißbein**

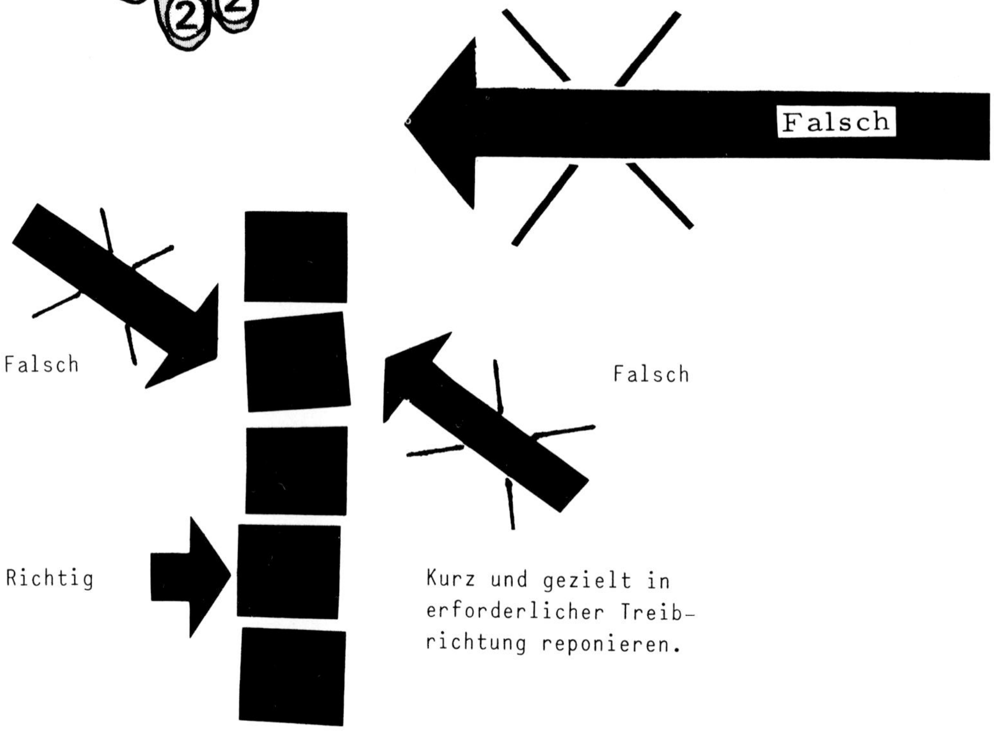


Zunächst ist die für eine erfolgreiche Behandlung des Patienten notwendige richtige Arbeitsstellung von äußerster Wichtigkeit. Mit dem Patienten ist guter Handkontakt zu nehmen. Lange und lahme, wie auch zu harte oder unkontrollierte Griffe müssen unbedingt vermieden werden. Stets daran denken: Die notwendige Kraft im Behandlungsaugenblick muß aus der Schulter kommen! Bei der Durchführung der Behandlung sollte der Patient zunächst durch einen Blindgriff oder ein Gespräch abgelenkt werden. Der Erfolg hängt bei der Repositionstechnik vor allem auch von Ihren Fähigkeiten beim Auf-Spannung- oder Auf-Anschlag-Gehen ab (damit ist gemeint, den genauen Punkt des Widerstandes zu erspüren). Zum weiteren Gelingen ist dann oft nichts weiter erforderlich als ein gezielter, schneller, kurzer, individuell dosierter Ruck oder Stoß über den Punkt des Widerstandes hinaus. Dies gilt im übrigen für alle chiropraktischen Grifftechniken. Wichtig ist das Dosieren von Fall zu Fall, und im Zweifelsfalle lieber zuwenig als zuviel Kraft aufwenden!

## ACHSENBEZOGENES DENKEN BEI DER BECKENBEHANDLUNG

*Achsenbezogenes Denken ist besonders wichtig bei der Beckenbehandlung, es erleichtert die Arbeit für den Behandler und nützt dem Patienten. Deshalb ist eine genaue Kenntnis von Form und Lage der Kreuzdarmbeingelenkflächen unerläßlich. Die grob schematisierten Zeichnungen sollen dies veranschaulichen.*

Reproduktion einer Wandtafel

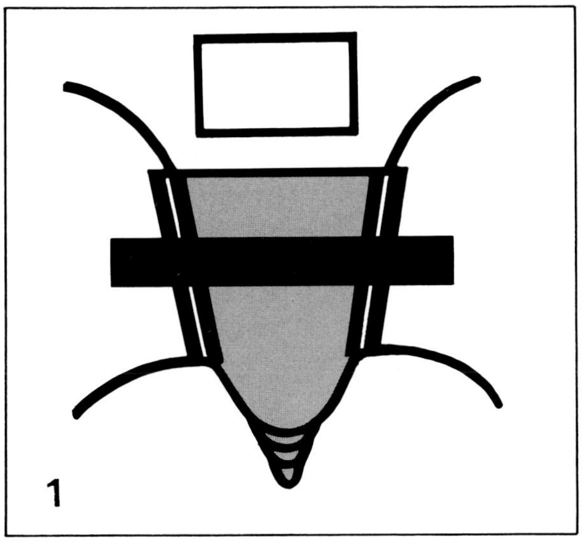


Falsch

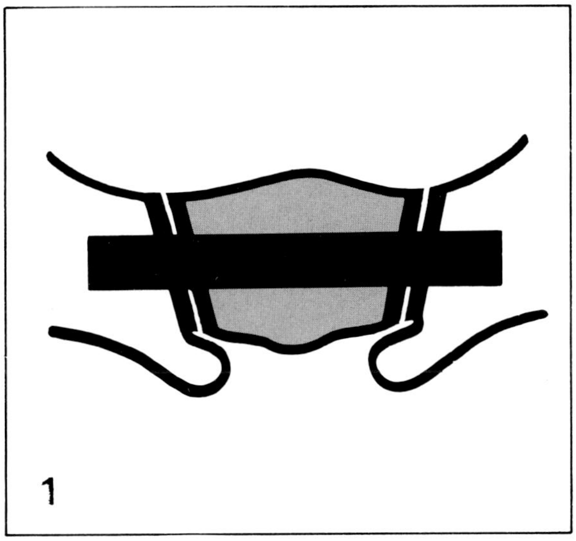


Falsch

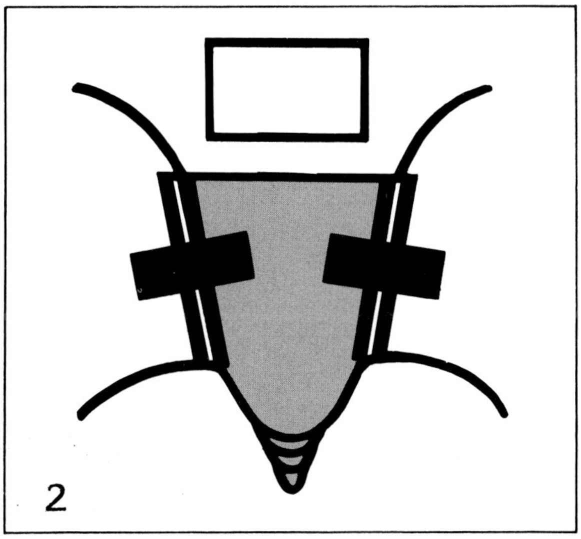


Richtig

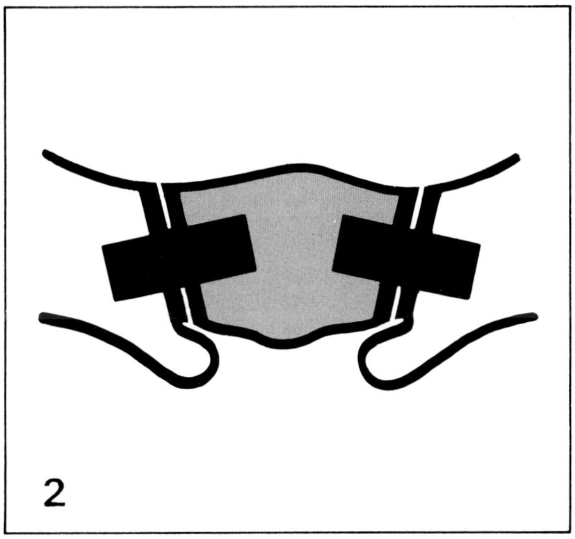


Richtig

Bild 1: Da das Kreuzbein sich nach unten verjüngt, ist eine gedachte, durchgehende, horizontale Drehachse durch die beiden Kreuz-Darmbeingelenke unmöglich.

Bild 2: Der tatsächliche Verlauf der gedachten Bewegungsachsen der Kreuz-Darmbeingelenke.

Bild 1: Die Gelenkflächen verjüngen sich nicht nur nach unten sondern auch nach hinten, wie hier erkennbar ist. (Kreuzbeindraufsicht). Auch hier ist eine gedachte, gemeinsame Achse unmöglich.

Bild 2: Die beiden infragekommenden Achsen müssen **rechtwinklig** zu den Gelenkverbindungen stehen.

## "VERLÄNGERUNG" EINES SCHEINBAR KÜRZEREN BEINES

Die untenstehende Abbildung ist eine Draufsicht eines auf der Seite liegenden Patienten. Der abgebildete Teilausschnitt (Umriß) beschränkt sich lediglich auf die beiden stark vereinfacht dargestellten Beckenhälften. Der Pfeil, der die Treibrichtung symbolisiert, verläuft parallel mit der Behandlungsunterlage.

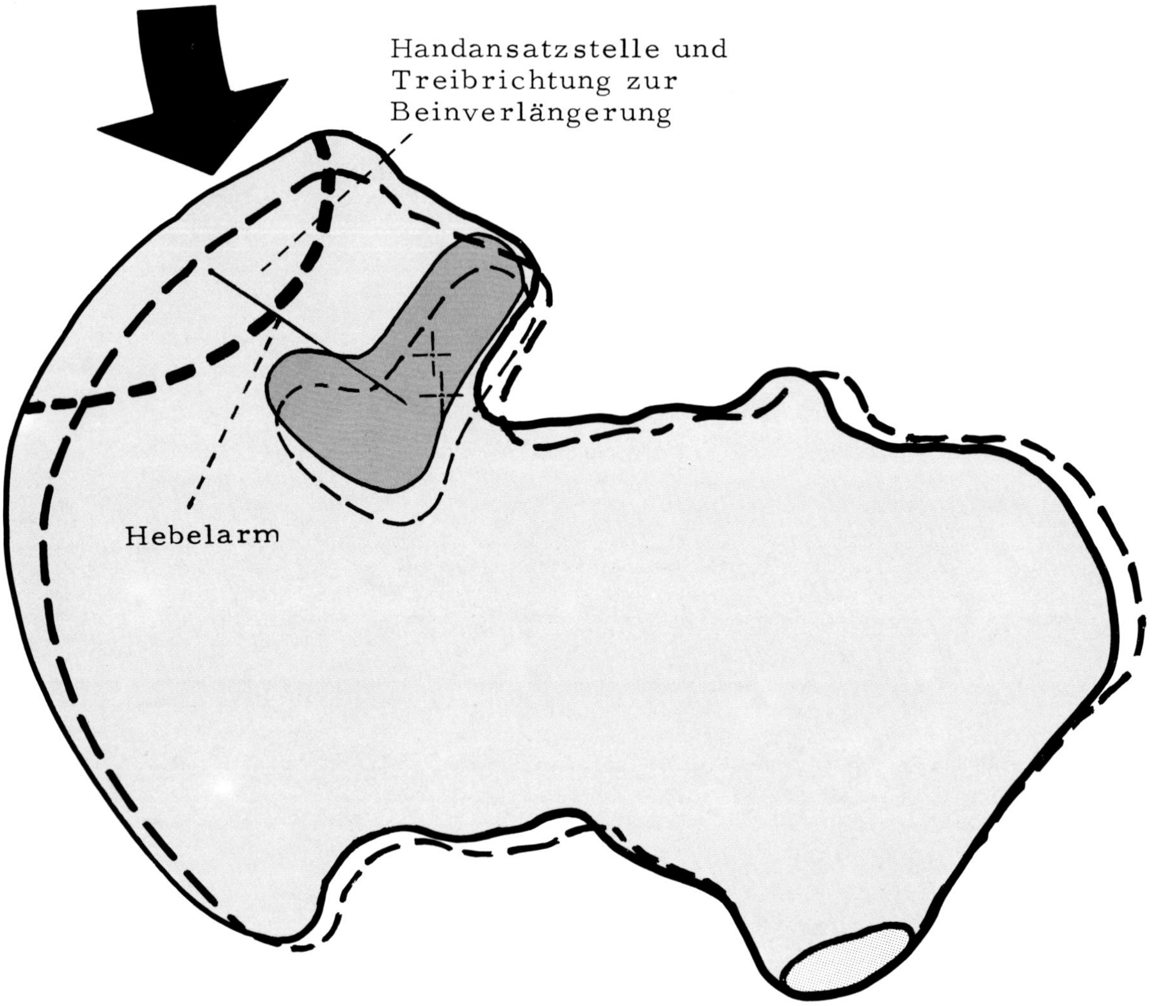


Das rechte (durchgezogen gezeichnete) Hüftbein ist hier in seiner Gelenkverbindung zum Kreuzbein nach hinten verschoben. Die Symphyse wird dadurch mehr oder weniger starken Spannungen ausgesetzt und verlagert sich im allgemeinen seitlich einer gedachten Mittellinie. In manchen Fällen kommt es vor, daß die Symphyse dabei auch starke Druckempfindlichkeit zeigt. Das verdrehte rechte Hüftbein wird über den Hüftbeinkamm in Richtung des kompakten Pfeils reponiert.

## LAGERUNG DES PATIENTEN
## UND HANDKONTAKT BEI DER GEZIELTEN BEINVERLÄNGERUNG

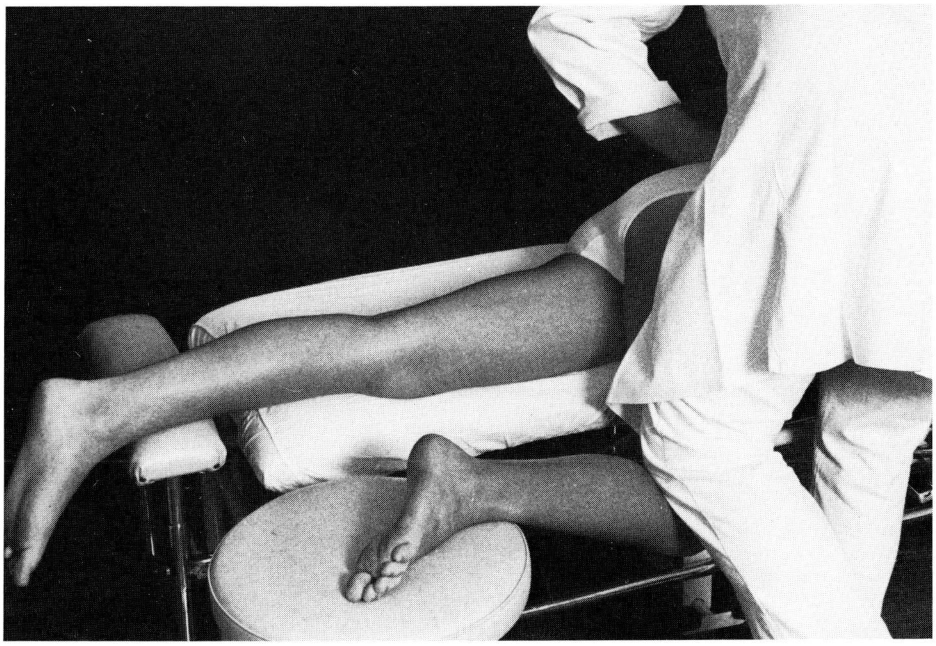

Der Patient liegt auf seiner linken Seite. Das rechte Bein ist angewinkelt und der Fuß ruht auf einem Hocker. Das linke Bein ist gestreckt. Der Behandler legt sein Knie als Gegengewicht in die rechte Kniekehle des Patienten.

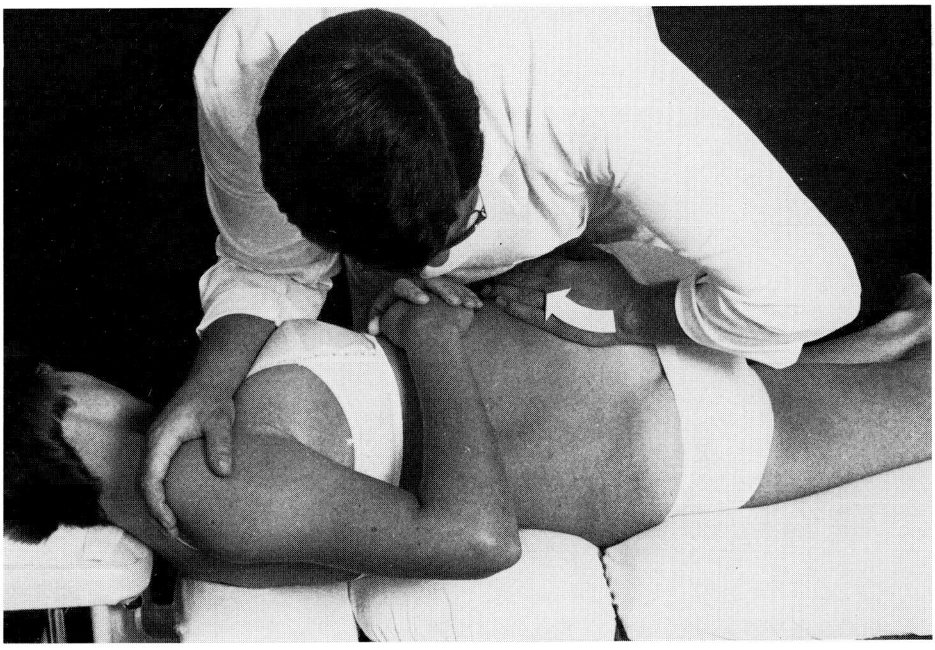

Der Behandler beugt sich über den Patienten und fixiert mit seiner rechten Hand die rechte Schulter. Mit seiner linken Handwurzel faßt der Behandler die Oberkante des rechten Beckenkammes (Beckenrand-Mulde). Stoßrichtung nach vorn.

## "VERKÜRZUNG" EINES SCHEINBAR LÄNGEREN BEINES

Die untenstehende Abbildung ist eine Draufsicht auf einen auf der Seite liegenden Patienten. Der abgebildete Teilausschnitt (Umrißzeichnung) beschränkt sich lediglich auf die beiden stark vereinfacht dargestellten Beckenhälften. Der Pfeil, der die Treibrichtung symbolisiert, verläuft parallel mit der Behandlungsunterlage.

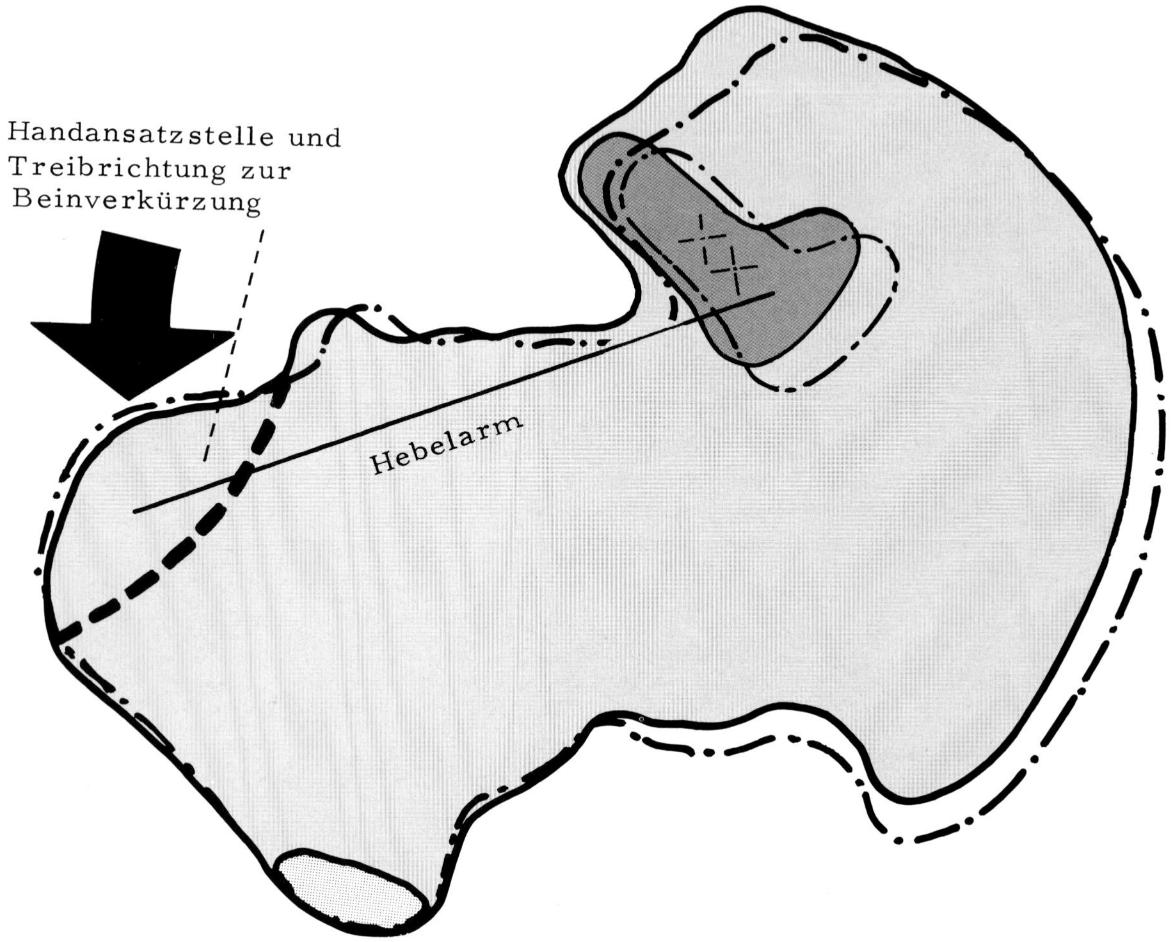


Die linke Darmbeingelenkfläche (strichpunktiert) ist zwangsläufig kompensatorisch nach ventral und cranial verdreht. Bei der Reposition wird die Darmbeingelenkfläche über den Sitzbeinknochen in Richtung des kompakten Pfeiles adjustiert. Wie bei vielen anderen Leiden kann auch hier manche Hüftarthrose vermieden oder mit Erfolg behandelt werden.

## LAGERUNG DES PATIENTEN UND HANDKONTAKT BEI DER GEZIELTEN BEINVERKÜRZUNG

*Wie wichtig die Auswertung bestimmter praktischer Erfahrungen in der angewandten Chiropraktik oft ist, zeigt z.B. der auf die Kniekehle eines Patienten vom Behandler ausgeübte Hilfsdruck bei einer Beinverkürzung. Der* ***Behandlungseffekt*** *wird dadurch wesentlich erhöht.*

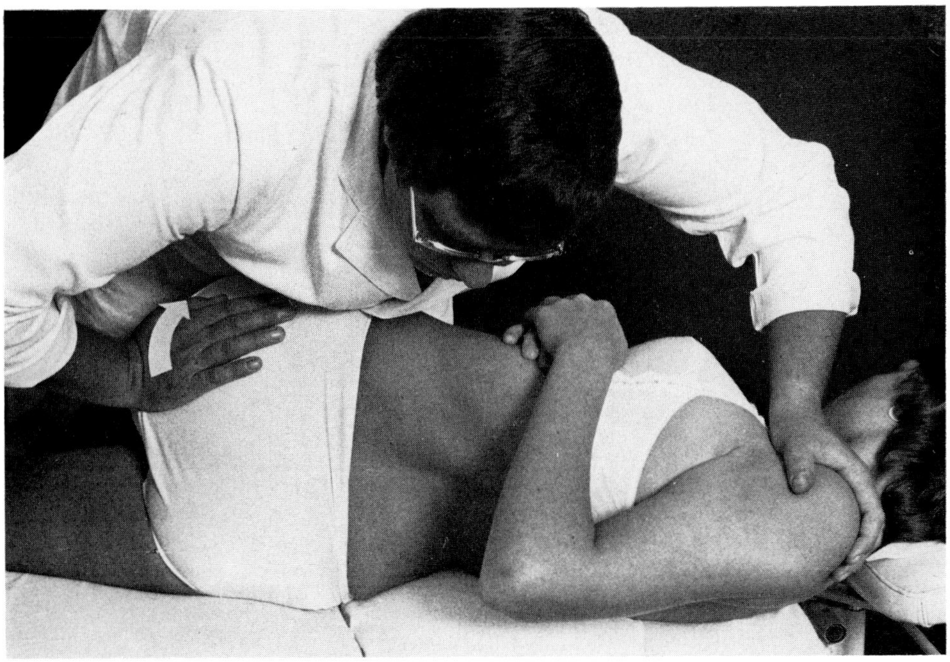

Der Patient liegt auf seiner rechten Seite. Sein rechtes Bein ist ausgestreckt - das linke angewinkelt, mit dem Fuß auf einem Hocker gelagert. Der Behandler drückt sein rechtes Knie (als Verstärkung) in die linke Kniekehle des Patienten und beugt sich weit über ihn. Sodann fixiert der Behandler mit seinem linken Handballen die linke Schulter des Patienten und setzt den rechten Handballen an den linken Sitzbeinknorren, und unter gleichzeitigem Druck auf das Kniegelenk des Patienten stößt er das Sitzbein nach vorn in Pfeilrichtung.

## STABILISIERUNG DES BECKENS

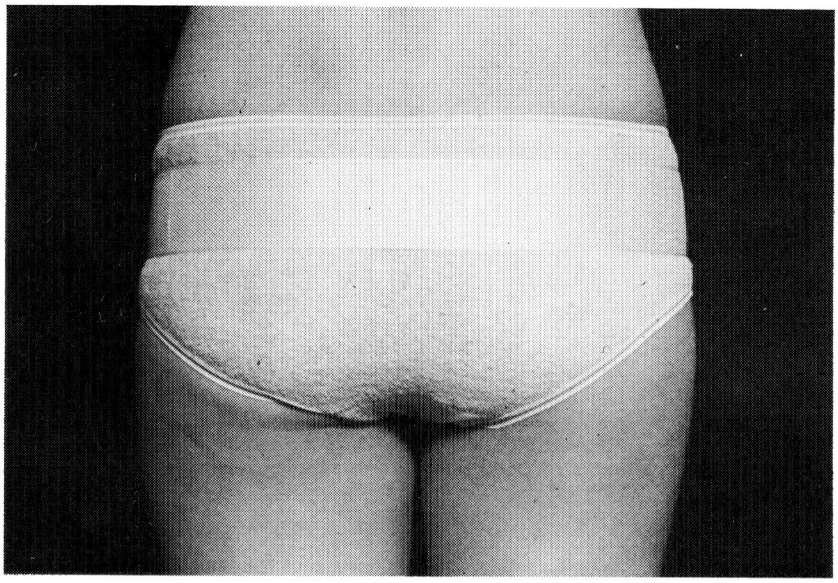

Beckengürtel
nach Ackermann

Hat der Patient labile **Kreuz**-Darmbeingelenkverbindungen oder muß anschließend eine schwere Arbeit verrichten, fixiert der Behandler die **Kreuz**-Darmbeingelenke am besten durch strammes Anlegen eines unelastischen Beckengürtels.

## PALPATION DER LENDENWIRBELSÄULE

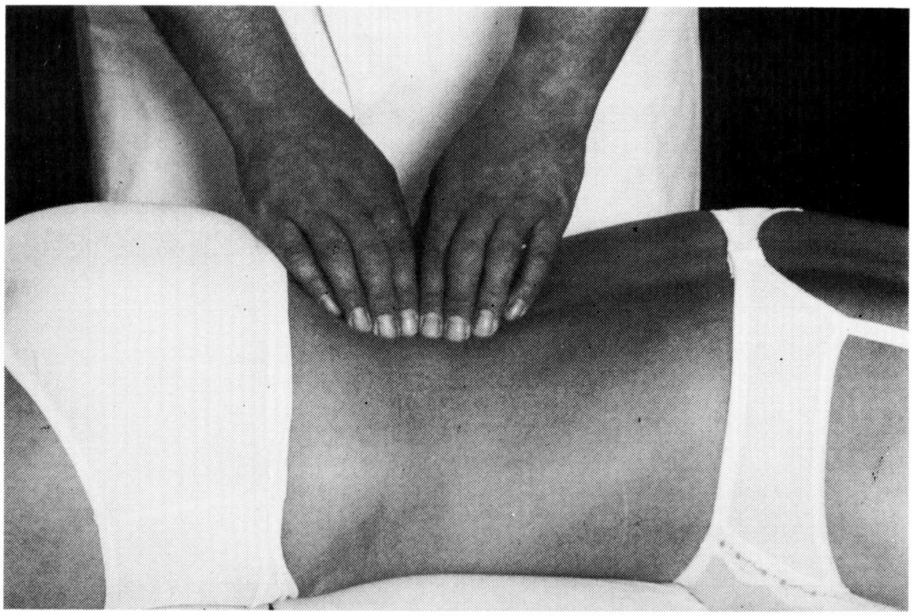

Der Behandler palpiert mit den **Daumenkuppen** die Lendenwirbelsäule an der ihm **zugewendeten Seite.** Mit den **Fingerkuppen** untersucht er die ihm **abgewendete Seite** und geht dabei schrittweise an der Lendenwirbelsäule entlang. Dabei versucht der Behandler an den Seiten der Dorfortsätze so tief vorzudringen, daß er die Lage der Wirbelbogengelenke ertasten und eventuelle Verlagerungen feststellen kann.

## DEFINITIONEN DER WIRBELVERDREHUNGSRICHTUNG

*Allgemein ist es in der Orthopädie gebräuchlich, Verdrehungsrichtungen der Wirbel und des Beckens generell vom Kopfende aus zu beurteilen. Dabei bedeutet im Uhrzeigersinn, also rechtsverdrehter Wirbel, daß der Dornfortsatz nach links gegangen ist.*

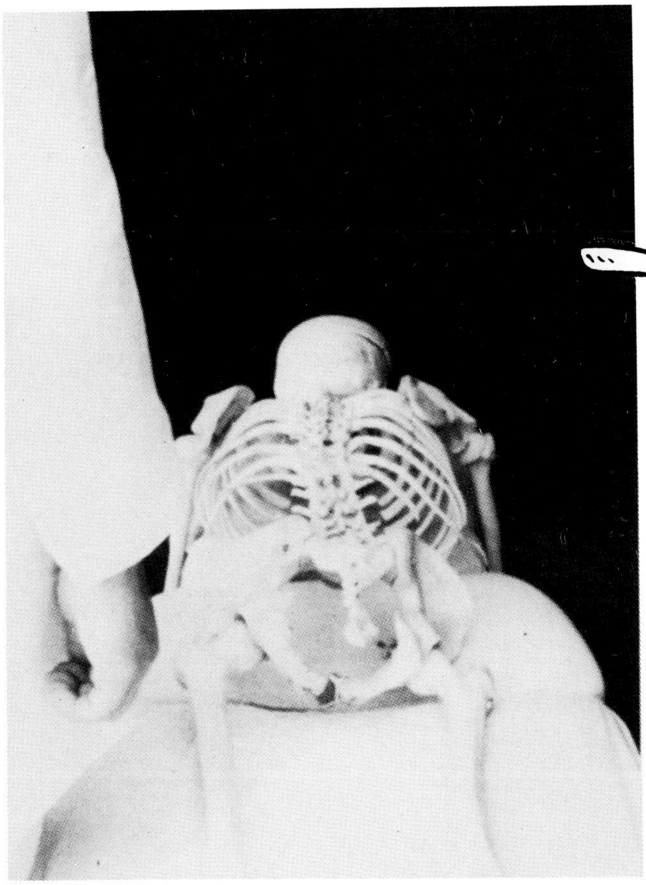

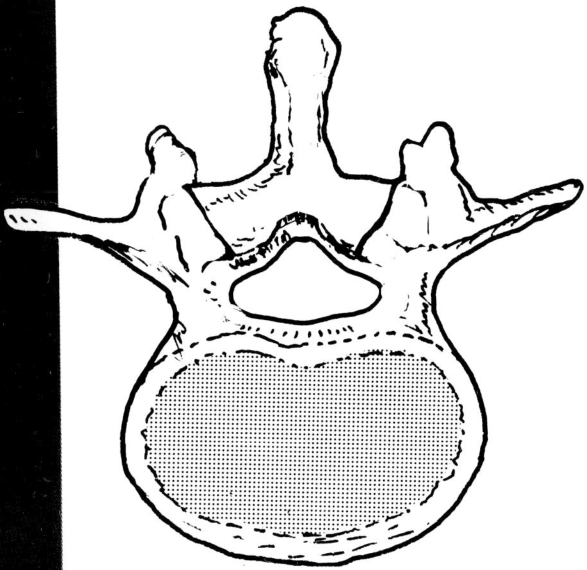

**Lendenwirbel 1 : 1**

aus der Sicht des Behandlers

Um dem praktisch arbeitenden Behandler die Diagnostik zu sichern und die Arbeit zu erleichtern, führt dieser Abschnitt eigene Begriffe ein, die sich ausschließlich auf die Arbeitsstellung und Blickrichtung des Behandlers beziehen. Die Lenden- und Brustwirbel muß sich der Behandler also vom Fußende aus gesehen vorstellen.

## DIE ARBEITS- UND BLICKRICHTUNG DES BEHANDLERS

NORMALSTEHENDER LENDENWIRBEL
(VON DER CAUDALEN SEITE GESEHEN)

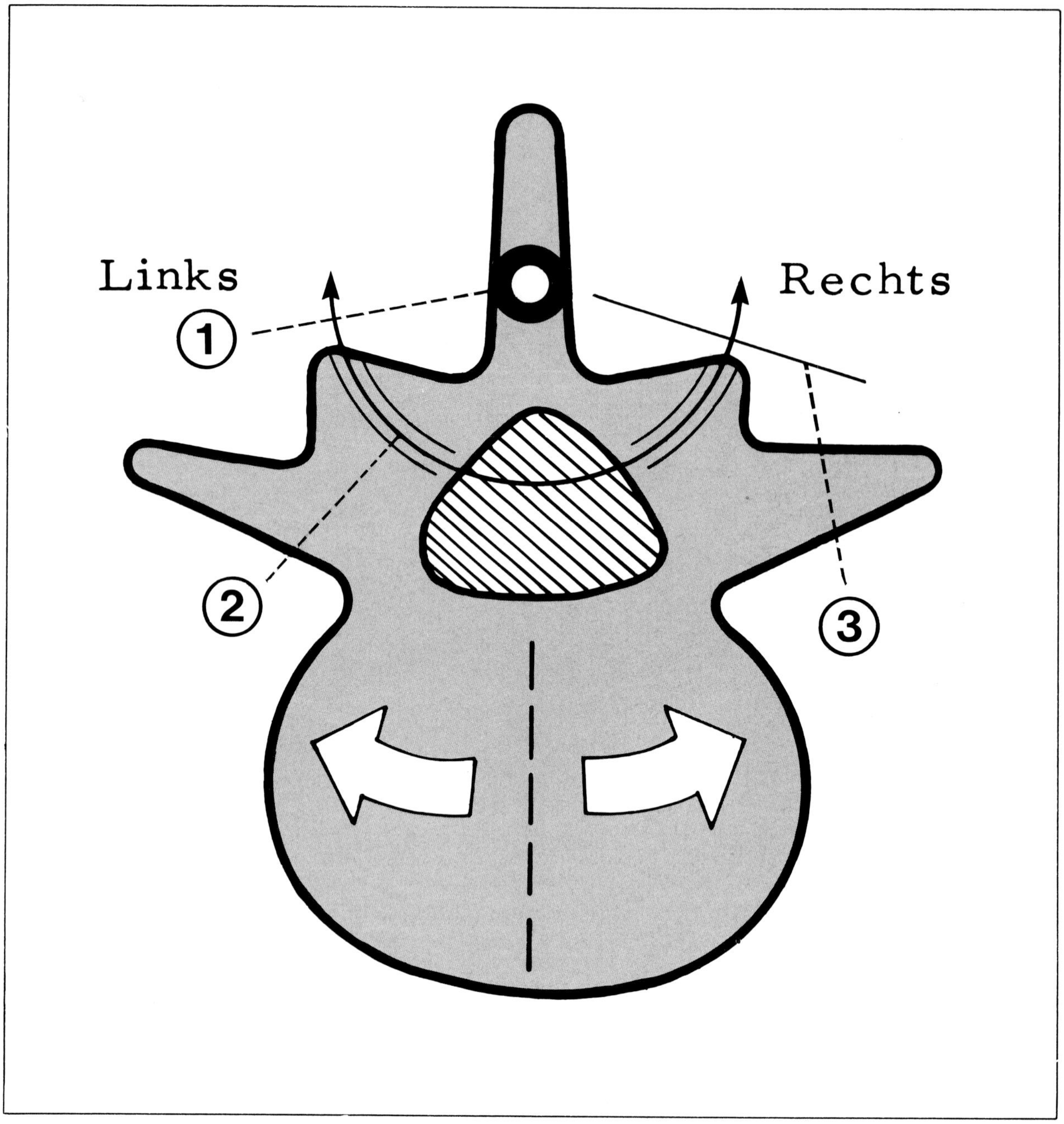


Normalstehender Lendenwirbel vom Fußende aus gesehen, als ob sich der Patient in Bauchlage befindet. Der resultierende, gedachte Drehpunkt, um den sich der Wirbel verdrehen kann, befindet sich hier im Dornfortsatz (1). Der gedachte Drehradius geht durch die Gelenkspalten des Wirbels (2). Der wirksame Hebelarm verläuft vom Drehpunkt (1) bis an die Handansatzstelle (3) des Behandlers. Der Wirbelkörper kann eine Drehgleitbewegung nach rechts oder links machen (große Pfeile).

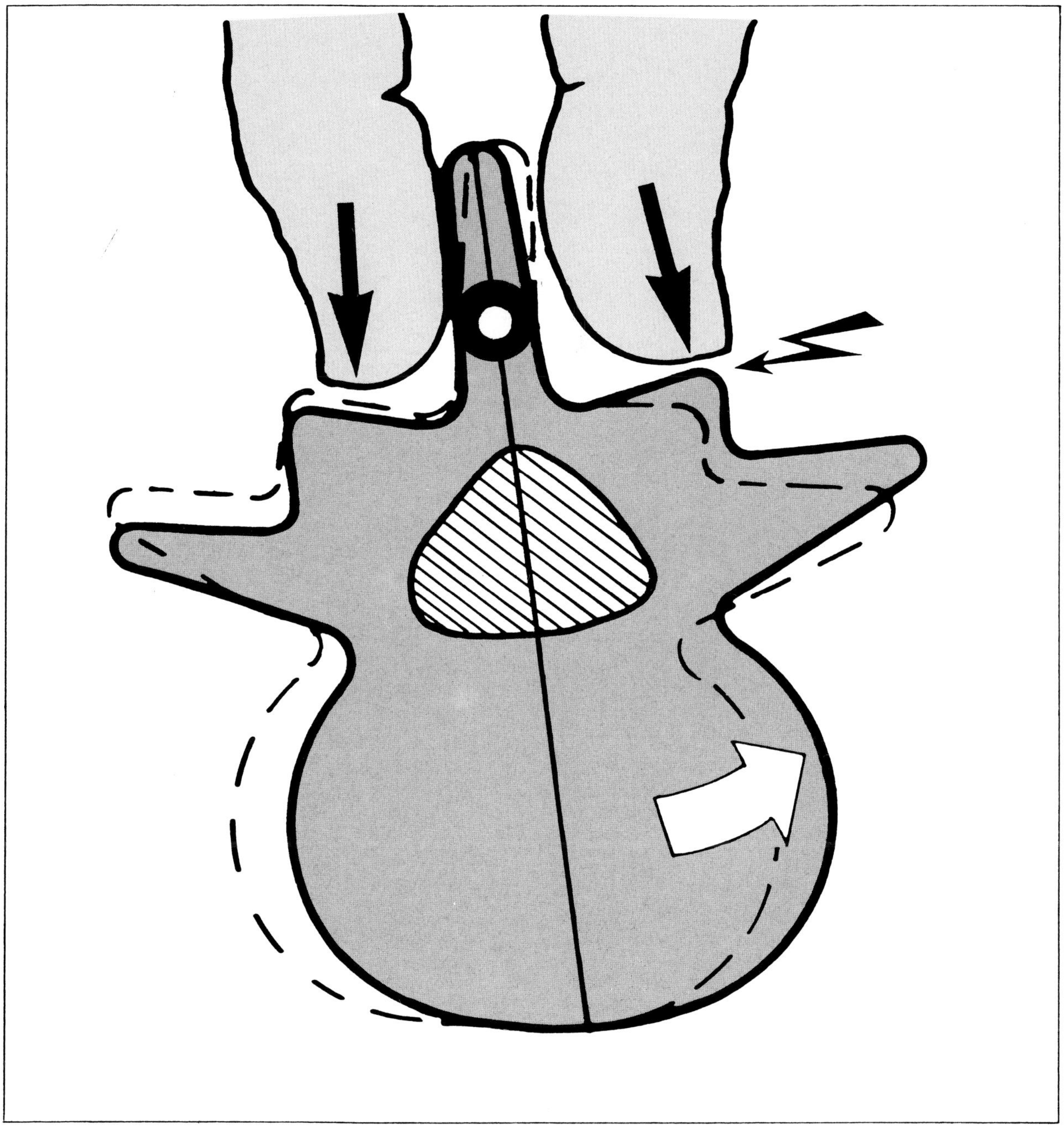

Diesen Wirbel sieht der Behandler als linksverdreht. Der rechte Gelenk- und Querfortsatz steht nach oben, der linke nach unten. Der weiße Pfeil zeigt die Drehgleitrichtung des Wirbels an. Beim Palpieren erzeugt die rechte Fingerkuppe einen Schmerzreiz. Die linke Fingerkuppe ertastet eine Vertiefung.

DIE GEZIELTE TREIBRICHTUNG
BEI BEHANDLUNG DER LENDENWIRBELSÄULE

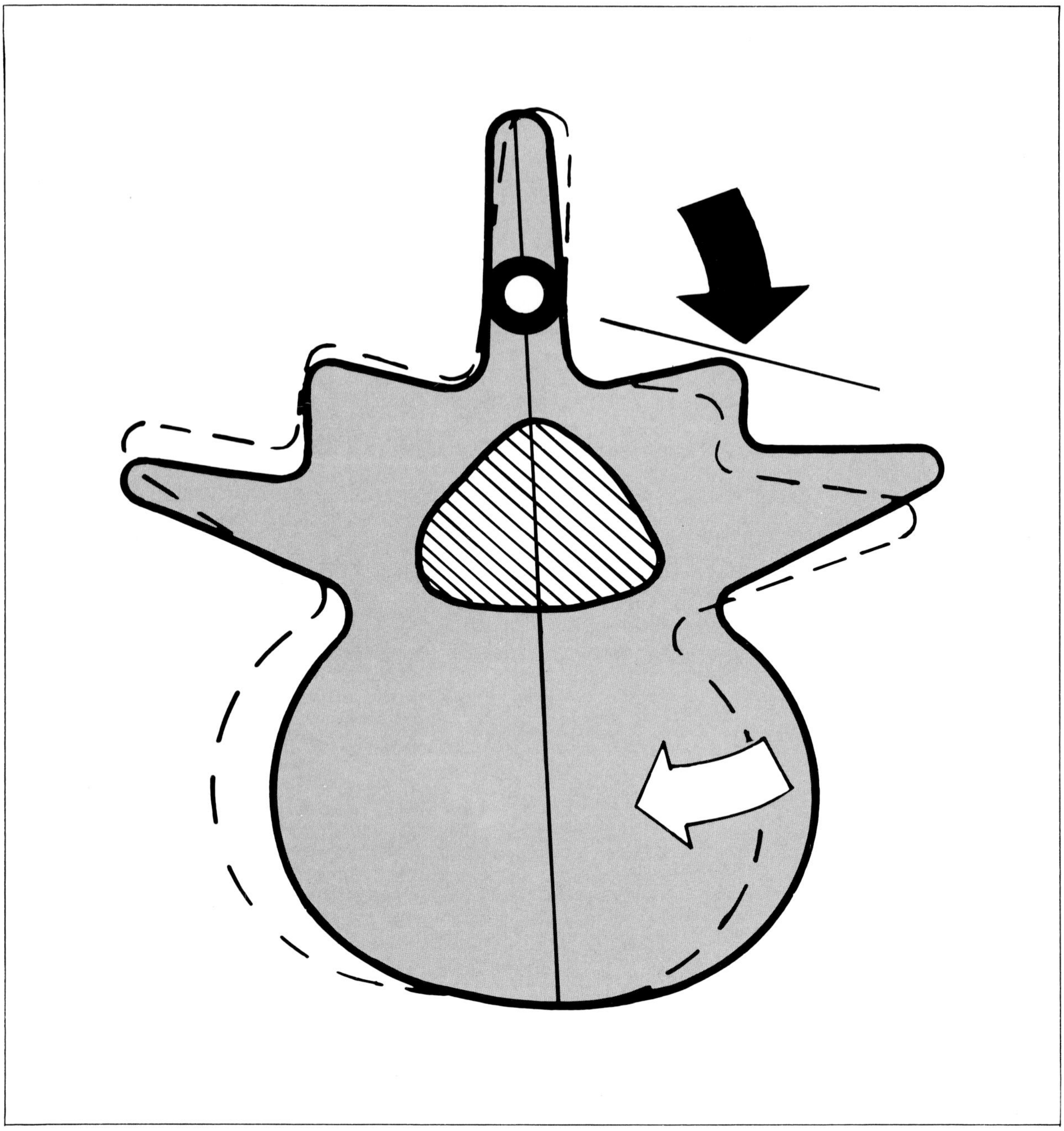

Der große, schwarze Pfeil gibt die Ansatzstelle des Erbsenbeins der behandelnden Hand - sowie die Treibrichtung an (hier im Uhrzeigersinn), mit dem der Wirbel reponiert wird.

Der Behandler muß die Lage und den richtungsmäßigen Verlauf der Wirbelgelenke in den verschiedenen Wirbelsäulenabschnitten genau kennen. Bei einem auf dem Bauch liegenden Patienten stehen die Gelenkflächen der Wirbelbogengelenke im Lendenrücken senkrecht zur Körperachse. Die Lage der Wirbelkörper dagegen bilden die Lordose. Dies ist bei der Behandlung des einzelnen Lendenwirbels zu berücksichtigen.

Die Lage des unten abgebildeten Lendenwirbels entspricht etwa der des 2. Lendenwirbels beim liegenden Patienten.

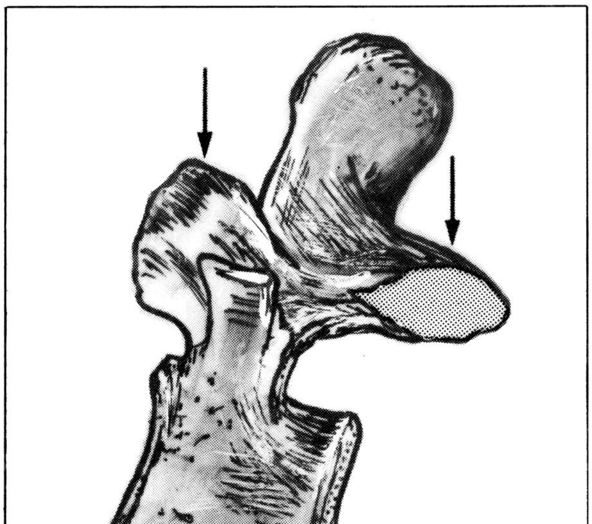

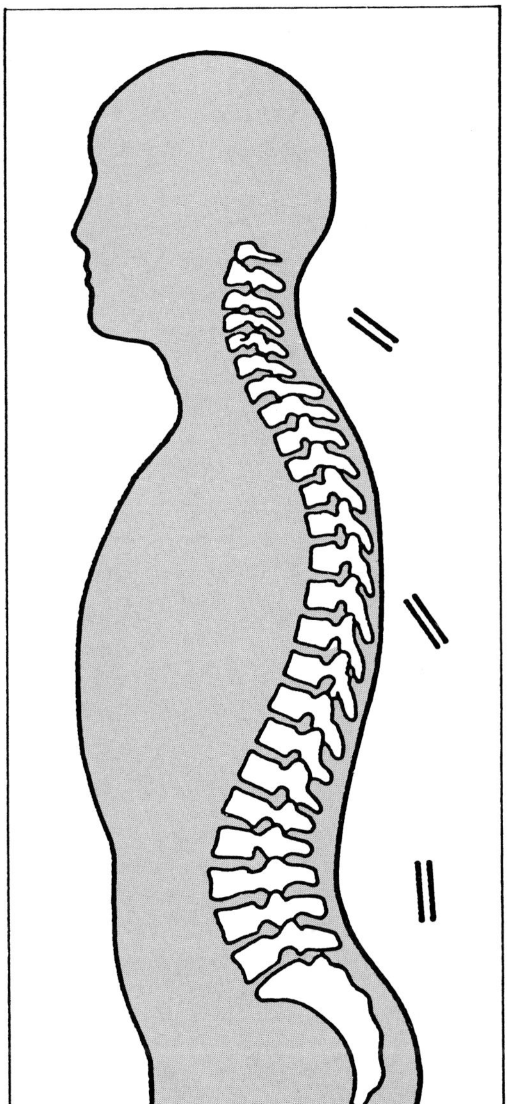

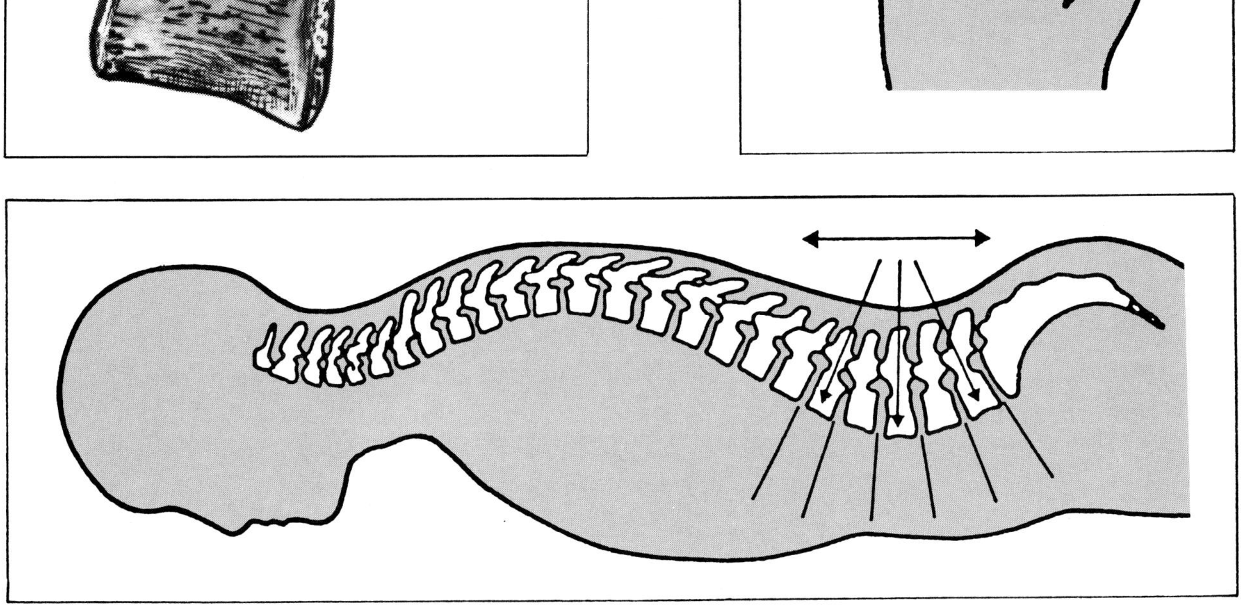

## OBERGRIFF AN DER LENDENWIRBELSÄULE

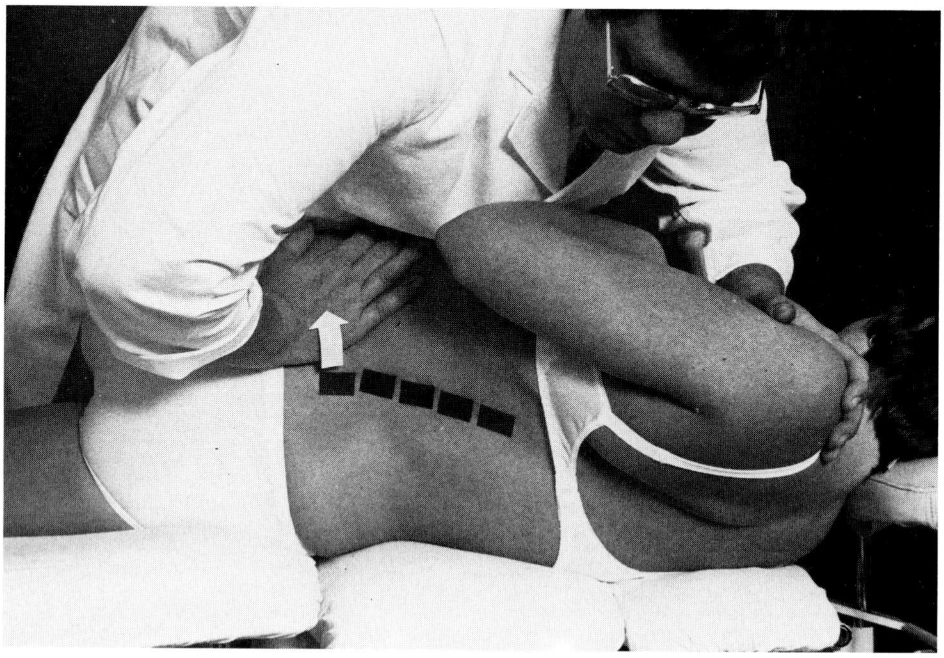

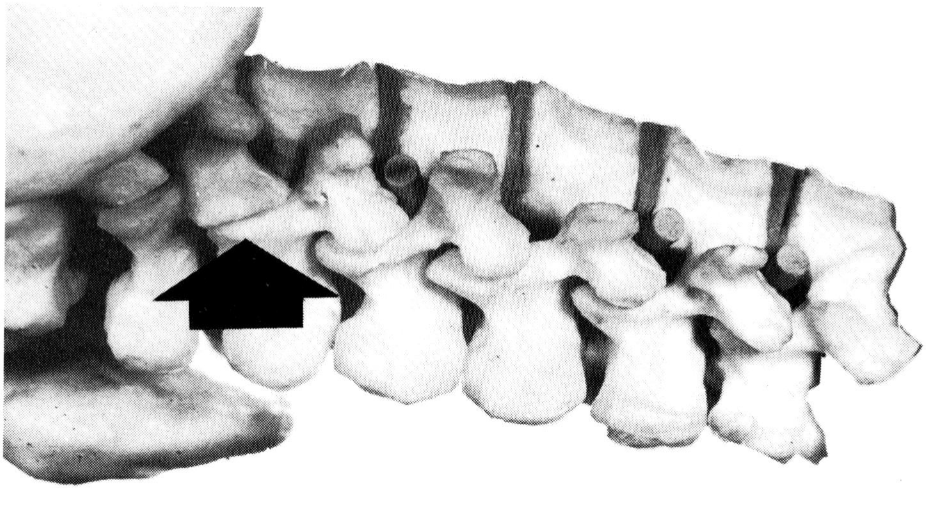

Beispiel einer Rechtsverdrehung (vom Fußende aus gesehen) eines oder mehrerer Lendenwirbel. Die Querfortsätze stehen also links höher. Deshalb wird hier der sogenannte **Obergriff** angewandt, wobei der Handkontakt oberhalb der Dornfortsätze, an den Wirbelbogengelenken, angesetzt wird. Der Patient liegt auf der rechten Seite, das rechte Bein ist ausgestreckt, das linke angewinkelt und der Fuß liegt auf einem Hocker. Der Behandler legt sein rechtes Knie in die linke Kniekehle, fixiert mit seiner linken Hand die linke Schulter des Patienten und nimmt mit dem Erbsenbein seiner rechten Hand Kontakt mit dem linken Gelenk- und Querfortsatz (Pfeil). Der Wirbel wird nach links zur Wirbelsäulenmitte reponiert.

# UNTERGRIFF AN DER LENDENWIRBELSÄULE

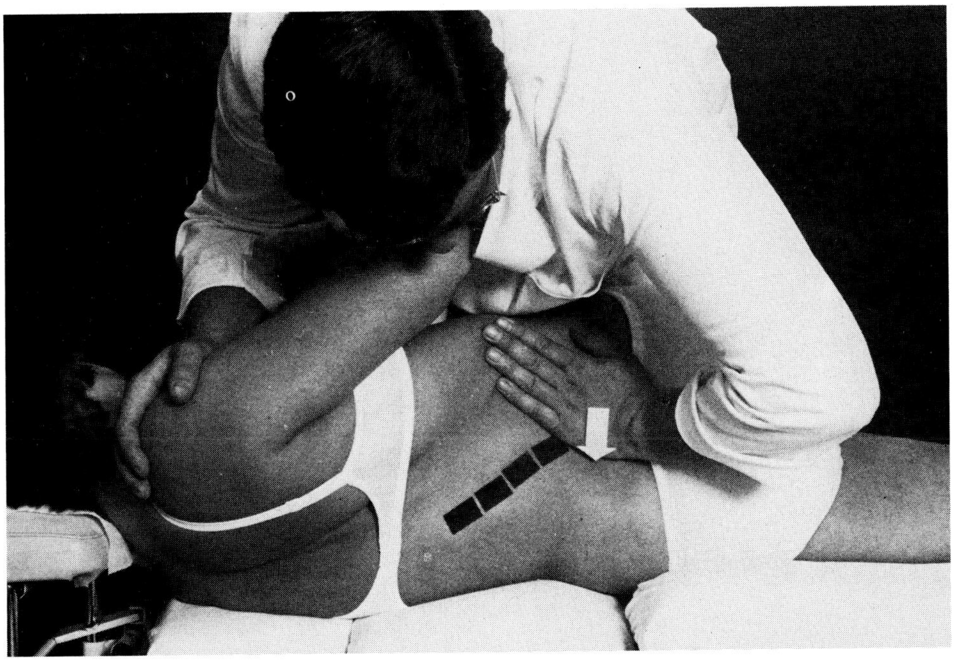

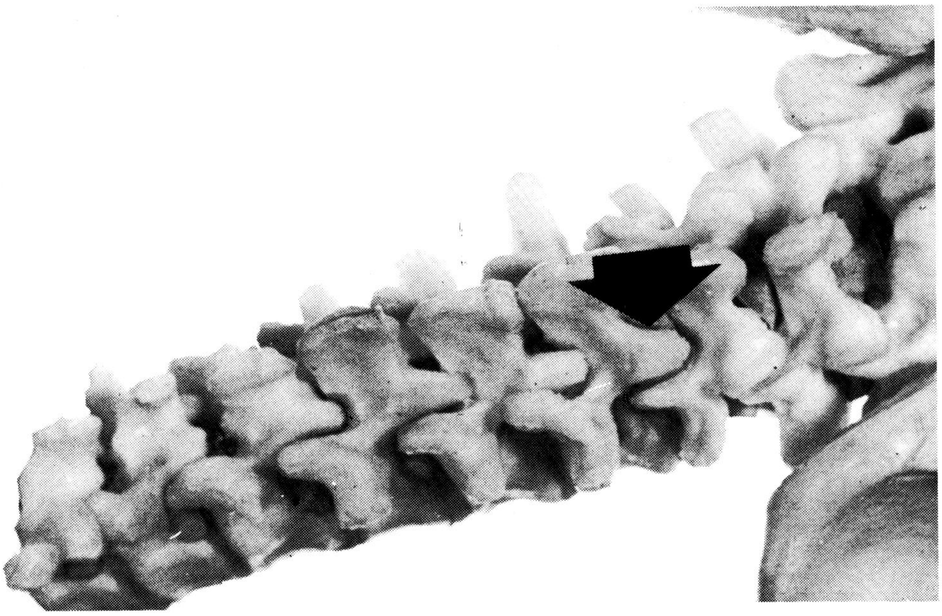

Bleibt die beschriebene Behandlung mit dem Obergriff jedoch ohne nennenswerten Erfolg, muß sich der Patient auf die linke Seite legen, und der **Untergriff** kommt zur Anwendung. Dabei nimmt der Behandler mit dem Erbsenbein seiner linken Hand Kontakt am selben Punkt wie beim Obergriff, also links neben dem Dornfortsatz. Im vorliegenden Fall wird der Griff unterhalb des Dornfortsatzes am Wirbelbogengelenk ausgeführt. Dieser Griff ist bei schweren Fällen dem Obergriff vorzuziehen, da dabei die Wirbelbogengelenke etwas auseinander klaffen und der Wirbel leichter zu reponieren ist.

## BEHANDLUNG EINES LATERAL ODER MEDIAL VERLAGERTEN HÜFTBEINS
## - DEMONSTRATION AM SKELETT -

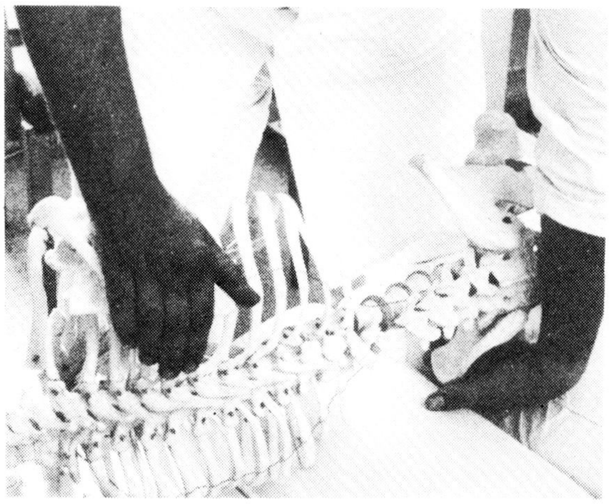

Behandlungen
nach C Gonstead Wisconsin USA

### Laterale Verlagerung

Lagerung des Patienten (Skeletts) wie bei einer Beckenbehandlung. Die Kontakthand des Behandlers liegt unter der verlagerten Hüftbeinseite mit dem Erbsenbein am hinteren, oberen Darmbeinstachel. Im Behandlungsaugenblick geht der Behandler auf Spannung und rückt dabei das Hüftbein in Richtung Kreuzbeinmitte, während er gleichzeitig die Schulter des Patienten hebelartig fixiert.

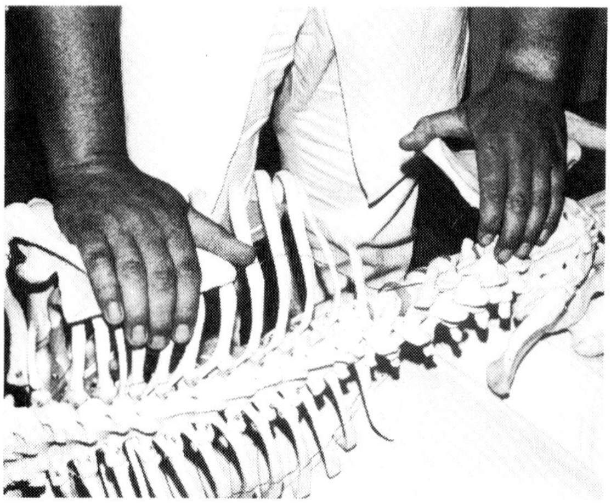

### Mediale Verlagerung

Lagerung wie zuvor.Die drei mittleren Finger der Kontakthand des Behandlers nehmen mit ihren Spitzen Kontakt mit der rechten, hinteren, unteren Darmbeinkante. Im Behandlungsaugenblick rückt der Behandler das Hüftbein schnell lateral zu sich, während die andere, freie Hand die Schulter des Patienten dabei fixiert.

## NACH DER BEHANDLUNG - HILFE BEIM AUFSITZEN

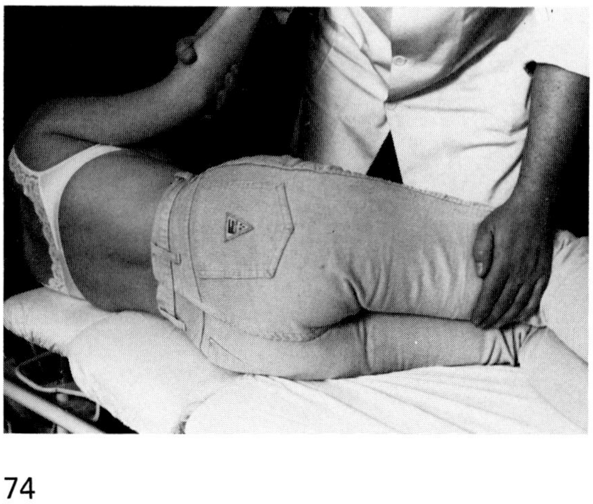

Liegt der Patient beispielsweise auf der linken Seite, umfaßt der Behandler mit der rechten Hand den rechten Unterarm des Patienten und mit seiner linken greift er unterstützend unter beide Kniekehlen des Patienten. Dazu aufgefordert setzt sich der Patient auf. Unterstützend hebt der Behandler dabei dessen rechten Arm hoch und dreht ihn an den Kniekehlen ziehend in Sitzstellung.

DEHNEN DER GELENKE, MUSKELN UND BANDSCHEIBEN

**Rhythmisches Strecken bei leichter Vibrationsmassage** wirkt wie eine Pumpe im Gewebe. Die Durchblutung wird vorher durch eine feucht-warme Packung erhöht. Es kommt zur Entspannung der Muskulatur. Muskelkrämpfe werden aufgelöst und Schlacken durch erhöhte Durchblutung abgeleitet. In diesem unbelasteten Zustand wird die Nahrungsaufnahme, d.h. die Osmose stimuliert. Gleichzeitig werden die Gelenkspalten geöffnet. Auch hat die entstehende Sogwirkung die Tendenz, die Bandscheiben wieder in die richtige Lage zu zwingen. Auch die sich beim rhythmischen Streckvorgang dehnenden Längsbänder üben einen Druck auf die Bandscheiben aus, um sie wieder in die richtige Lage zu bringen.

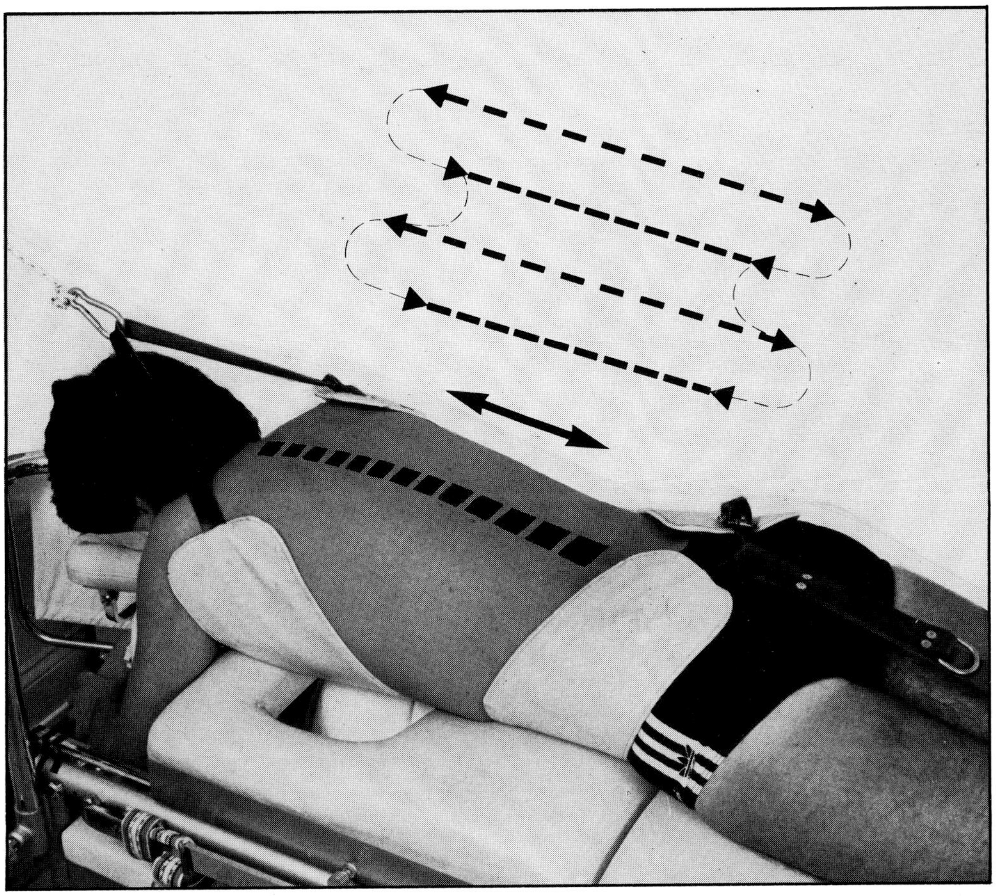

*Es hat sich bewährt, den Patienten abwechselnd mit Zug und Entspannung in einem ruhigen, gleichmäßigen Rhythmus zu behandeln. Daß viele Patienten während der Streckbehandlung beinahe einschlafen ist ein gutes Zeichen für Erfolg. Beim anschließenden Behandeln sind sie bedeutend leichter zu reponieren.*

*VOLLENDETER HEILERFOLG IN SEKUNDEN*

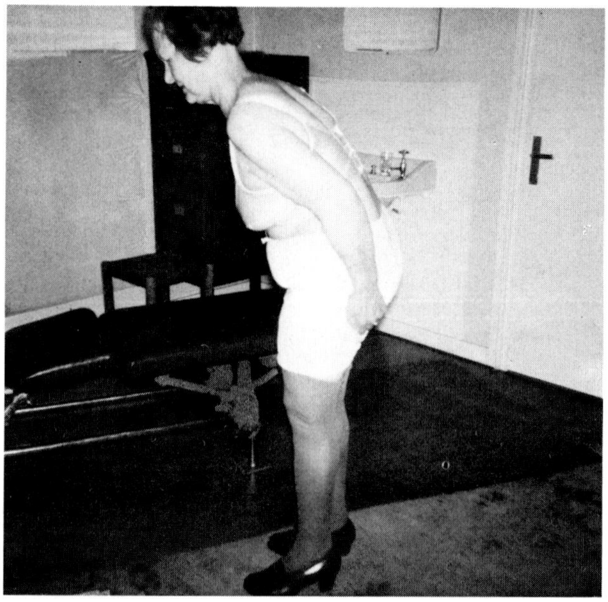

KURZ VOR DER BEHANDLUNG...

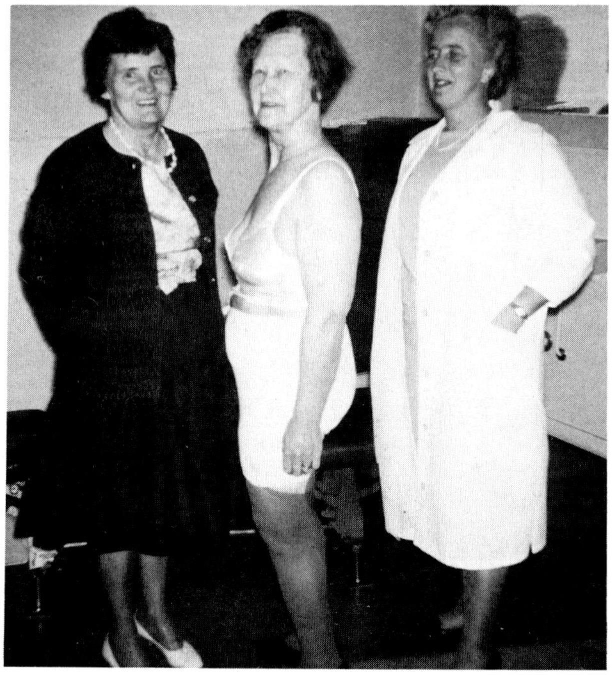

...WENIGE AUGENBLICKE SPÄTER!

*Spezialisten hatten diese Patientin als* ***unheilbaren Fall*** *abgeschoben. Sie konnte seit zwölf Jahren nicht mehr gerade stehen, auch nicht gerade liegen und hatte dauernd Schmerzen. Nach Untersuchung und Adjustierung des Beckens konnte die Patientin nach ein paar Minuten wieder gerade stehen.* ***Die Schmerzen waren wie "weggeblasen"!!*** *Die einfache Erklärung unter: Ursache und Wirkung.*

## URSACHE - WIRKUNG UND HEILUNG

*Wie erklären sich gewiße "Sekundenphänomene" ...Heilungen, die an "Wunder" grenzen? Was stellte der behandelnde Chiropraktiker fest?*

**Ursache:** Eine ältere Patientin berichtet, daß sie etwas Schweres vom Boden aufheben wollte (nach vorn gebeugte Haltung). Dabei gab es einen hörbaren "Knacks". Die Frau konnte danach nicht mehr gerade stehen und hatte große Schmerzen.

**Wirkung** anatomisch gesehen: Das Kreuzbein war auf Grund gegebener Bänderschwäche mit seinem oberen Teil (Basis) zum Körperinneren (ventral) gekippt. Gleichzeitig gingen die beiden oberen Teile der Beckenkämme nach innen (kleine Pfeile, Abb. 4,5,6) und verriegelten durch ihr Aneinandergleiten das Kreuzbein. Das so fixierte Kreuzbein verursachte, vor allem durch Sekundärauswirkung auf das gesamte Rückgrat, große Schmerzen und die krumme Haltung.

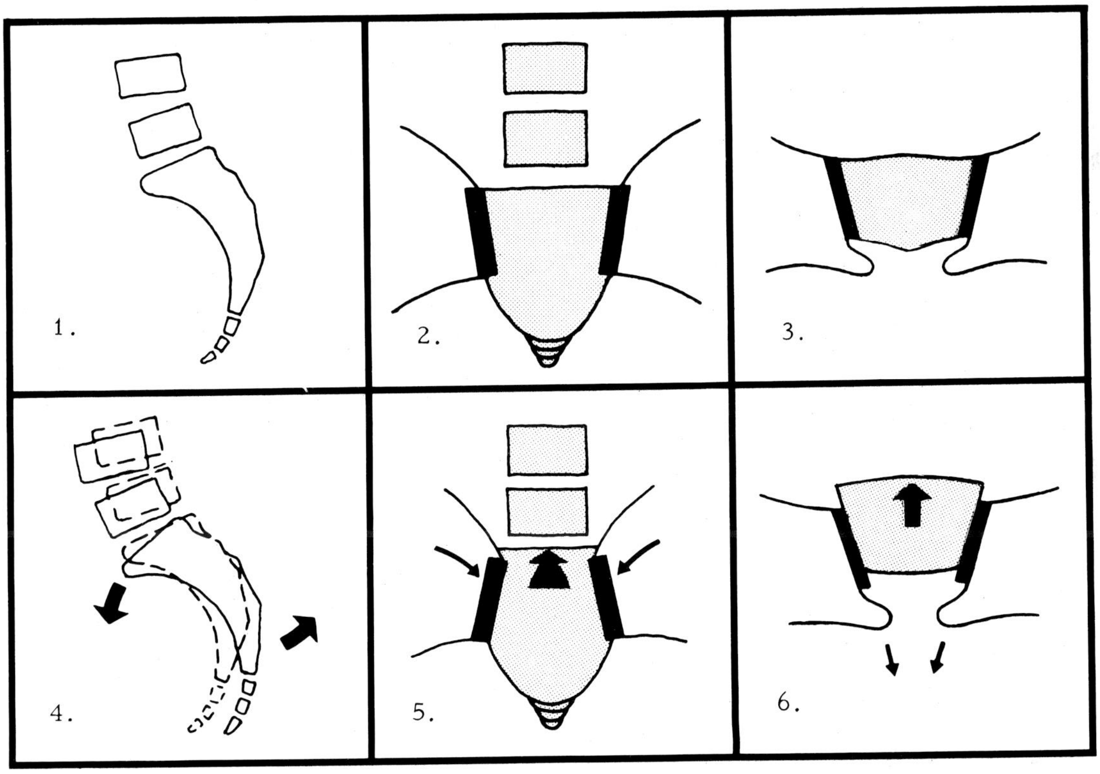


Reproduktion einer Wandtafel

*Als der Behandler die Anamnese mit seinem Palpationsbefund verglichen hatte, war die Diagnose in diesem Falle auch ohne Röntgenbilder sicher und absolut eindeutig. Jetzt dauerte es nur noch einige Augenblicke und die Patientin war voll rehabilitiert. Das Kreuzbein stand, wie in den Abb. 1,2,3 wieder völlig normal. Denn...*

...der Behandler setzte seine beiden Hände auf die oberen Teile der beiden Beckenkämme und preßte sie mit einem kurzen Ruck nach unten auseinander (Patientin in Bauchlage auf federnder Unterlage).
**Heilung:** Es knackte, als die Gelenkverbindungen des Kreuzbeins mit den Beckenkämmen zurück in ihre Normallage kamen. Zwölf lange Leidensjahre gingen somit zu Ende!

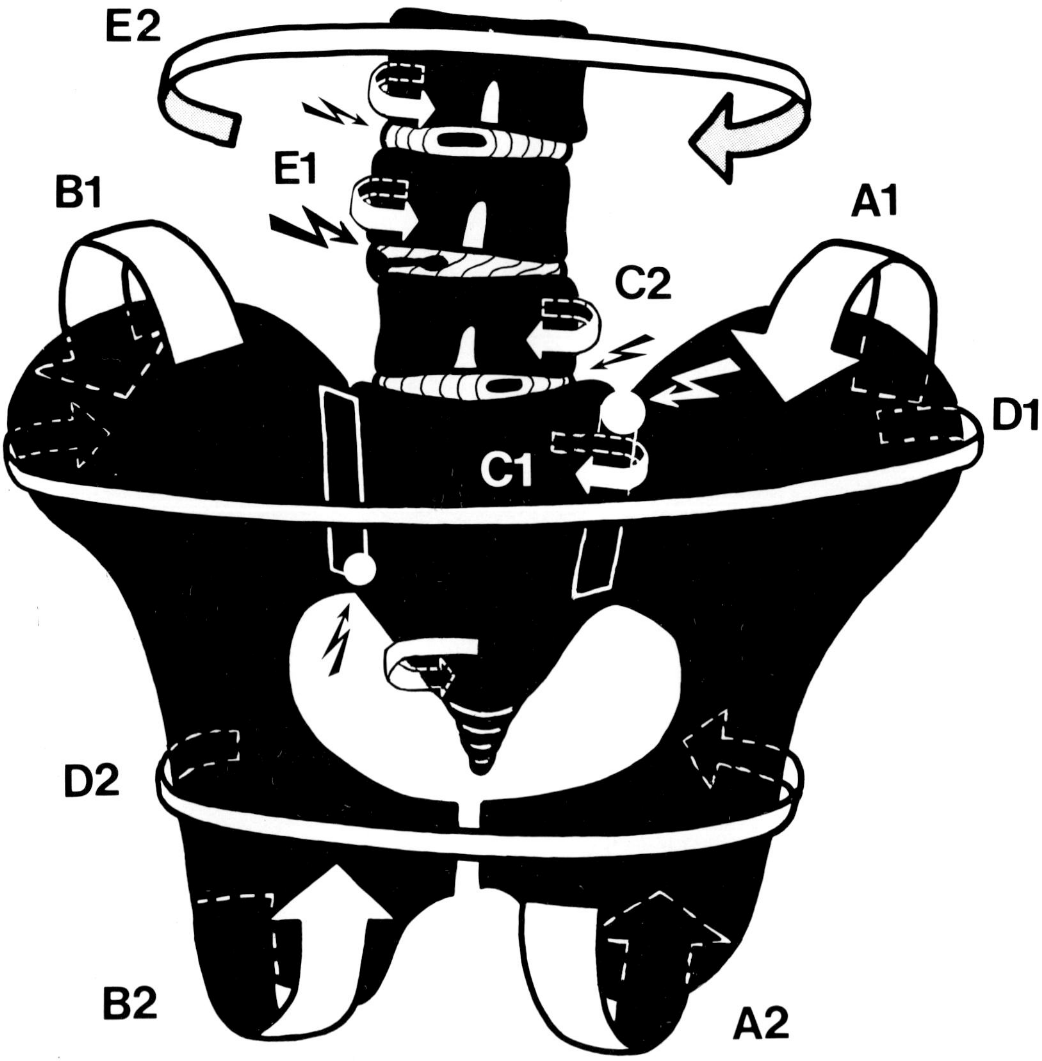


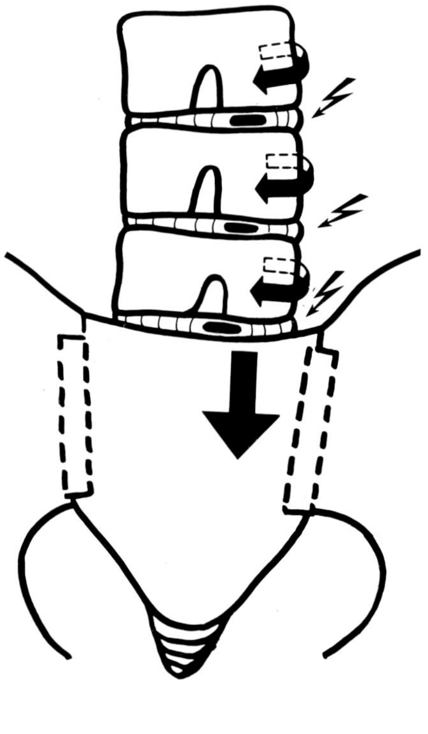

Diese Bilder veranschaulichen das in den Kapiteln 1-5 besprochene Material. Sollten Sie diese Bilder nicht deuten können, so raten wir Ihnen, die ersten 5 Kapitel - da sie ein kausales Geschehen wiedergeben - noch einmal Seite für Seite zu studieren, bevor Sie sich in das weitere Studium vertiefen.

Bild oben: Wenn das rechte Bein durch eine Hüftbeinverdrehung nach hinten (A 1) scheinbar kürzer ist, drehen sich in ca. 80 % aller Fälle die Lendenwirbel oberhalb L 5 mit ihren Dornfortsätzen nach rechts und weichen in eine Skoliose nach links aus zur Seite des längeren Beines.

Bild rechts: Die Lendenskoliose weicht zur Seite des scheinbar kürzeren Beines aus (hier rechts), wenn das linke Hüftbein primär nach vorn verdreht ist und das linke Bein dadurch länger wirkt - oder wenn das rechte Bein durch Anomalie, Unfall oder Operation tatsächlich kürzer ist, wobei das Kreuzbein sich gesetzt hat. In beiden Fällen ist die Axis meist nach rechts verlagert und links verdreht (hier vom Kopfende aus gesehen), und der Atlas ist nach links verschoben und verdreht (gilt als Faustregel).

# KAPITEL VI

## DIE GEZIELTE DIAGNOSE UND TECHNIK AN DER BRUSTWIRBELSÄULE UND AM NACKEN

NORMALSTEHENDER BRUSTWIRBEL

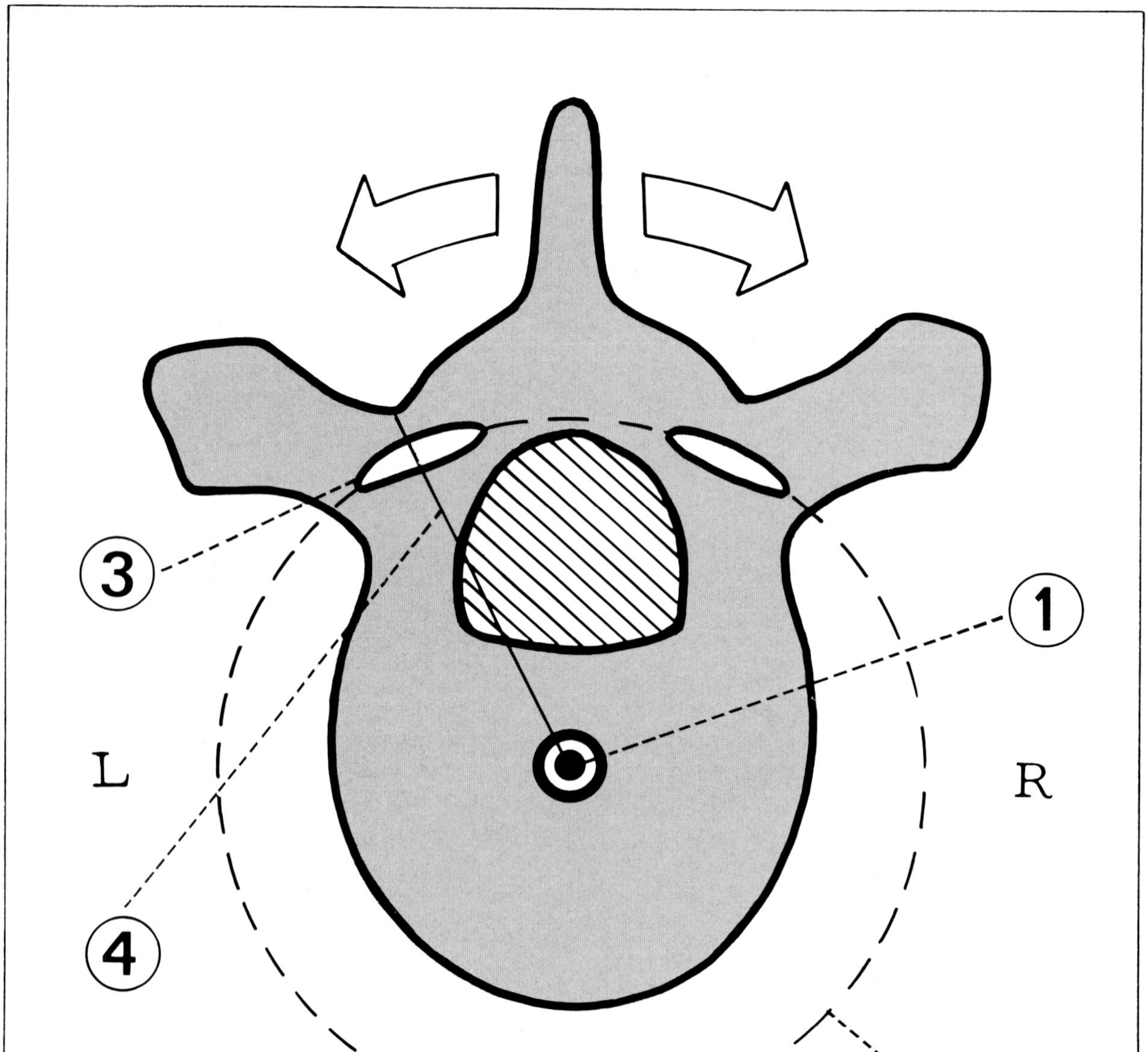


Ein normalstehender Brustwirbel - Patient in Bauchlage vom Fußende aus gesehen. Der gedachte Drehpunkt, um den sich der Wirbel verdrehen kann, befindet sich hier - im Gegensatz - zum Lendenwirbel - **im** Wirbelkörper (1). Der Verdrehungsradius tangiert etwa die Gelenkspalten des Wirbels (2) und (3). Der Wirbel kann sich im pathologischen Falle nach rechts oder links verdreht haben und von der Wirbelsäulenmitte abweichen (Pfeile). Der wirksame Hebelarm für die notwendige Reposition geht von (1) bis zur Handansatzstelle (4).

## DIE PALPATION DER BRUSTWIRBELSÄULE

*Der Behandler sollte immer daran denken, daß anatomische Unregelmäßigkeiten der Dornfortsätze in der Brustwirbelsäule häufiger als im übrigen Rückgrat anzutreffen sind. Wohlgemerkt: Es handelt sich hier nicht unbedingt um erworbene Verschiebungen. Zur Kontrolle dieser Unregelmäßigkeiten muß der Behandler deshalb stets mit den etwas mehr cranial liegenden, zugehörigen Querfortsätzen vergleichen.*

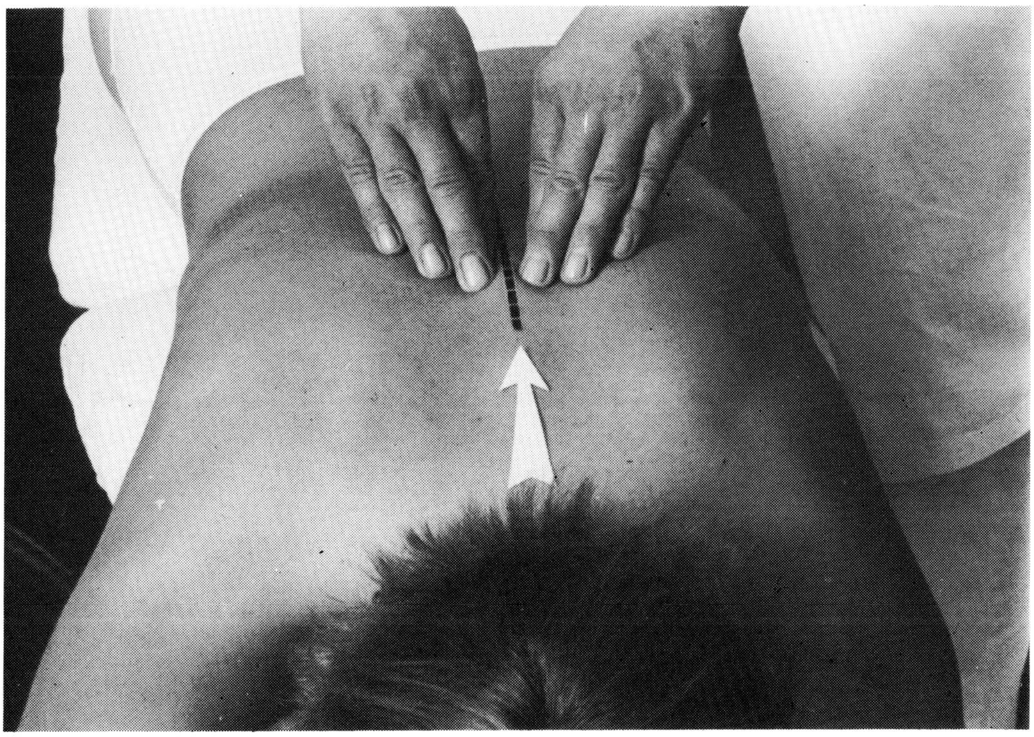

Der Patient liegt in entspannter Bauchlage. Der Behandler palpiert mit den Kuppen seiner beiden Mittelfinger rechts und links der Dornfortsätze über die Querfortsätze von jeweils zwei bis drei Brustwirbeln. (Die Palpationsrichtung soll dabei, vom Nacken ausgehend, beinwärts verlaufen). Die Lage der Dorn- und Querfortsätze zu denen der anliegenden Wirbel wird dabei auf etwaige Verlagerungen untersucht. Der Behandler kontrolliert auch die Wirbelabstände zueinander. Das angrenzende Gewebe wird auf Verspannungen, Myogelosen und eventuelle Schmerzpunkte palpiert.

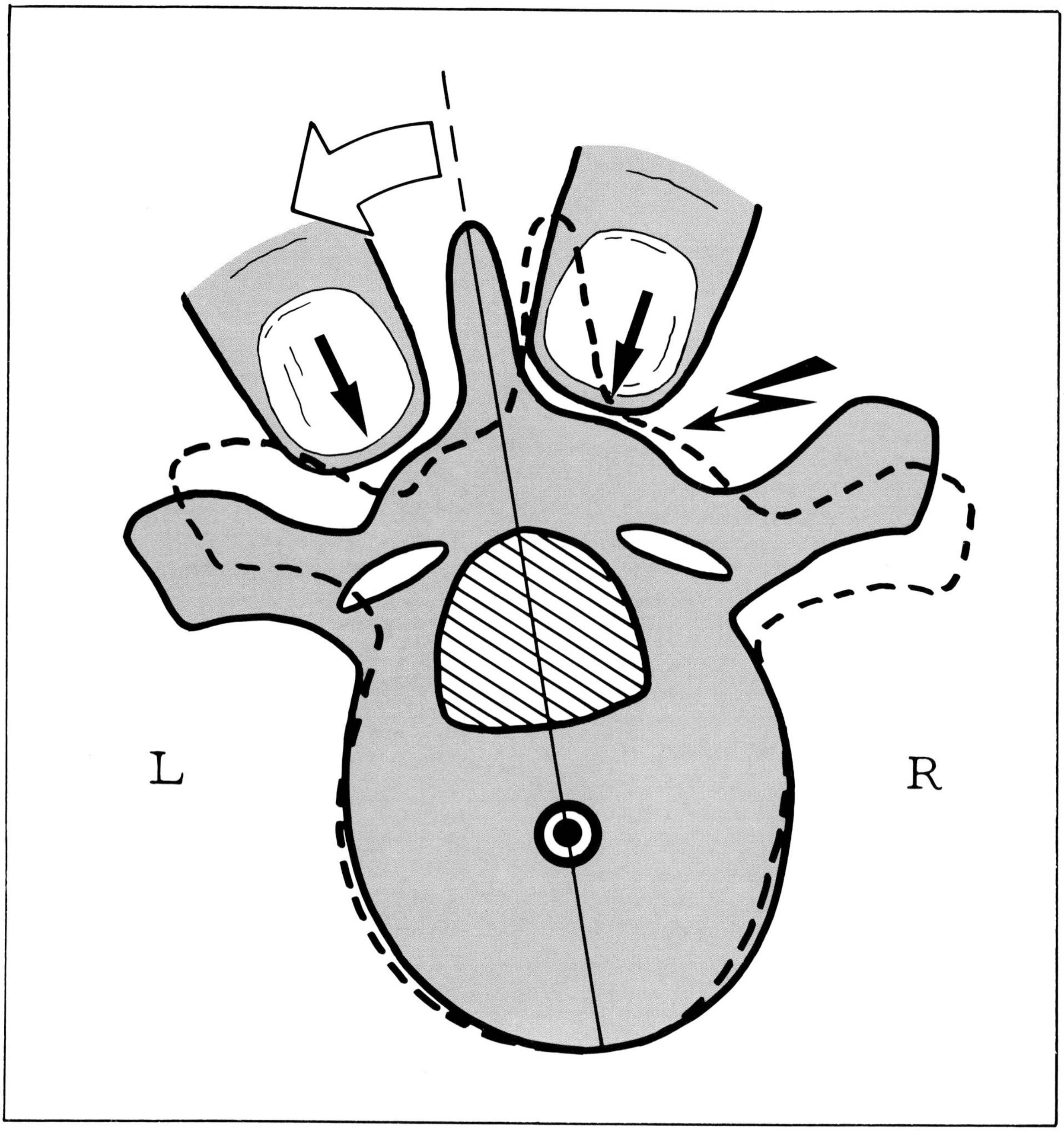


Dieser Wirbel ist nach links verdreht. Der rechte Gelenk- und Querfortsatz liegt höher als der linke. Der Pfeil zeigt die Verdrehungsrichtung an. An der Fingerkuppe (schwarzer Blitz) befindet sich ein deutlich merkbarer Schmerzpunkt.

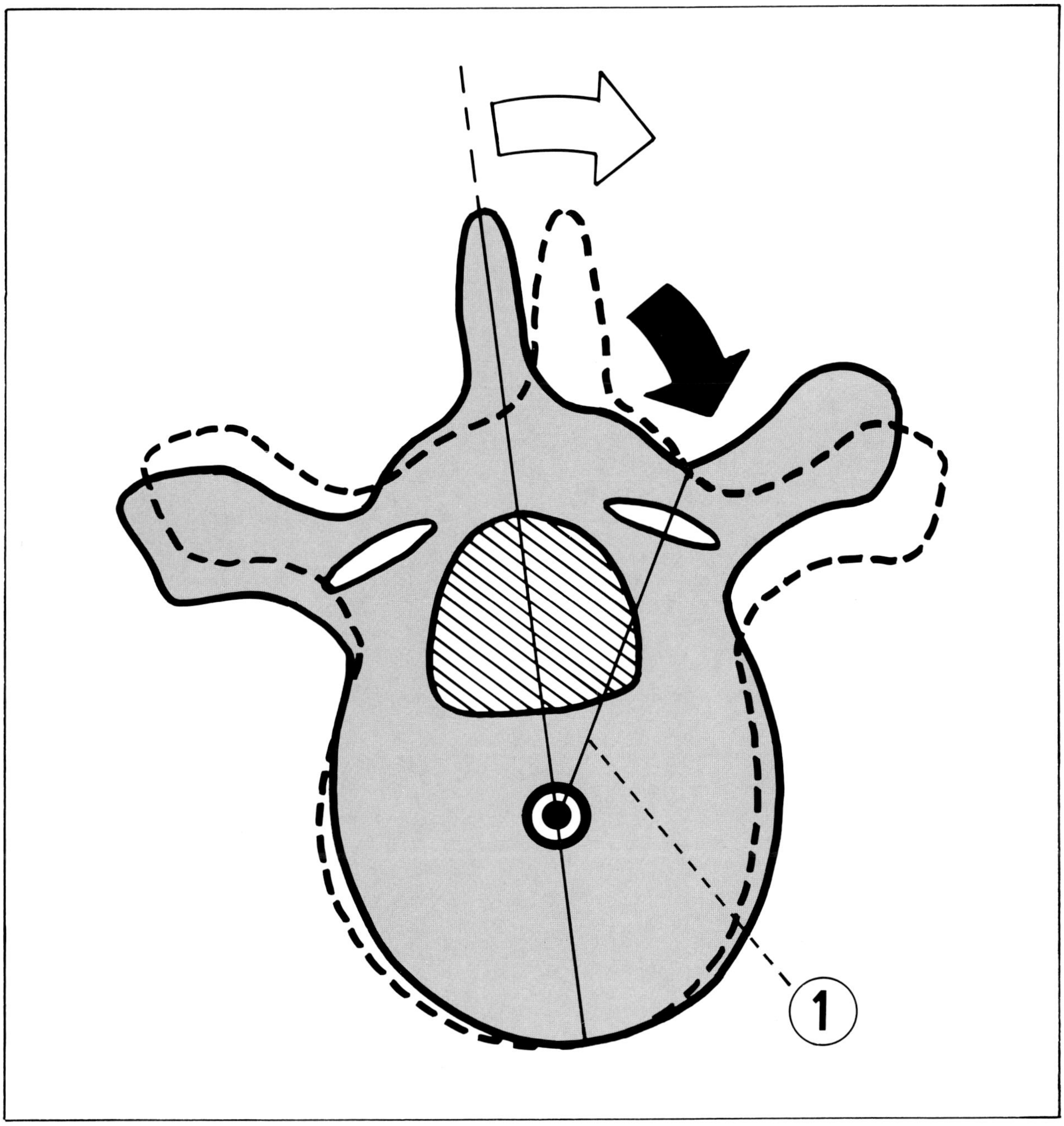


Die gestrichelte Linie gibt die **Normalstellung**, die gezogene die **Falschstellung** an. Der schwarze Pfeil markiert die Handansatzstelle, von welcher der Wirbel in Treibrichtung reponiert werden kann. (Hier liegt diese im Uhrzeigersinn). (1) gibt den wirksamen Hebelarm an, der vom Verdrehungszentrum bis zur Handansatzstelle geht.

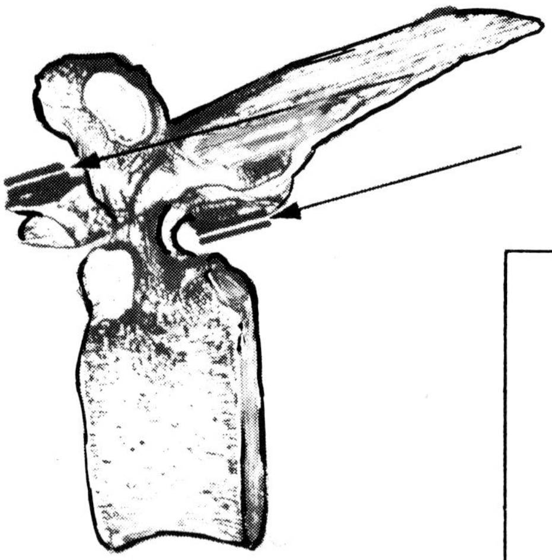

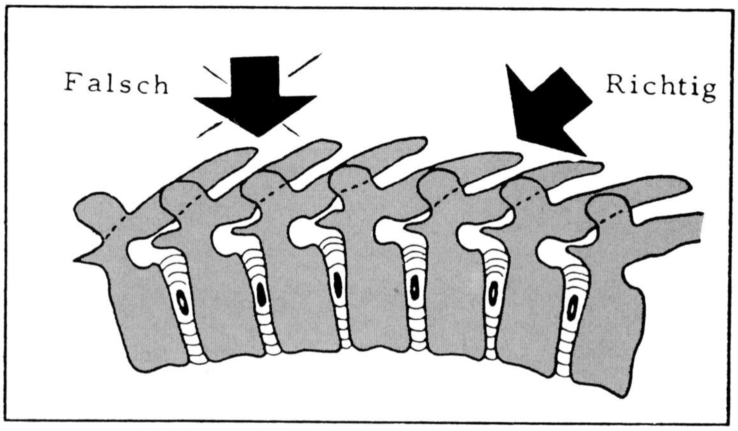


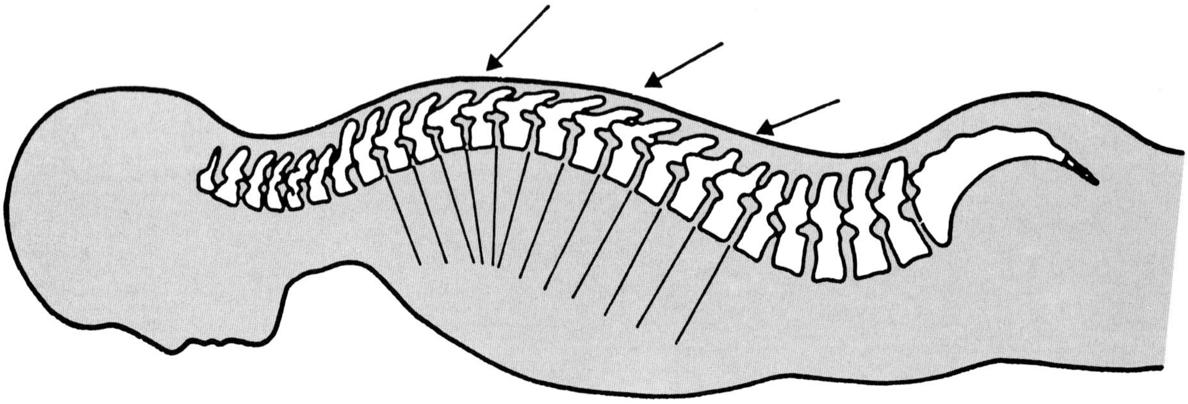

An der **Brustwirbelsäule** arbeitet der Behandler mit dem sogenannten **Schiebegriff.** Der **Arbeitswinkel** beträgt dabei etwa 45° im Verhältnis zur gedachten Körperachse, da auch die **Gelenkflächen** in etwa diesem Winkel verlaufen. Bei Verlagerung der Brustwirbel nach rechts oder links wird parallel zu den Bandscheibenflächen reponiert.

**Bitte merken:** Beim Behandeln **nicht** zu flach (im spitzen Winkel) zustoßen, da sich sonst nur die Haut verschiebt!

## DIE GEZIELTE TECHNIK AN DER BRUSTWIRBELSÄULE

Patient in entspannter Bauchlage. Die Unterlage in der Brustregion muß dabei federnd nachgeben können. Der Behandler steht seitlich am Behandlungstisch. Die Knie leicht eingeknickt steht er federnd und führt, verstärkt durch sein Oberkörpergewicht, den Schiebegriff aus. Dabei beginnt er beim 12. Brustwirbel mit den Handballen auf

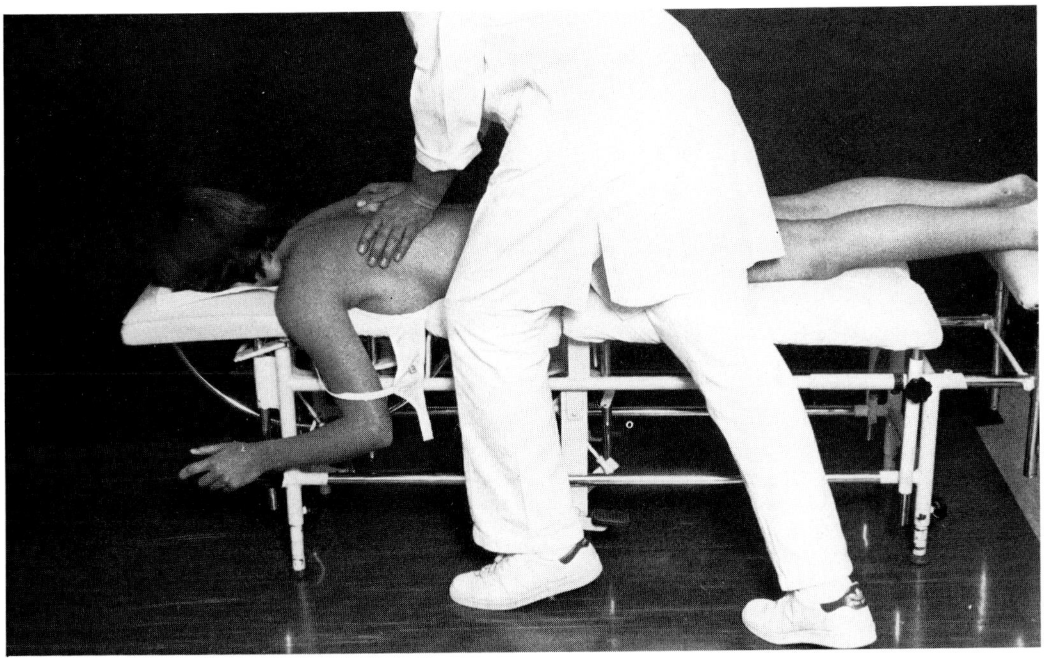

den Querfortsätzen neben den Dornfortsätzen. Beim Ausatmen des Patienten versetzt er diesen Griff 4 bis 5 mal in kurzen, schnellen Stößen nach vorn-unten (45°) und nach innen zur Wirbelsäule, um leichte Rippenverlagerungen gleichzeitig mitzubehandeln. Die Dosie - rung muß der Konstitution des Patienten angepaßt werden.

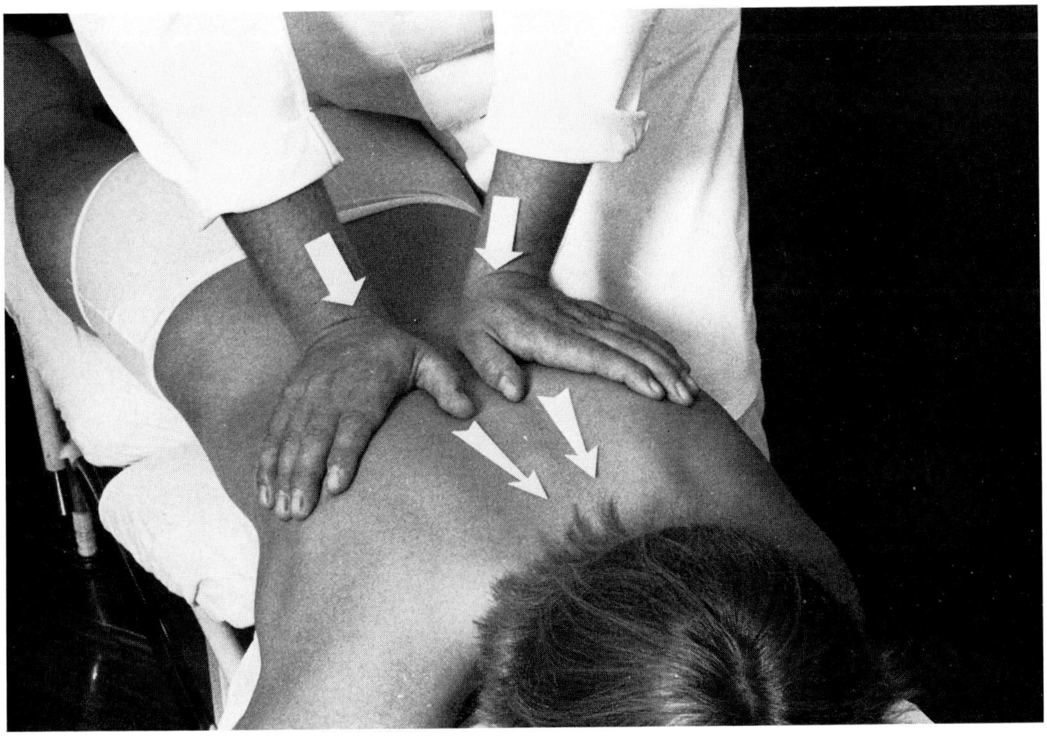

## DER KNIELOCKERUNGSGRIFF - ZUR ABLENKUNG DES PATIENTEN

*Einleitend wurde bereits erwähnt, daß bei einer* ***gut durchgeführten Behandlung*** *der Behandler versuchen muß, den Patienten von den eigentlichen Behandlungsmomenten abzulenken, da jede Form einer Verspannung den* ***Behandlungseffekt*** *beeinträchtigt oder sogar unmöglich macht!*

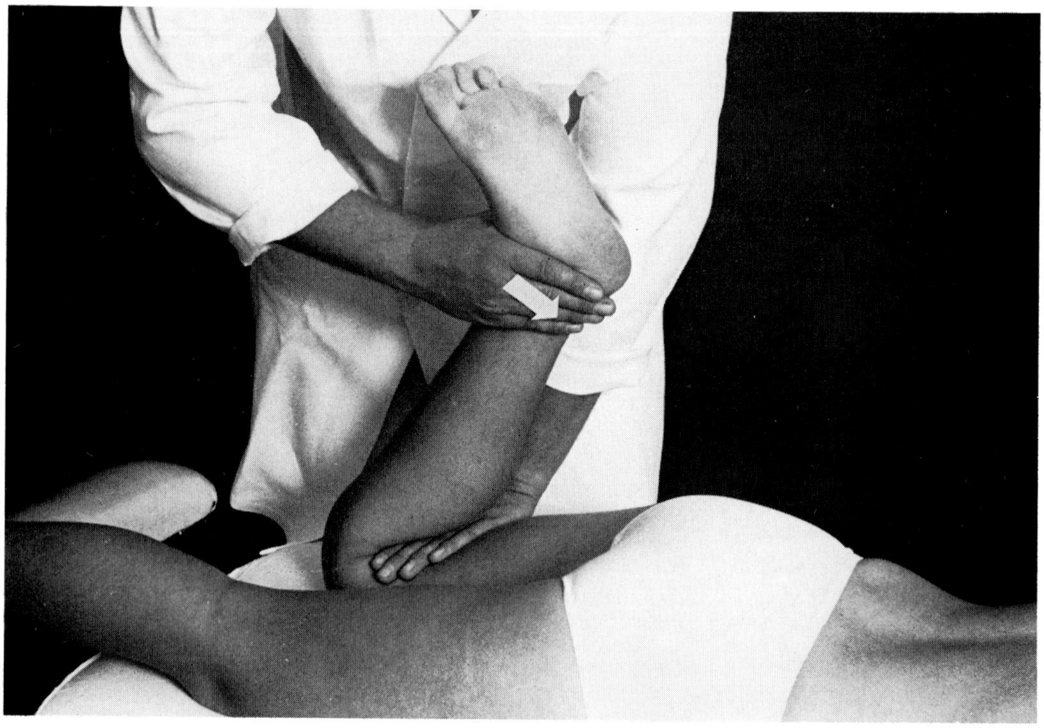

Der **Brustwirbelschiebegriff** soll ganz allgemein zur **Lockerung** und **Berichtigung** der Brustwirbelsäule beitragen. Die Manipulationsgriffe werden wiederholt durchgeführt. Nach der ersten Behandlung werden nacheinander die Unterschenkel angewinkelt, teils um die Kniegelenke zu lockern, teils aber auch um den Patienten abzulenken.

Dabei umfaßt die eine Hand des Behandlers die Kniekehle des Patienten und die andere Hand (Pfeil) das Fußgelenk. Sodann führt der Behandler den Unterschenkel bis zur natürlichen Dehnungsbegrenzung. Danach schließt er mit einem kurzen, schnellen und wohldosierten Ruck in Richtung Gesäß ab.

## DER BRUSTWIRBEL-DREHGRIFF

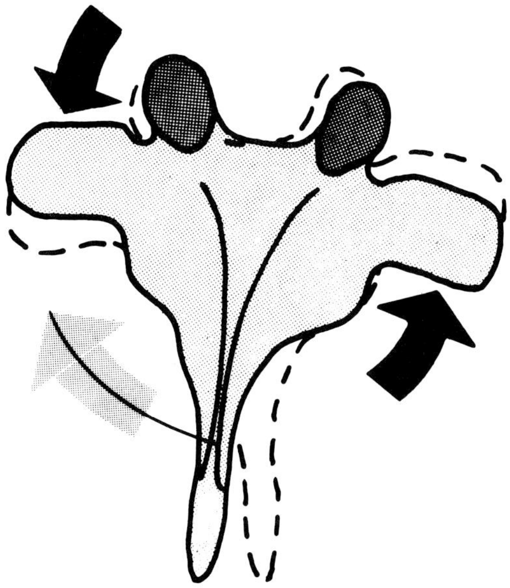

Ein nachgezeichneter Brustwirbel des zu behandelnden Patienten. Dieser Wirbel ist verlagert (gezogene Linie). Zum Vergleich: Die gestrichelte Linie gibt die erstrebte Normallage an.

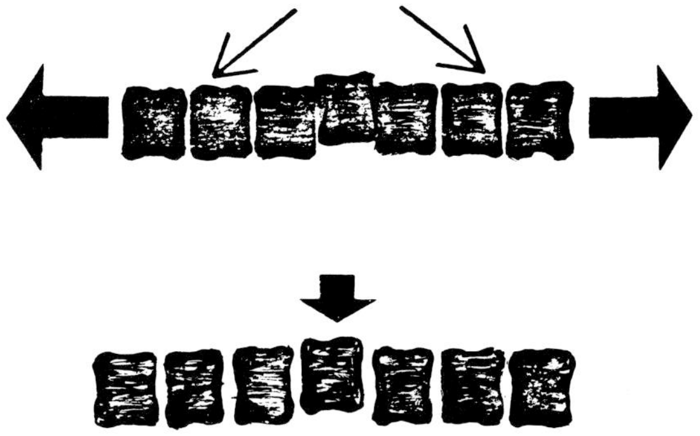

Ist ein schmerzerzeugender Brustwirbel eingeklemmt - und daher schwer zu reponieren, muß der Behandler versuchen, den Abstand zu den anliegenden Wirbeln zu vergrößern.

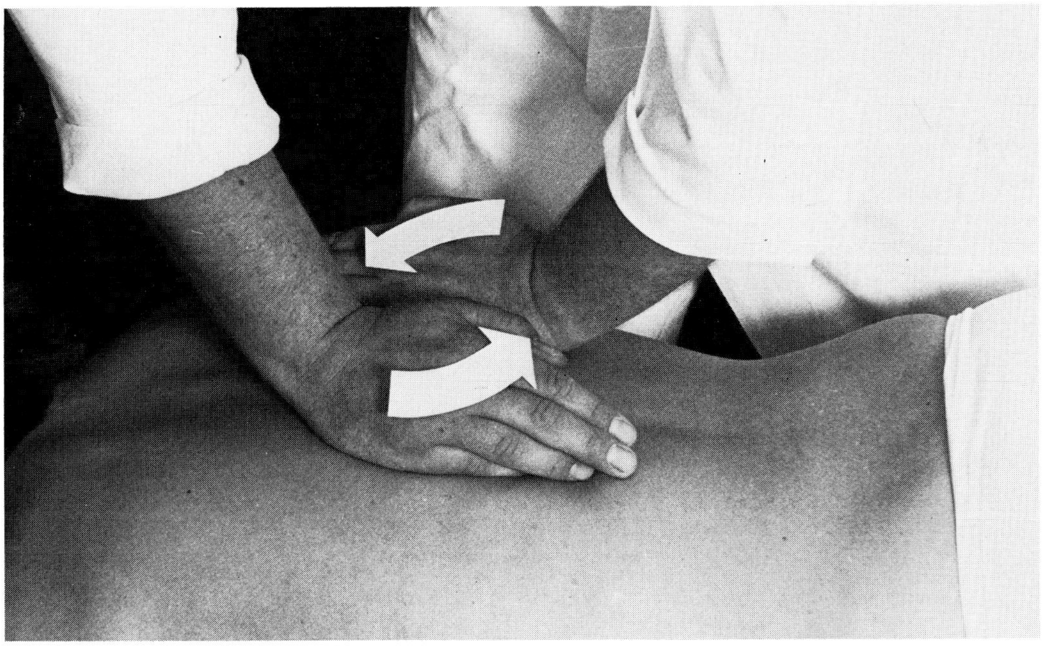

Den verdrehten Wirbel reponiert der Behandler in Gegenrichtung mit den Erbsenbeinen in die Ausgangslage (die Pfeile geben die Reponierungsrichtung an). Falls der blockierte Wirbel eingeklemmt und schwer zu behandeln ist, muß der Abstand zu den anliegenden Wirbeln vergrößert werden. Dabei treibt der Behandler - beginnend drei bis vier Wirbel beiderseits des Schmerzpunktes - nach außen, und er nähert sich dabei sukzessiv dem Schmerzzentrum. Siehe rechts oben.

## PALPATION DER OBEREN BRUSTWIRBELSÄULE

*Wie in den vorangegangenen Abschnitten soll auch hier die der Behandlung vorausgehende* ***Palpation*** *kurz erläutert werden. Zur* ***Festlegung der Behandlungsrichtung*** *(Treibrichtung) kontrolliert der Behandler die Verlagerungen oder Verdrehungen von seiner späteren* ***Behandlungsposition*** *aus.*

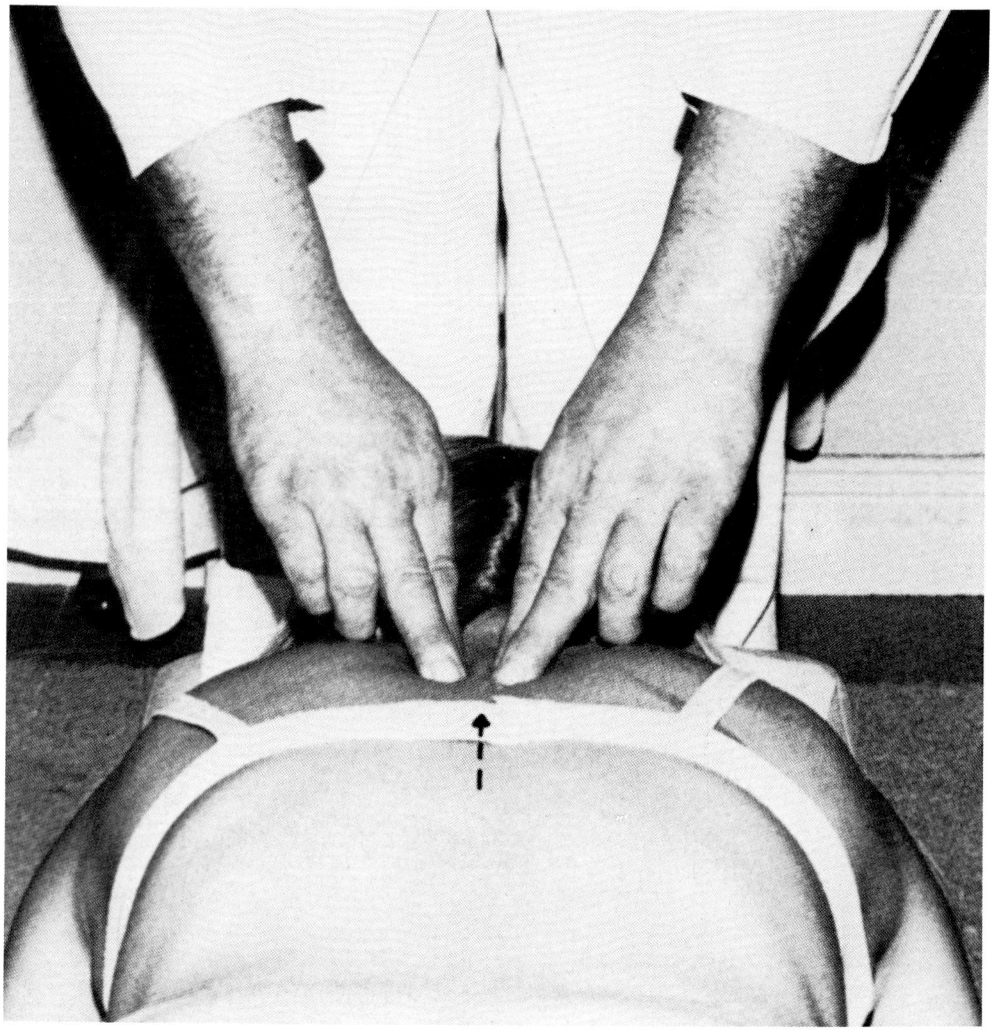

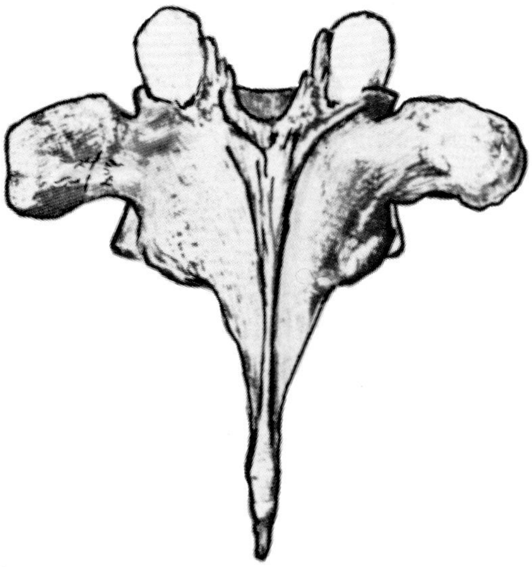

**Oben:** Ein auf dem Bauch liegender Patient. Der Behandler steht an dessen Kopfende. Er palpiert mit den beiden Mittelfingern beiderseits der Dornfortsätze die ersten Brust- und letzten Halswirbel nach Unregelmäßigkeiten ab. **Links:** Draufsicht auf den 6 ten Brustwirbel.

## DIE GEZIELTE TECHNIK AN DER OBEREN BRUSTWIRBELSÄULE

*Innerhalb der Chiropraktik werden oft alteingebürgerte Ausdrücke benutzt, wie beispielsweise: "**Auf Spannung gehen**" - damit ist gemeint, daß der Behandler das zu behandelnde Gelenk bis zur natürlichen Dehnungsgrenze spannt.*

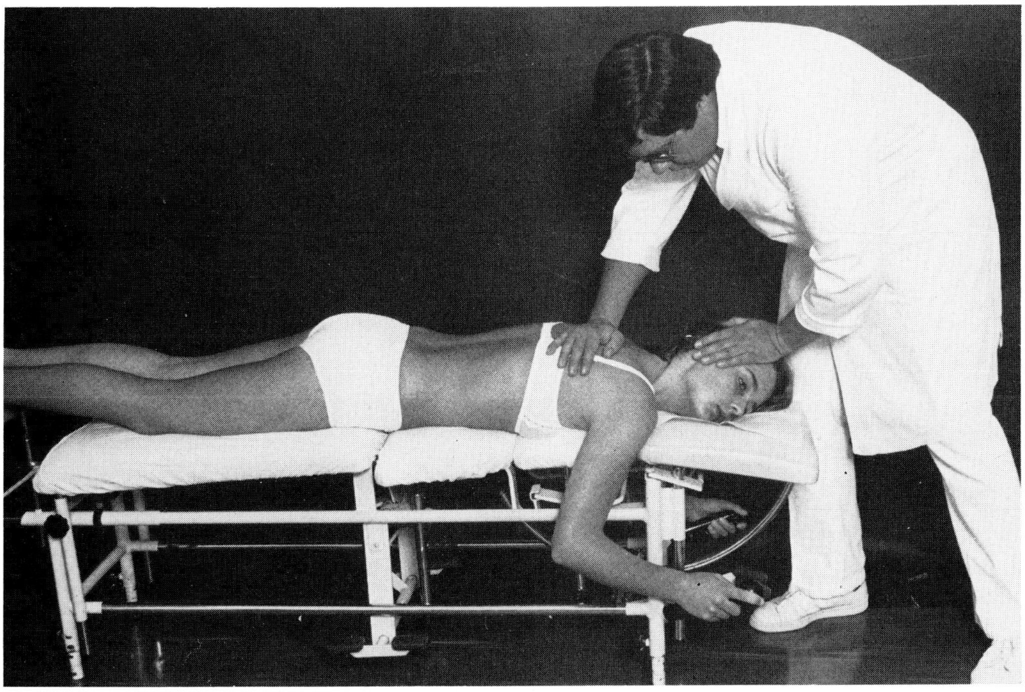

Ergibt die Palpation allgemeine Verspannungen an Hals und Nacken, benutzt der Behandler einen **Lockerungsgriff.** Er steht dabei mit gespreizten Beinen in leichter Kniebeuge. Dann setzt er seine rechte Handwurzel am rechten, inneren Schulterblattrand an. Seine linke Hand liegt dabei an der rechten Kopfseite in Höhe der Schläfe. Beide Hände **gehen auf Spannung** und im Behandlungsmoment führt die rechte Hand einen vertikalen Druck aus. Gleichzeitig stößt die linke Hand den Kopf zur Seite (Pfeile). Bei **Wirbelverlagerungen**: Der Behandler nimmt den zu behandelnden Wirbel gezielt und "saugend" mit dem Erbsenbein und reponiert ihn in Normallage.

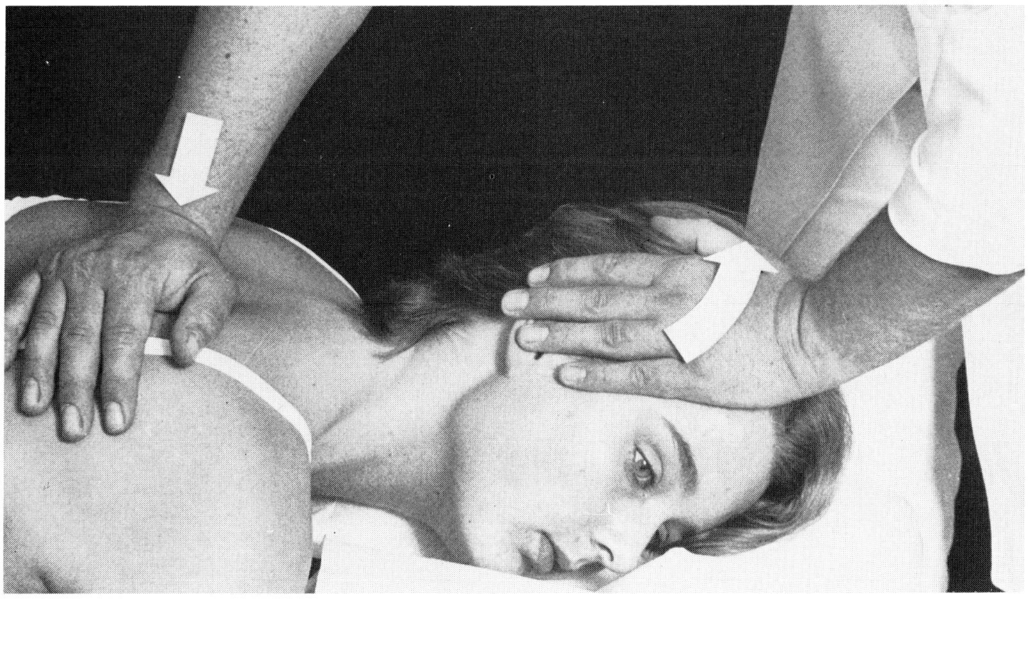

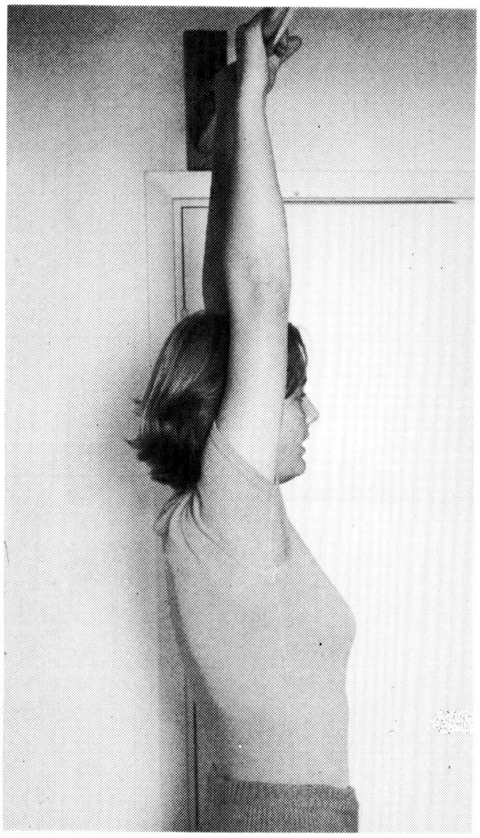

**Was Patienten wissen sollten:** Um entstehende Haltungsfehler, hervorgerufen durch falsche Belastungen oder zu langes Sitzen auszugleichen, braucht der moderne Mensch Ausgleichsgymnastik. Bei falscher Haltung kommt es, durch das Gewicht des Kopfes und des nach unten ziehenden Brustkorbs, zu falschen Druck- und Zugbelastungen entlang der Wirbelsäule. Ganz besonders in Verbindung mit der täglichen Arbeit lauern Gefahren für die Brustwirbelsäule.

**Eine effektive Streckbehandlung** ist das Hängen an den Händen - prophylaktisch und therapeutisch.

**Auch sollte jeder** täglich wenigstens fünf Minuten den beginnenden Nacken-Schulter- und Armbeschwerden durch streckgymnastische Übungen entgegenarbeiten. Dabei leistet eine Gummileine wertvolle Dienste.

**Bewegung ist Leben!**

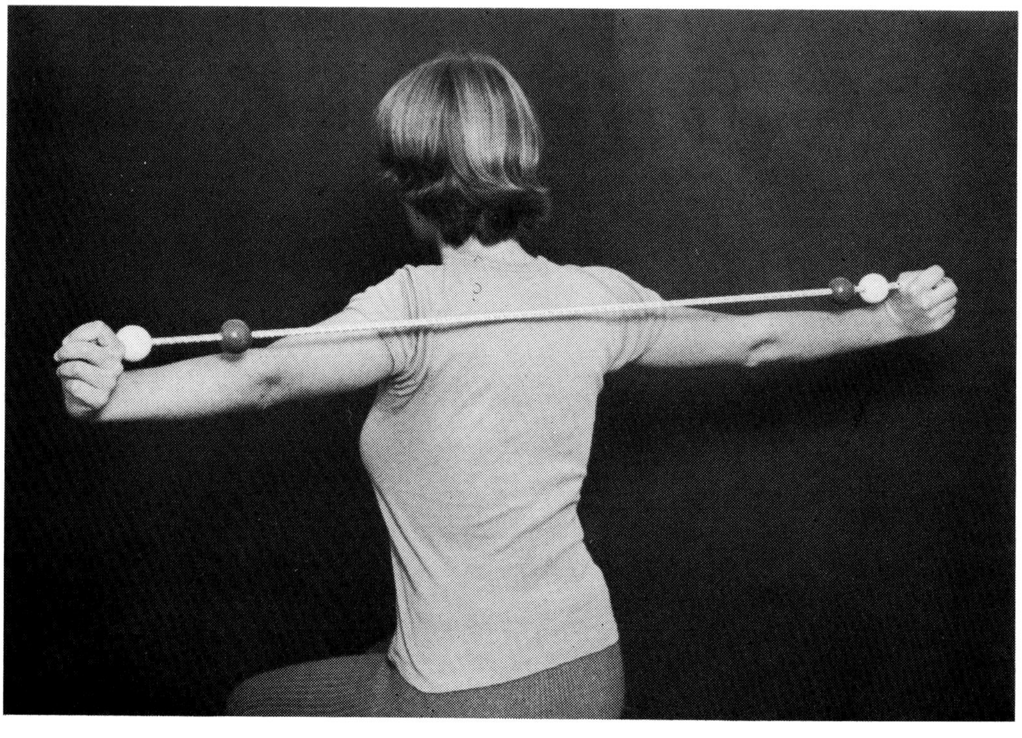

Gymnastikleine nach Ackermann

# KAPITEL VII

## DIE GEZIELTE DIAGNOSE UND TECHNIK AN DER HALSWIRBELSÄULE

*Die Wichtigkeit der Normallage der Okzipitalkondylen, des Atlas und von Atlas-Axis zueinander wurde bereits erwähnt. Für die nervale Steuerung des Körpers ist sie von entscheidender Bedeutung, denn eine pathologische Lageveränderung an diesem Teil der Wirbelsäule wirkt sich entlang der gesamten Körperachse aus.*

*Bei dem Vorgang einer Atlas-Axisverschiebung beeinflußt die gleichgewichtssteuernde Funktion der Kopfgelenke über die Nackenmuskelreflexe nachteilig den Tonus der Haltemuskeln des gesamten Körpers. Bei anhaltender Blockierung der oberen Halswirbelsäule kann eine normale Statik der restlichen Wirbelsäule nicht wiederhergestellt werden, ohne daß zunächst die Halswirbel reponiert werden. Dies gilt ebenso bei Blockierungen im Becken oder Lendenrücken. Auch hier müßen die Halswirbel reponiert werden.*

*Die intime Nähe zum verlängerten Mark verleiht den Kopfgelenken eine Art Schlüsselstellung in der nervalen Aussteuerung des Körpers. Im verlängerten Mark befinden sich Regulationszentren für wichtige Lebensfunktionen wie Atmung, Kreislauf, Blutdruck. Auch verläuft hier die Pyramidenbahn, die die willkürlichen (somatischen) Bewegungen steuert.*

*Wie bekannt, gibt es zwischen den Verbindungen Atlas-Axis und Atlas-Okzipitalkondylen keine Bandscheibenbefestigungen wie bei den übrigen Wirbelverbindungen. Dies verleiht zwar dem Kopf eine entsprechend gute Beweglichkeit, birgt aber gleichzeitig die große Gefahr in sich, daß unter gewissen Voraussetzungen Irritationszentren entstehen können. Zum Beispiel kann durch Druck oder Zerrung der Kapseln, die die Hinterwand der Foramina bilden, ein Krankheitsprozess eingeleitet werden. Die oberen Halswirbel können motorische Fasern der Cranialnerven störend beeinflussen, und beispielsweise können Augen oder Zunge in Mitleidenschaft gezogen werden. Auch somatische und vegetative Nervenbahnen können nachteilig beeinflußt werden, beispielsweise das Ganglion cervicale superior, das für mannigfache Körperfunktionen mitverantwortlich ist. Nennenswert sind dabei Möglichkeiten häufig entstehender Muskelverspannungen, die Einfluß auf die ersten und zweiten Zervikalnervenpaare nehmen, da diese teilweise unter den Hinterhauptmuskeln verlaufen. Der Atlasquerfortsatz kann direkt den Nervus vagus oder die Carotisscheide irritieren.*

*Welche ungewöhnlichen Symptombilder durch Fehlstellungen im Atlas-Axisbereich ausgelöst werden können, soll der folgende, belegte Fall beleuchten:*

*Nach einem Motorrad-Unfall hatte ein junger Mann, im Alter von 22 Jahren als Spätfolge dieses Unfalls wöchentlich etwa 4 bis 5 epileptiforme Anfälle. Er stand unter psychiatrischer und medikamentöser Behandlung. Der Führerschein mußte ihm entzogen werden. Beruflich mußte er umgeschult werden. Eine Untersuchung der Halswirbelsäule ergab eine deutliche Verlagerung von Atlas-Axis. In Zusammenarbeit mit dem behandelnden Arzt wurde eine manuelle Behandlung durchgeführt. Schon nach der ersten Behandlung zeigte sich als Resultat eine erkennbare Verbesserung des Zustandes des Patienten. In der darauf folgenden Woche hatte er bereits nur noch zwei Anfälle. Der Patient wurde in der Folge einmal wöchentlich chiropraktisch behandelt und war nach bereits zwei Monaten vollkommen beschwerdefrei und frei von Anfällen. Der Fall konnte noch einige Jahre verfolgt werden, Rezidive traten nicht auf.*

* * * * * * *

*Verlagerungen der Okzipitalkondylen und von Atlas und Axis entstehen häufig durch nur* ***kleine Ursachen*** *- jedoch können sie* ***große Wirkungen*** *auf die nervale Steuerung des Körpers haben.*

NORMALSTEHENDE AXIS

(VON DER CRANIALEN SEITE GESEHEN)

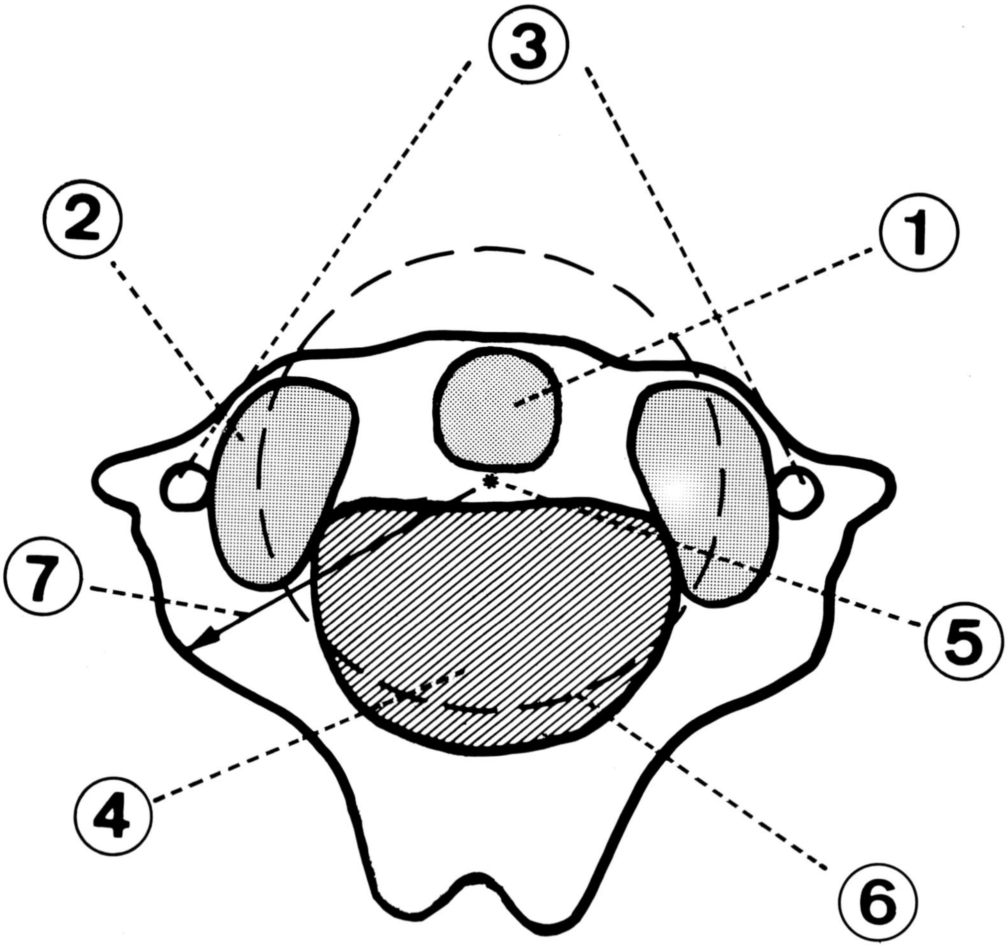


Normalstehende Axis, so wie sie sich der Behandler vorstellen muß, wenn er am Kopfende des Patienten steht und der Patient auf dem Rücken liegt. Dann sind:

(1) der zahnförmige Drehzapfen (die Dens). (2) die Gelenkflächen, auf welchen der Atlas ruht. (3) die Durchgänge für die Arteriae vertebralis. (4) der Rückenmarkkanal. (5) der gedachte Drehpunkt, um welchen sich der Wirbel drehen oder auch pathologisch verdrehen kann. Er befindet sich im Wirbelkörper. (6) der Drehradius, der durch die Gelenkflächen läuft. (7) der wirksame Hebelarm bei evtl. Reposition. Dieser verläuft vom gedachten Drehpunkt bis zur Ansatzstelle der behandelnden Hand am Wirbelbogen.

NORMALSTEHENDE AXIS

(VON DER CAUDALEN SEITE GESEHEN)

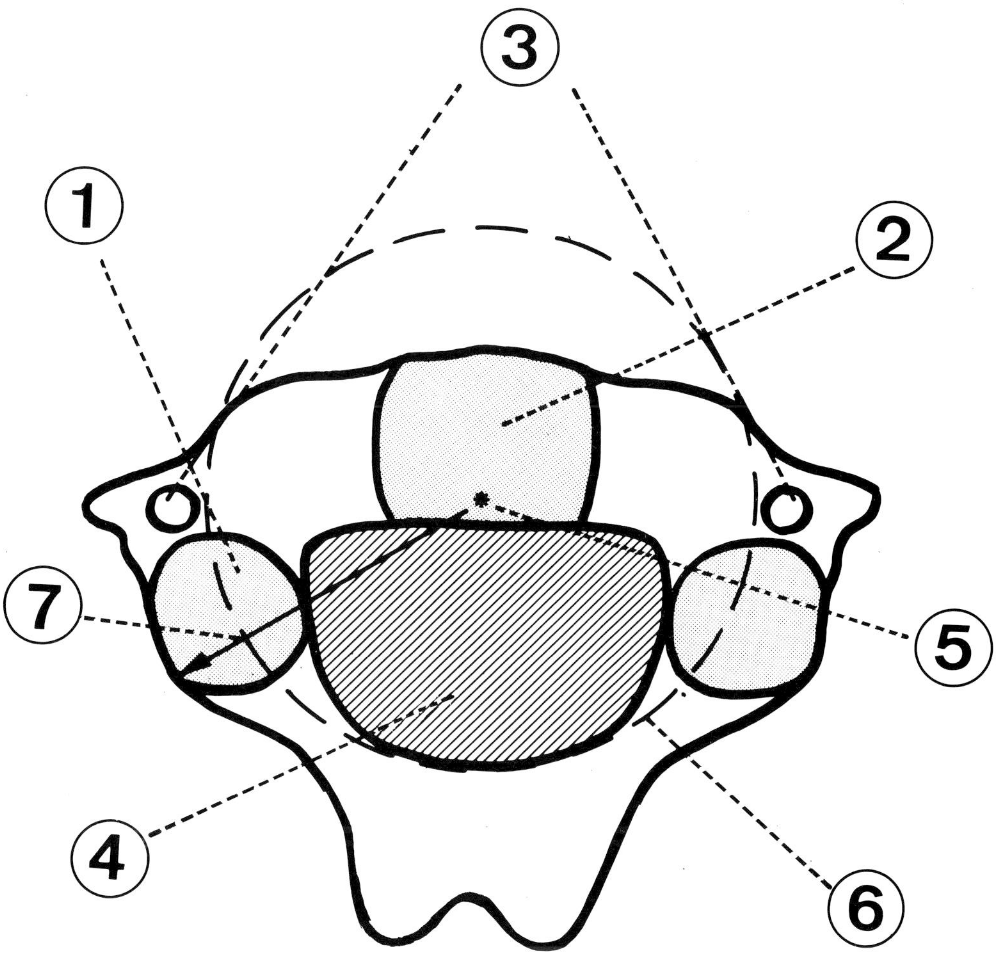


Normalstehende Axis, so wie sie sich der Behandler vorstellen muß, wenn er am Fußende des Patienten steht und der Patient auf dem Rücken liegt. Dann sind:

(1) und (2) die Gelenkflächen der Axis zum dritten Halswirbel. (3) die Durchgänge für die Arteriae vertebralis. (4) der Rückenmarkkanal. (5) der gedachte Drehpunkt, um welchen sich der Wirbel drehen oder auch pathologisch verdrehen kann. (6) der Drehradius um das gedachte Drehzentrum. (7) der wirksame Hebelarm bei eventueller Reposition. Dieser verläuft vom gedachten Drehpunkt bis zur Ansatzstelle der behandelnden Hand am Wirbelbogen.

## LAGERUNG DES PATIENTEN UND STELLUNG DES BEHANDLERS

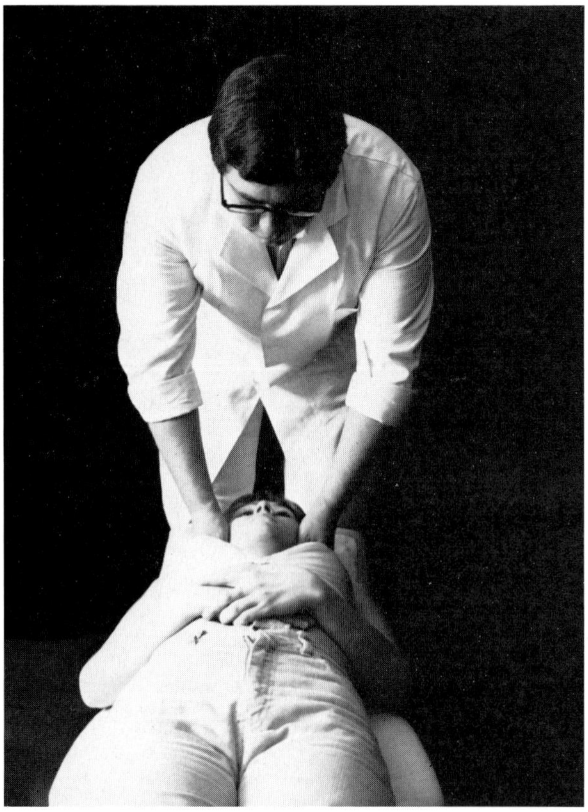

Bei der Palpation der Halswirbelsäule spielt die richtige Lagerung des Patienten eine entscheidende Rolle.

**Der Patient muß gerade und entspannt liegen.**

Die Nase zeigt dabei nach oben und der Kopf ist leicht nach vorn gebeugt. Dadurch sind die Halswirbel leichter zu palpieren.

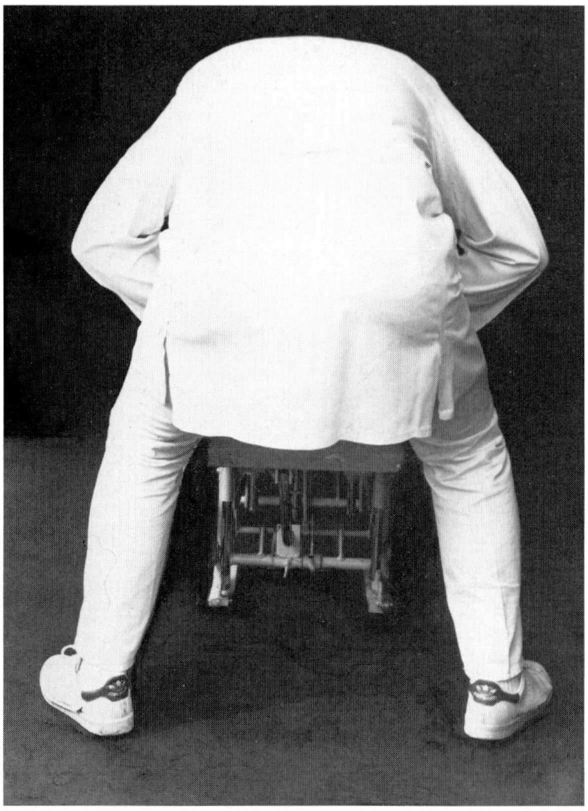

## VORBEREITUNG ZUR NACKEN- UND HALSWIRBELBEHANDLUNG

Vorbereitend zur Behandlung baut sich der Behandler vor dem Kopfende des Patienten auf.

Um den Patienten nicht zu erschrecken, dürfen die Hände des Behandelnden nicht zu kalt sein. Auch sollte die erste Berührung des Patienten "einschleichend" geschehen.

## DER VERLAUF DER GELENKFLÄCHEN

Schematisierte Axis von hinten. Den Verlauf der beiden Gelenkflächen zum Atlas markiert (1).

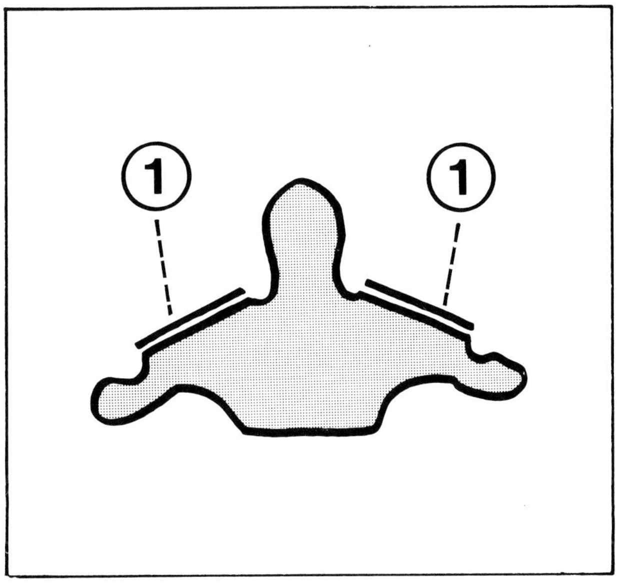


Schematisierte Axis von links. (1) ist die angedeutete linke Gelenkfläche zum Atlas. Markierung der Wirbelbogengelenkverbindung zum 3ten Halswirbel (2).

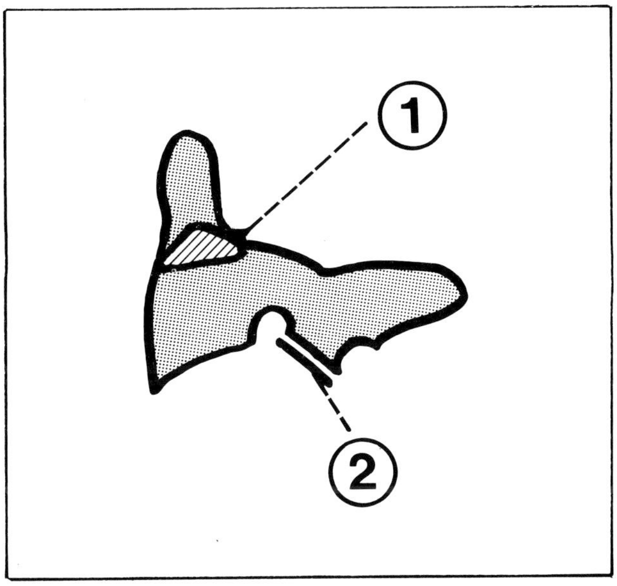


Schematisierter 3ter Halswirbel von links. Die Wirbelbogengelenkfläche zur Axis (1).Die linke Wirbelbogengelenkfläche (2) zum 4ten Halswirbel. Die angedeuteten Gelenkflächen verlaufen schräg kranial. Dies gilt ebenso für alle übrigen Halswirbel und muß bei Behandlungen berücksichtigt werden.

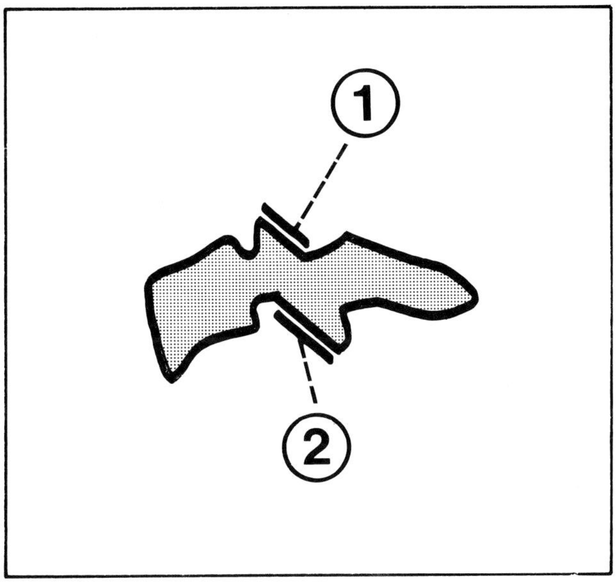

# GEZIELTE PALPATION AN DER AXIS UND AN DEN ÜBRIGEN HALSWIRBELN

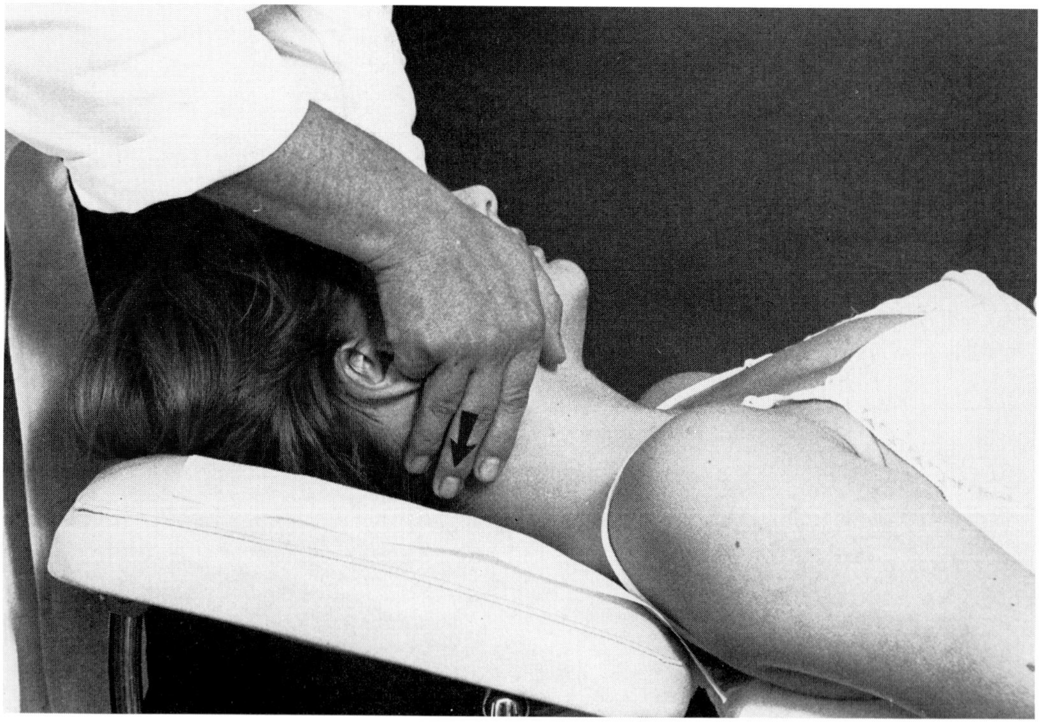

Beim Palpieren findet der Behandler den zweiten Halswirbel, die Axis, leicht, indem er, wie im Bild dargestellt, mit dem Ringfinger dicht vor der Hinterkopfschwarte ansetzt. Die Mittelfinger liegen dann sozusagen automatisch seitlich an der Axis-Dornfortsatzspitze.

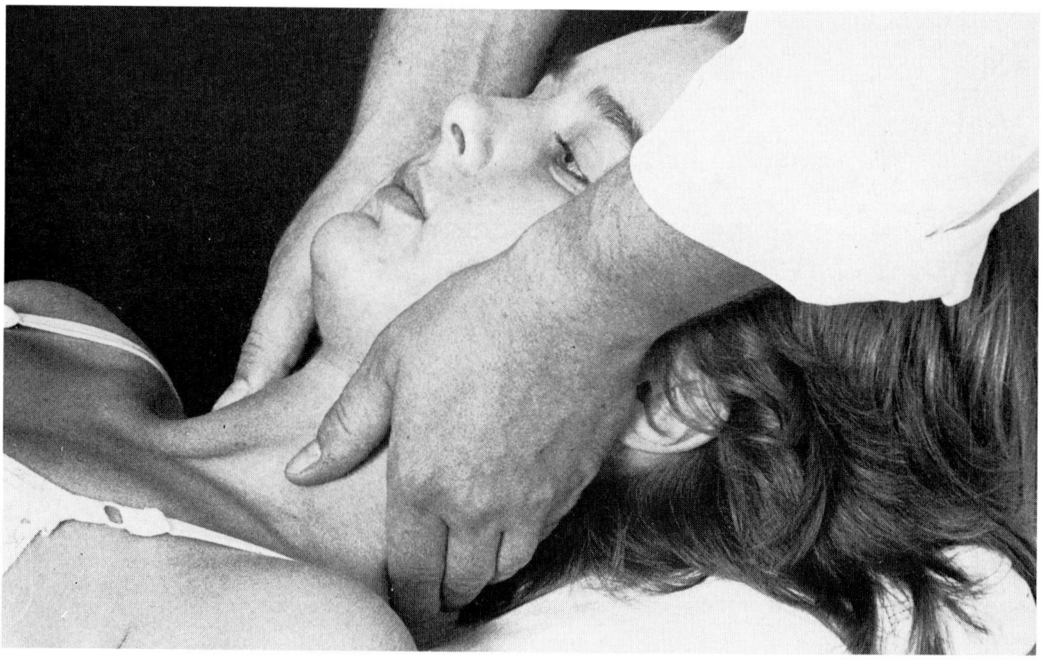

Danach palpiert der Behandler mit allen Fingern die übrigen Gelenk- und Querfortsätze der Halswirbel. Er kontrolliert gleichzeitig mehrere Wirbel, um durch die besseren Vergleichsmöglichkeiten eventuelle Unregelmäßigkeiten leichter entdecken zu können. Zur Arbeitserleichterung: das Kopfstück des Behandlungstisches schräg einstellen.

*Zum leichteren Verständnis der Vorgänge ist die Axis hier im Schnitt ohne Gelenkflächen und Dens dargestellt; die Fingerspitzen sind nur angedeutet.*

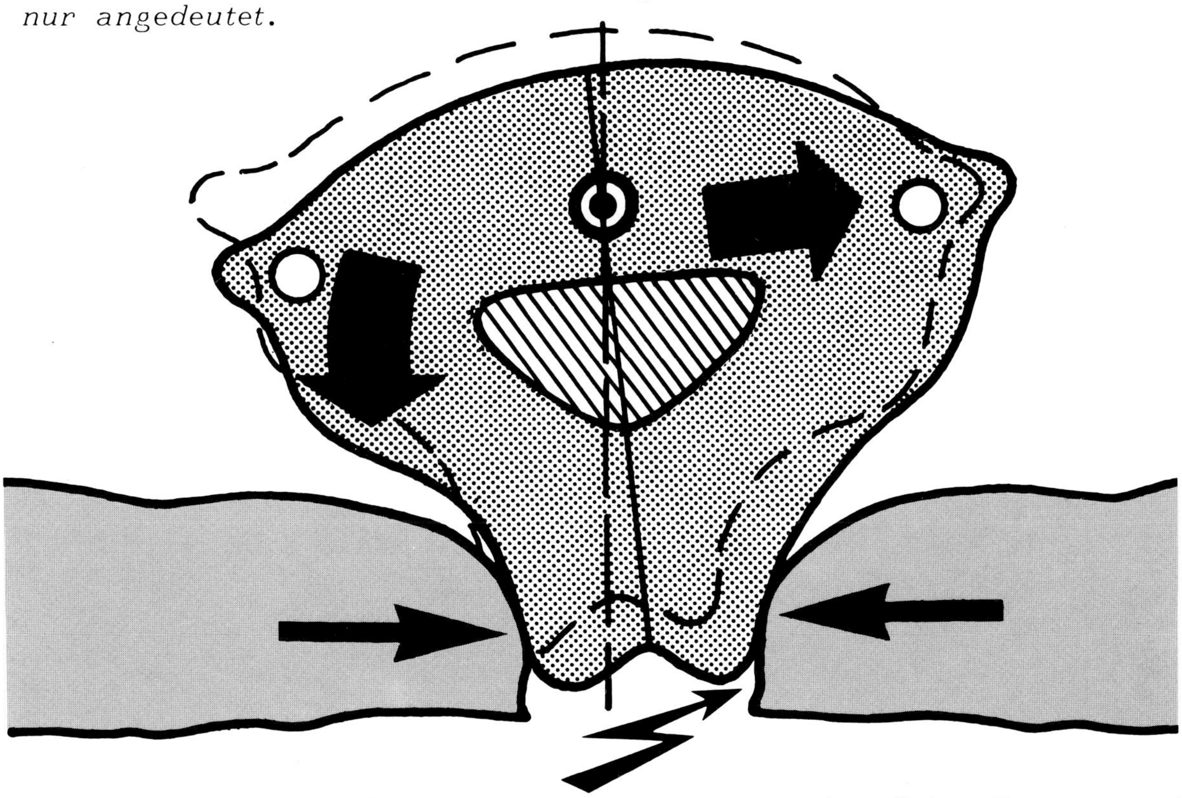

Beim Palpieren trifft der rechte Mittelfinger des Behandlers zuerst den Dornfortsatz seitlich, während der linke Mittelfinger deutlich eine Vertiefung wahrnehmen kann. Dabei ist rechts ein Schmerzpunkt zu ertasten. Außer der Linksverdrehung ist die Axis oft gleichzeitig nach rechts verlagert.

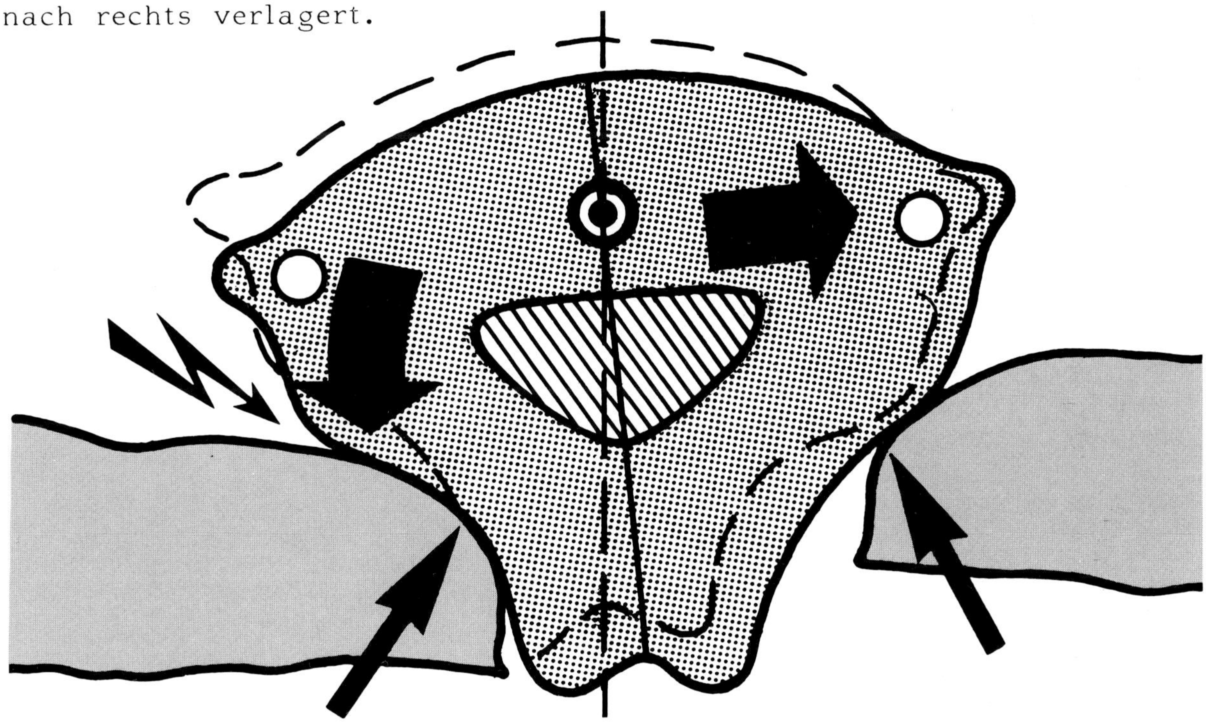

Nach Palpation des Dornfortsatzes zieht der Behandler seine Mittelfinger ventral, wobei er fest am Dornfortsatz bleibt. Der linke Finger trifft zuerst den linken, schmerzenden Gelenkfortsatz. Der rechte Finger gleitet höher, bevor er auf Widerstand stößt.

I

Achtung! Behandlungsmomente werden grundsätzlich beim ausatmenden Patienten durchgeführt. Eventuell vorhandene Zahnprothesen sollten dabei stets herausgenommen werden.

Durch die günstige Lage und gute Zugänglichkeit des einzelnen Halswirbels, braucht dieser - richtige Diagnose vorausgesetzt - nur einen kleinen "Stups", um wieder in seine Ausgangsstellung zu springen. Bedingungen sind dabei nur: Richtige Lagerung des Kopfes und richtig gezielte Treibrichtung. Pathologische Ablagerungen (Spondylosen) dürfen allerdings noch nicht vorhanden sein.

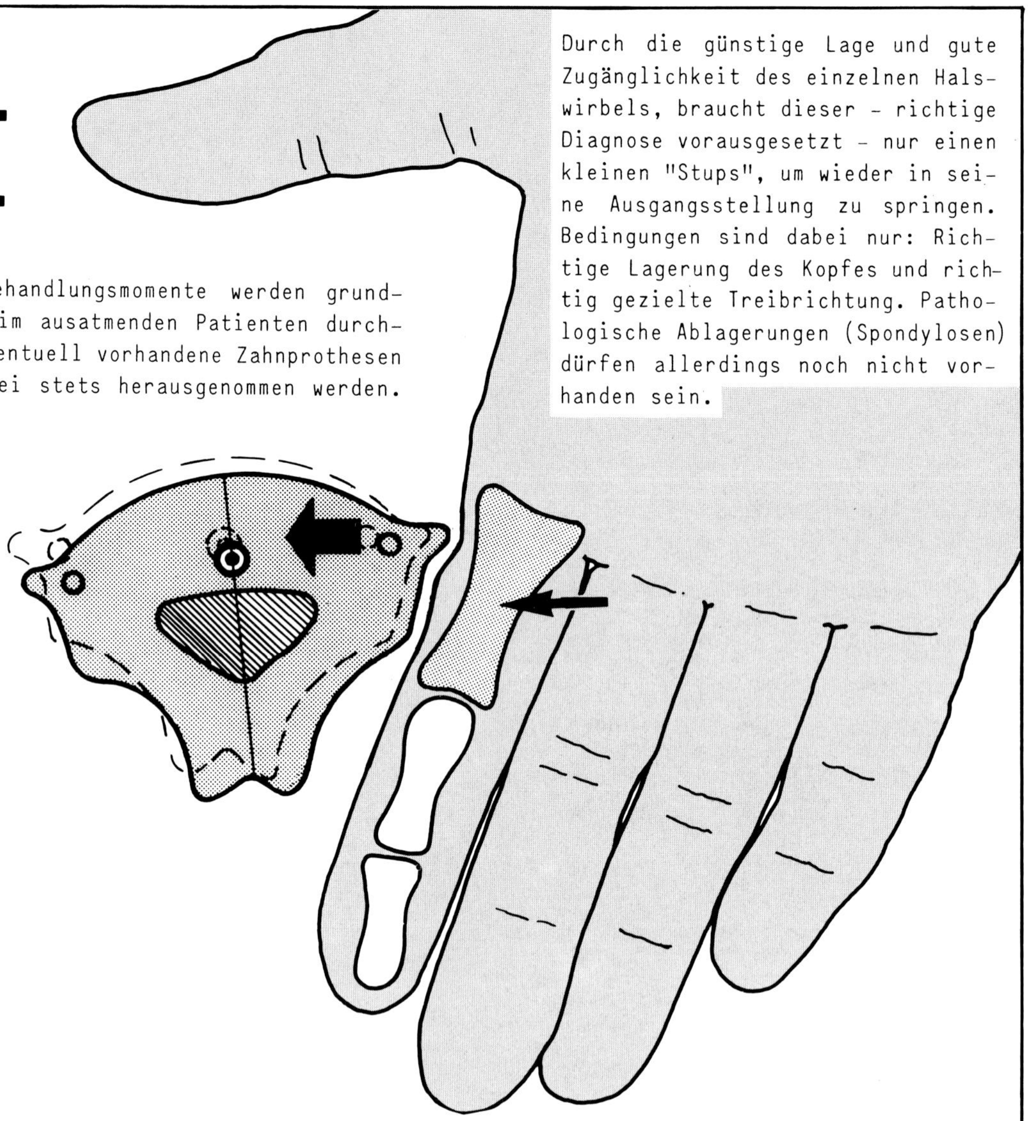

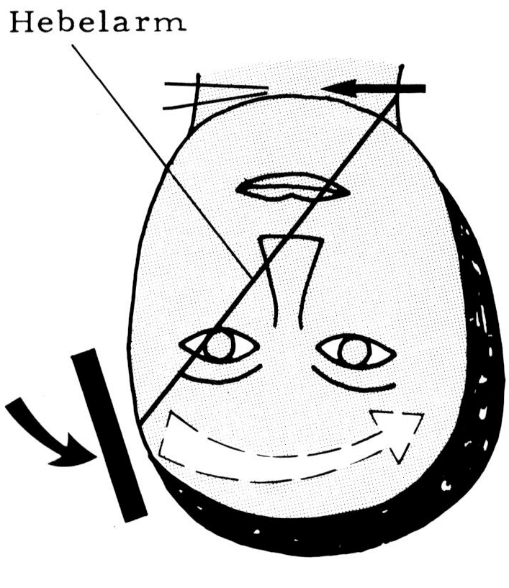


Ansatzfläche linke Hand

Behandlungsbeispiel: Die Axis ist nach rechts verlagert und gleichzeitig links verdreht.
**Behandlungsmoment I:** Die Axis wird lateral von rechts nach links reponiert. Dabei liegt die Innenkante des rechten Zeigefingers am rechten Axis-Querfortsatz, die linke Hand wird am Kopf (Stirn-Haaransatz) angesetzt. Sodann wird mit beiden Händen in Treibrichtung auf Spannung gegangen. Damit sich der Patient nicht verkrampft wird leicht nachgelassen und dann eine kurze, schnelle Adjustierung ausgeführt. Die rechte Hand bringt dabei die Axis lateral von rechts nach links. Die linke Hand wirkt dabei unterstützend. Sie öffnet die Gelenkspalten der Axis links dadurch, daß sie den Kopf des Patienten kurz und schnell von links nach rechts führt. Eine andere Behandlungsmöglichkeit: siehe Behandlungsmethode mit dem Kopf des Patienten auf dem Unterarm.

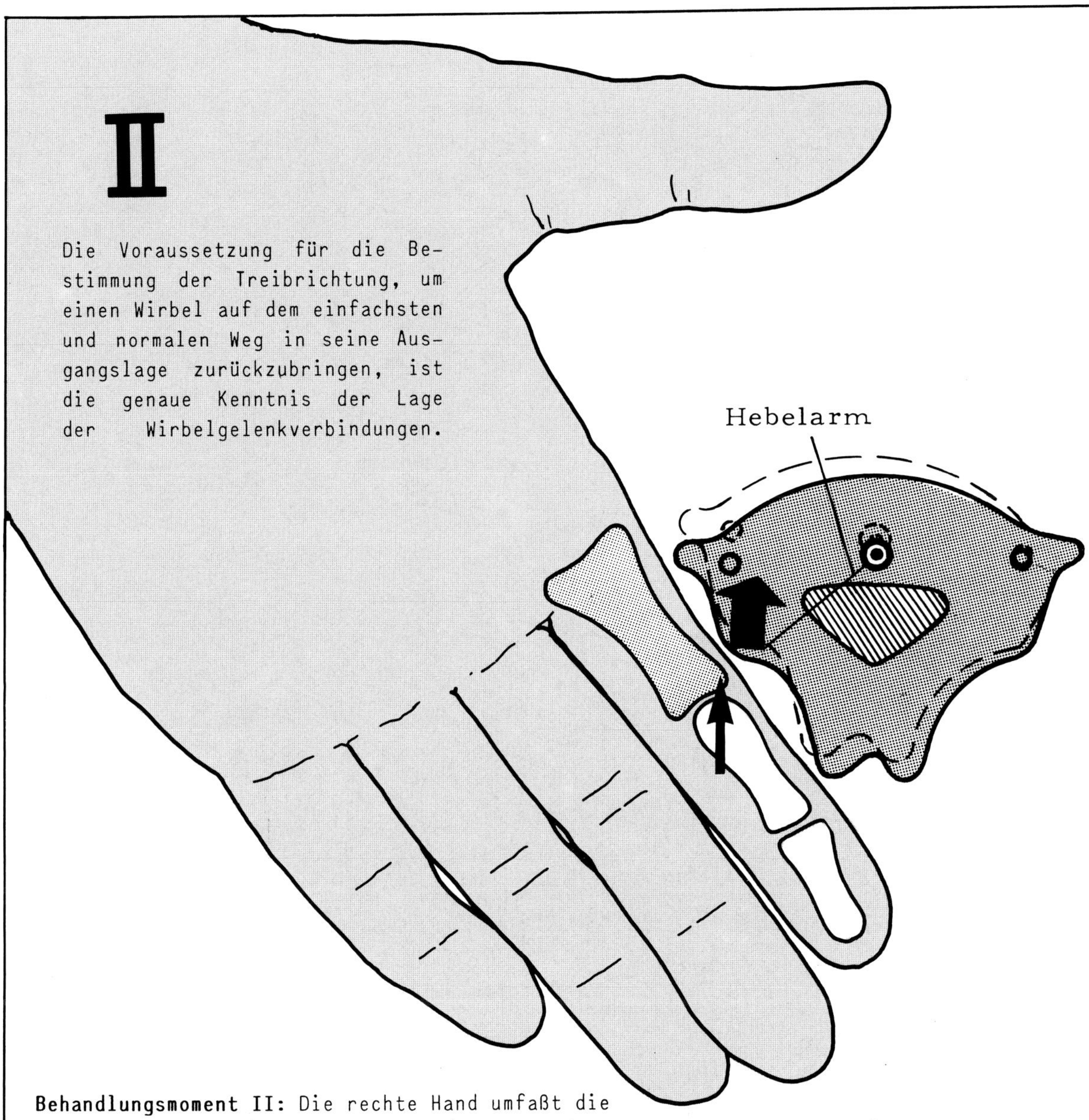


Die Voraussetzung für die Bestimmung der Treibrichtung, um einen Wirbel auf dem einfachsten und normalen Weg in seine Ausgangslage zurückzubringen, ist die genaue Kenntnis der Lage der Wirbelgelenkverbindungen.

**Behandlungsmoment II:** Die rechte Hand umfaßt die rechte Kopfseite (Stirn-Haaransatz), dreht dann den Kopf von links nach rechts und führt ihn von rechts nach links. Die Innenkante des linken Zeigefingers liegt unter dem linken Gelenk- und Querfortsatz der Axis. Beide Hände gehen in Treibrichtung gleichzeitig auf Spannung. Damit sich der Patient nicht verkrampft, wird leicht nachgelassen und dann eine kurze, schnelle Adjustierung ausgeführt. Die linke Hand dreht die Axis dabei kurz und schnell nach rechts. Unterstützend öffnet die rechte Hand gleichzeitig die rechten Axisgelenke dadurch, daß sie den Kopf kurz und schnell weiter von rechts nach links führt und den Kopf weiter nach rechts dreht. Eine andere Behandlungsmöglichkeit: Siehe Behandlungsmethode mit dem Kopf des Patienten auf dem Unterarm.

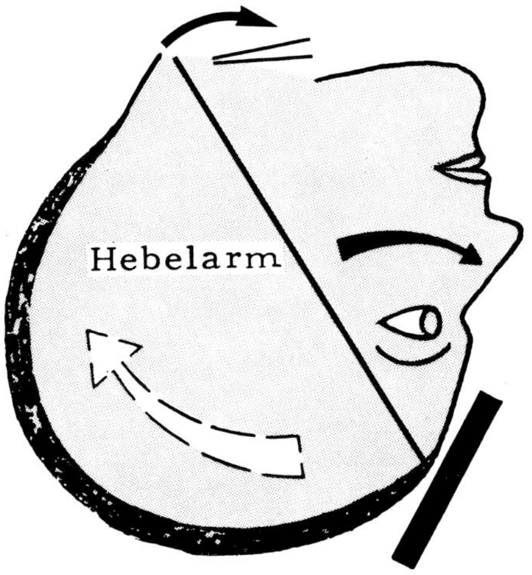


Ansatzstelle rechte Hand

Beispiel einer Halswirbelsäulenbehandlung: Ein **falscher Handansatz!** Die Finger sind für eine richtig durchzuführende Behandlung zu sehr gespreizt, auch der Fingeransatz ist zu lose! Ein oberflächlicher Kontakt zwischen dem Finger (1) und dem Hals (2) genügt also nicht! Im Behandlungsaugenblick kommt es zwangsläufig zu einem unkontrollierten "Schleudergriff". Der Behandlungsfinger ist nicht gestützt und federt deshalb zurück. Auch das Handgelenk ist falschgerichtet. Am besten wird dieses seitwärts so weit wie möglich abgewinkelt, um dadurch größtmögliche Stabilität zu erreichen (gestrichelte Linien).

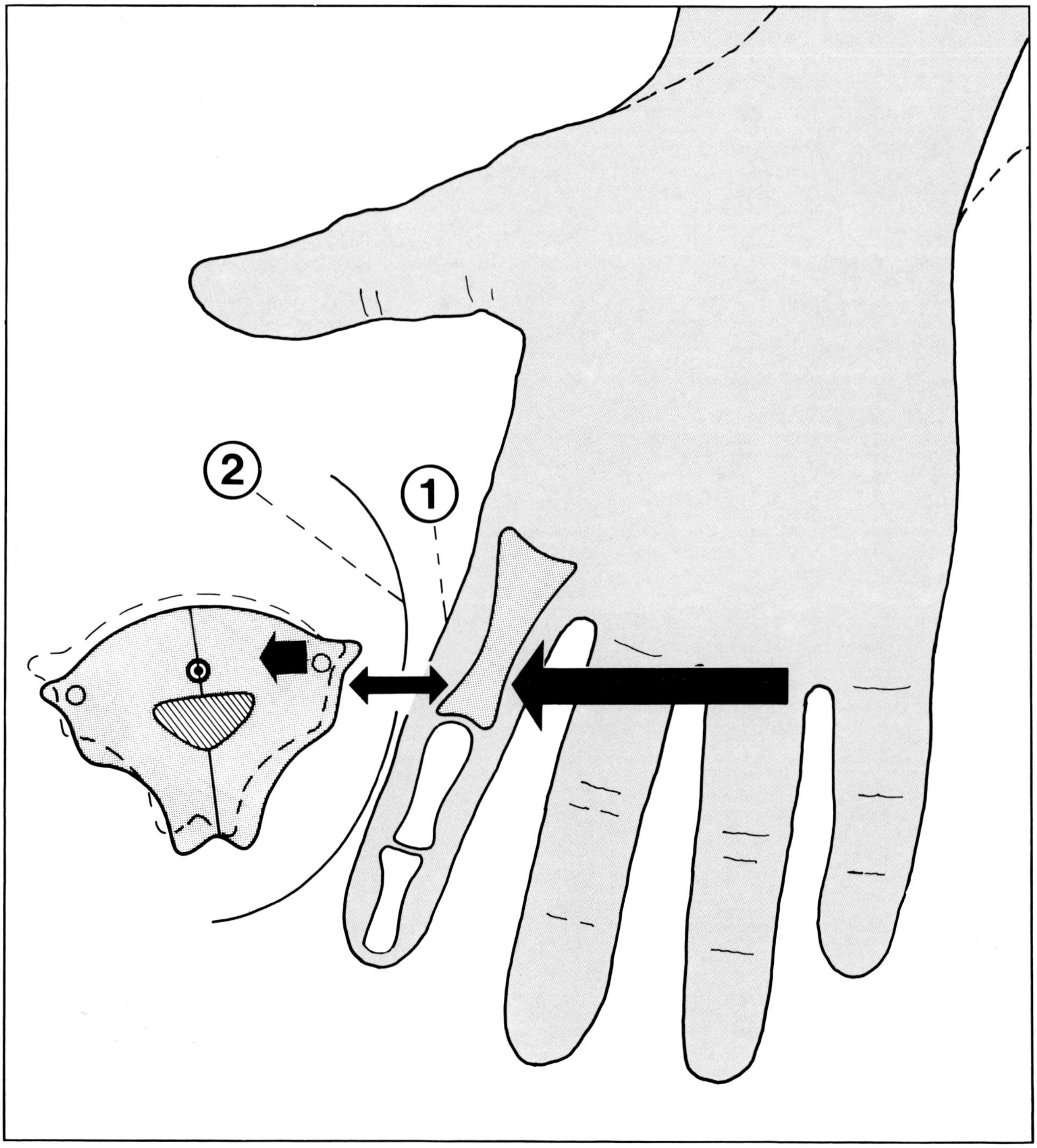

## GEZIELTE TECHNIK AN DER AXIS MIT DEM UNTERARMGRIFF

Bei dieser Behandlungsart liegt der Kopf des Patienten auf dem rechten Unterarm des Behandlers. Dabei umfaßt dessen rechte Hand das Kinn des Patienten. Bei leichtem statischen Zug (Pfeil 1), der den Friktionswiderstand der Gelenkverbindungen wesentlich herabsetzt (kleine Pfeile), wird der Kopf des Patienten von links nach rechts gedreht (2) und gleichzeitig von rechts nach links geführt (3). In der Behandlungsphase (d.h. beim Ausatmen des Patienten) wird mit beiden Händen schnell ein kurzer Ruck und Druck ausgeübt. Die linke Hand dreht dabei den Wirbel nach rechts zurück, wie bereits auf Seite 101 beschrieben. Diese Behandlungsmethode an Hals und Kopf hat sich in der Praxis als die bessere bewährt.

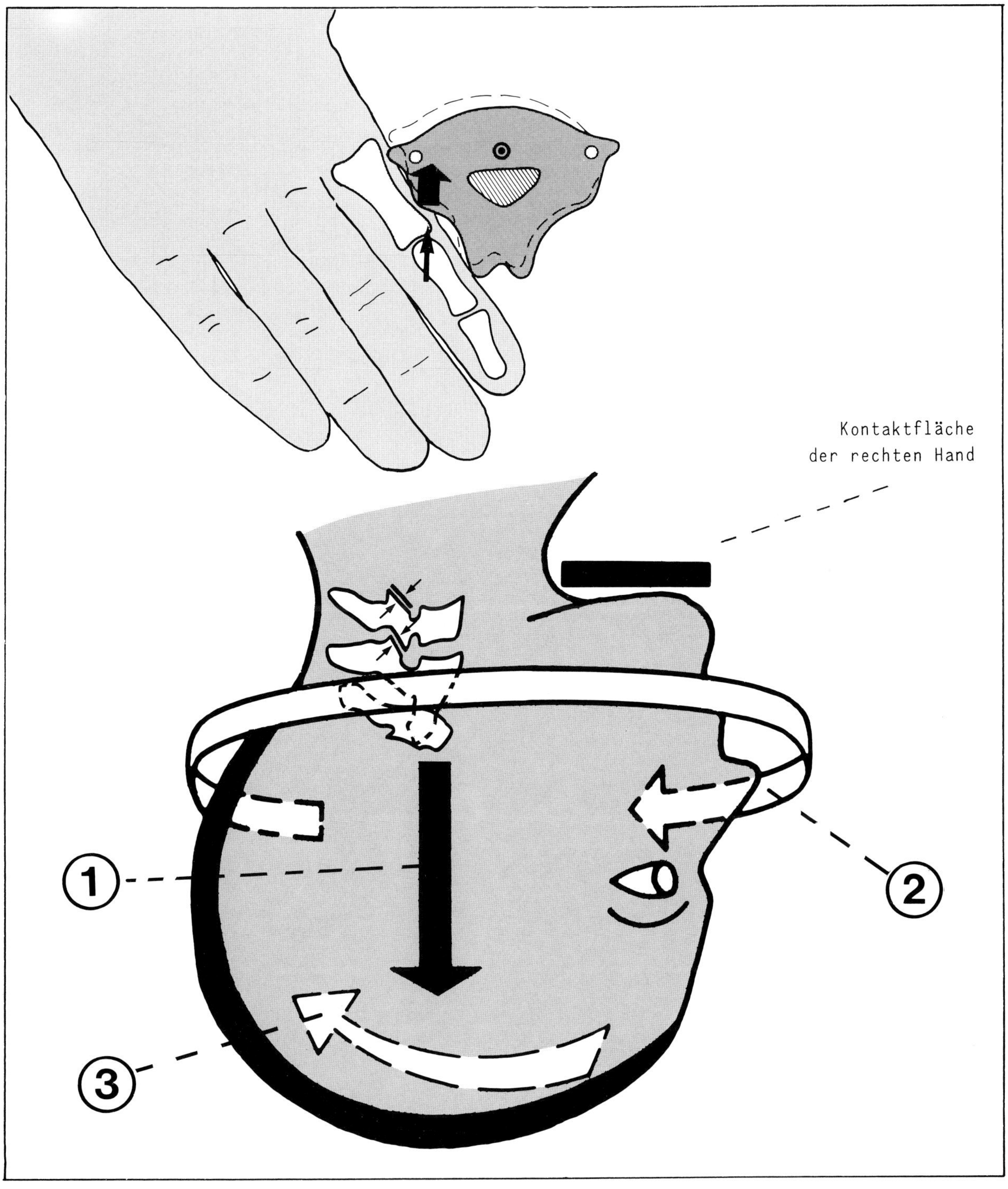

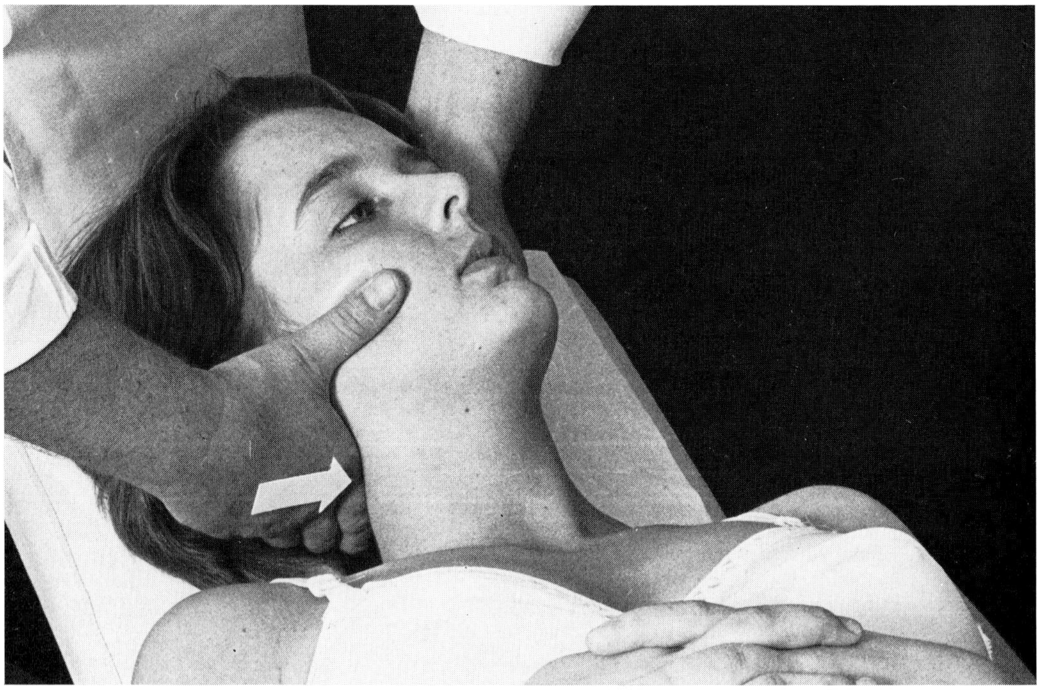

Behandlungsmoment I an der Axis: In der Behandlungsphase, also bei ausatmenden Patienten, wird die Axis lateral von rechts nach links geführt. Die Nase zeigt dabei nach oben.

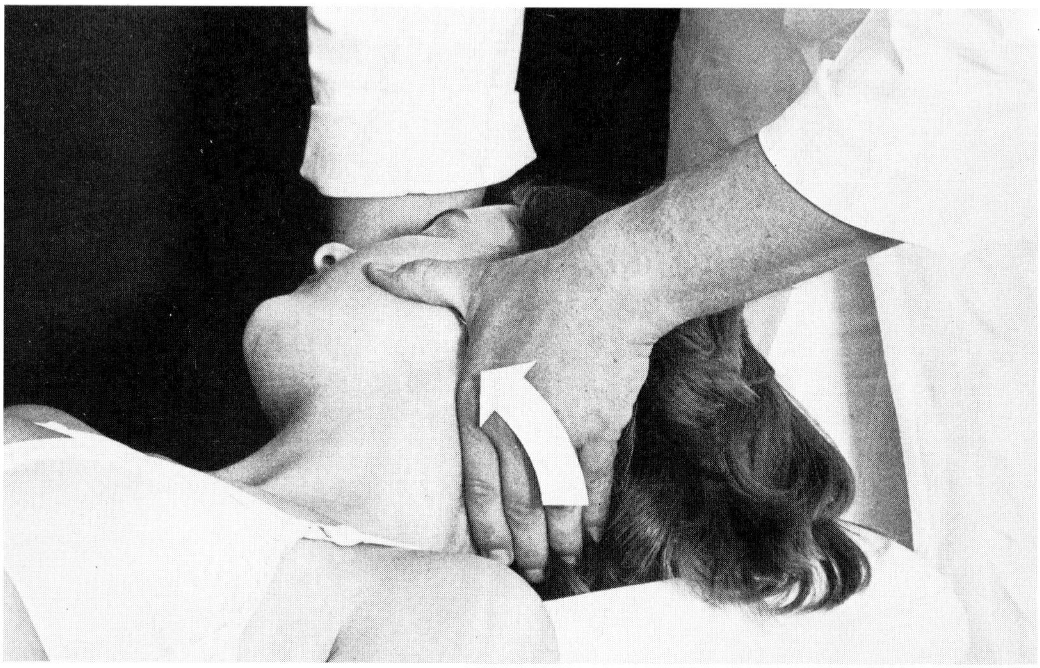

Behandlungsmoment II an der Axis: Die Axis wird hier von links nach rechts zurückgedreht, wie bereits beschrieben.

## DIE GEZIELTE TECHNIK AN DER HALSWIRBELSÄULE

### Die Behandlung der Halswirbel 3 bis 7

*Da auch die Halswirbel 3 bis 7 allgemein bei Verdrehungen gleichzeitig seitwärts mehr oder weniger ausweichen, ist dies in Beziehung zum gedachten Verdrehungszentrum bei der Treibrichtungsbestimmung mit zu berücksichtigen.*

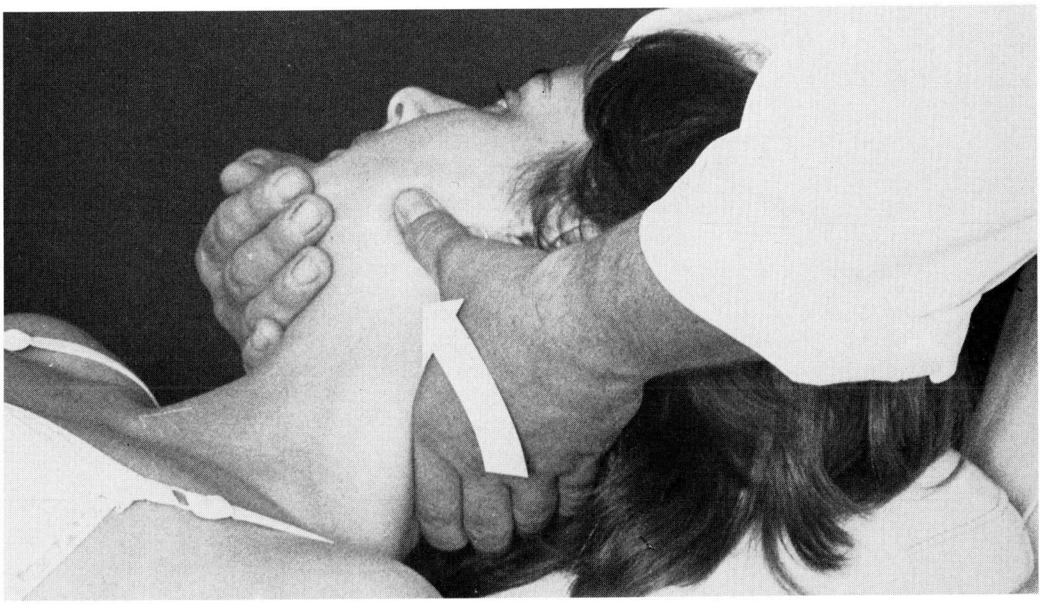

Der Kopf des Patienten ruht (bei leichter Extension) auf dem rechten Unterarm des Behandlers, seine linke Hand reponiert den betroffenen Halswirbel um das und zu dem Verdrehungszentrum hin.

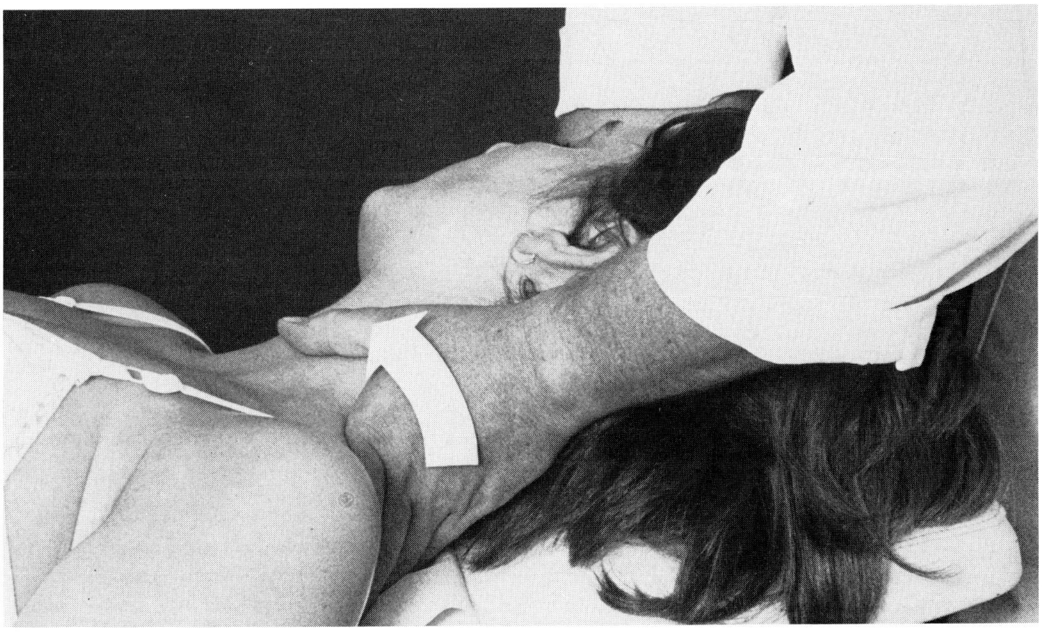

Der 7. Hals- und 1. Brustwirbel werden hier gleichzeitig caudal und zum Verdrehungszentrum hin reponiert, da die Wirbel mit ihren Querfortsätzen bei Verdrehungen meist gleichzeitig auf derselben Seite cranial verlagert sind. (Auch hier erweist sich in der Praxis der Griff mit dem Kopf auf dem Unterarm als vorteilhaft). Die Reposition geschieht bei gleichzeitiger Extension und beim Ausatmen des Patienten.

## DIE GELENKVERBINDUNG ATLAS-AXIS

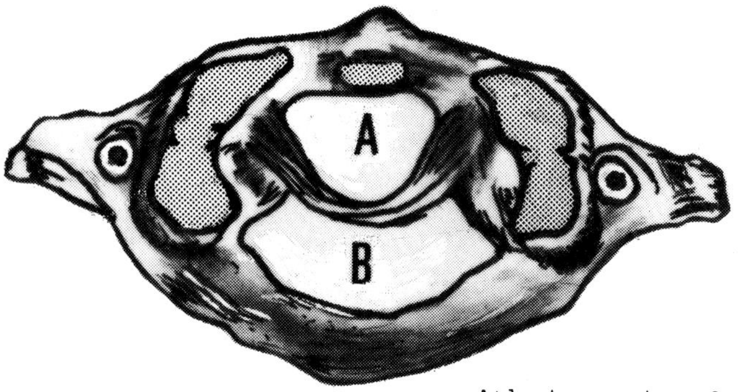


Atlasbogen dorsal

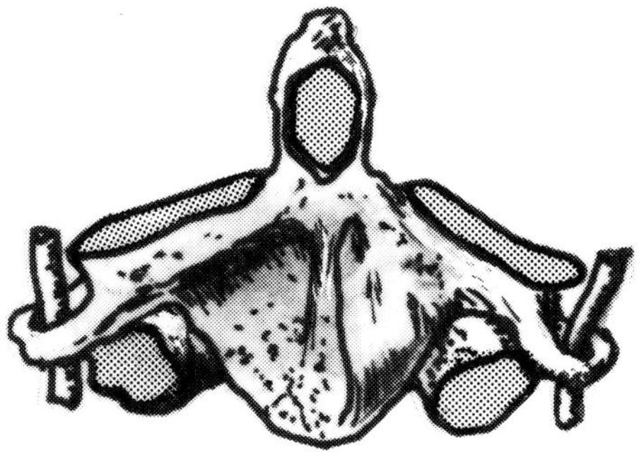

Axis: ventrale Seite

*Bei der engen Beziehung zwischen den Blutgefäßen und der Wirbelsäule kommt es bei Falschstellungen der Halswirbelsäule zu Störungen der Blutversorgung des Gehirns. Linkes Bild: Der erste Halswirbel,* ***der Atlas*** *mit Gelenkflächen zur Hinterhauptbasis und Durchgängen für die Arteriae vertebralis, die wichtige Teile des Gehirns mit Blut versorgen (von oben gesehen).* ***A:*** *der Drehraum des Atlas um die Dens ist dorsal durch ein Band begrenzt.* ***B:*** *ist der Durchgang für die Nervenleitungen des gesamten Körpers. Rechts zum Vergleich der zweite Halswirbel,* ***die Axis.*** *Die nachfolgende Bildserie will verschiedene Verschiebungsmöglichkeiten des Atlas aufzeigen. (schematisch)*

| | |
|---|---|
| Bild 1 | von hinten |
| I | Hinterhauptbasis in Normalstellung |
| II | Atlas mit Gelenkflächen in Normalstellung |
| III | Axis mit Dens in Normalstellung |
| IV | Die Arterien, die wesentliche Teile des Gehirns versorgen |
| Bild 2 | von oben |
| II | Der Atlas |
| III | Die Dens, der Teil der Axis, um welchen sich der Atlas dreht |
| IV | Die Durchgänge für die Arteriae vertebralis |
| V | Das Rückenmarklumen am Atlas-Axisübergang |
| Bild 3 | Der Atlas hat sich um seine Achse gedreht und fixiert |
| Bild 4 | Verdrehter Atlas von oben |
| Bild 5 | Der Atlas ist verdreht und gleichzeitig nach links verlagert |
| Bild 6 | Atlas von oben. Durch Falschstellung bedrohte Blutversorgung |
| Bild 7 | Der Atlas ist verdreht, verlagert und gleichzeitig gekippt |
| Bild 8 | Verdrehter, verlagerter und gekippter Atlas von oben |

## HINTERHAUPTBASIS - ATLAS - AXIS, ARTERIA VERTEBRALIS UND ATLAS-SUBLUXATION

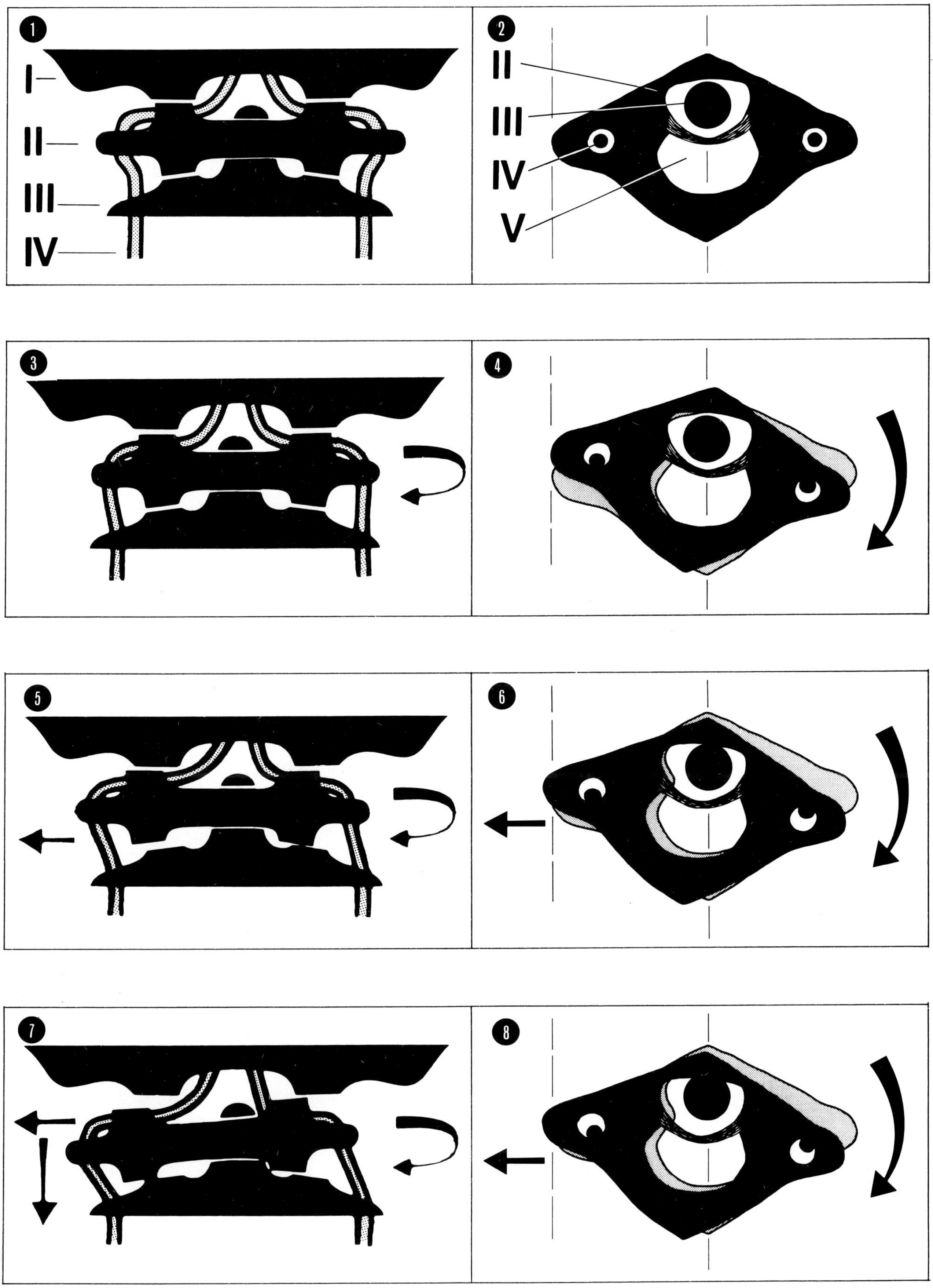

## ATLAS - AXIS IN NORMAL- UND FEHLSTELLUNG

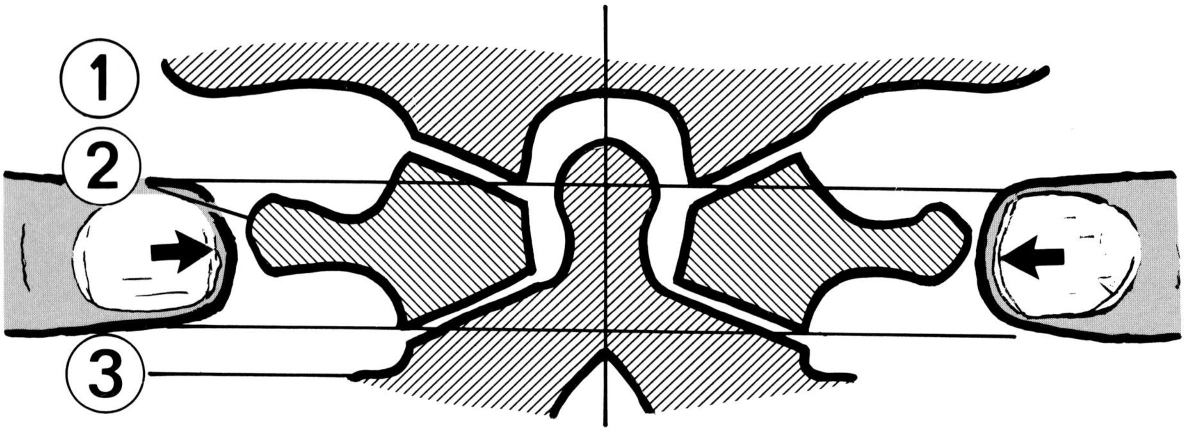


1) Hinterhauptbasis. Schnitt etwa durch die Okzipitalkondylen.
2) Der Atlas. Die Palpation geschieht mit den beiden Mittelfingern.
3) Die Axis mit der Dens.

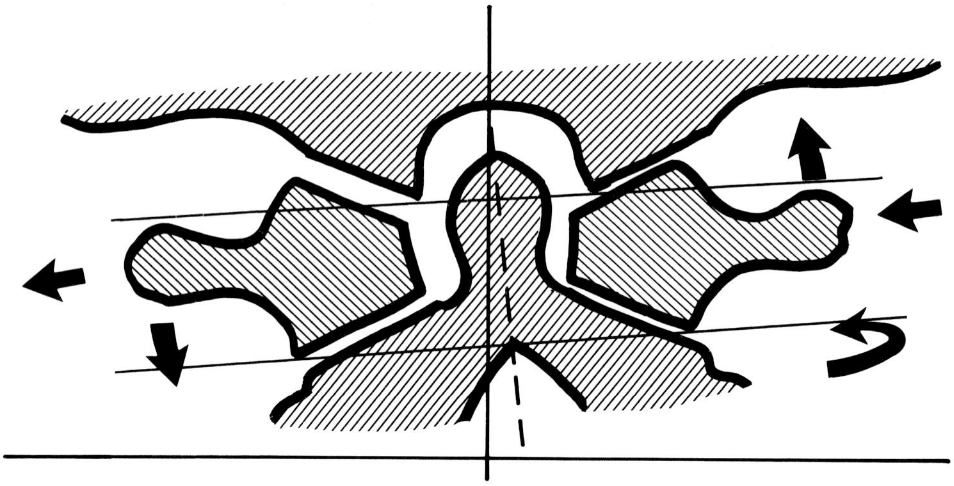

Durch Wirbelblockierungen schiefgestellter Kopf: Der Atlas ist nach links verschoben, gekippt und verdreht. Die Axis weicht ebenfalls von der Lotlinie ab und ist verdreht (beachten Sie bitte die Lage der Dens). Hier zeigt die praktische Erfahrung, daß es meist richtig ist, zuerst nur Axis und Atlas zu behandeln. Es ist nicht ratsam, in einer Sitzung verschiedene Grifftechniken an der restlichen Halswirbelsäule anzuwenden, denn die Atlas-Axisbehandlung zeitigt oft eine Langzeitwirkung in positiver Richtung.

## DIE PALPATION DES ATLASQUERFORTSATZES

Die Lage der Atlas-Querfortsatzspitze ist bei einiger Übung relativ leicht zu ertasten. Ist der Querfortsatz nach vorn verlagert, ertastet ihn der Behandler mit der palpierenden Mittelfingerspitze nicht ohne weiteres, da sich der Abstand zwischen Atlas-Querfortsatzspitze und der Kieferknochenkante verkleinert hat. Dagegen ertastet der Behandler einen bedeutend größeren Abstand zwischen dem Kopfnicker und der Atlas-Querfortsatzspitze. Die Befunde sind auf der gegenüberliegenden Seite entsprechend umgekehrt und dienen als Indikation für die Behandlung.

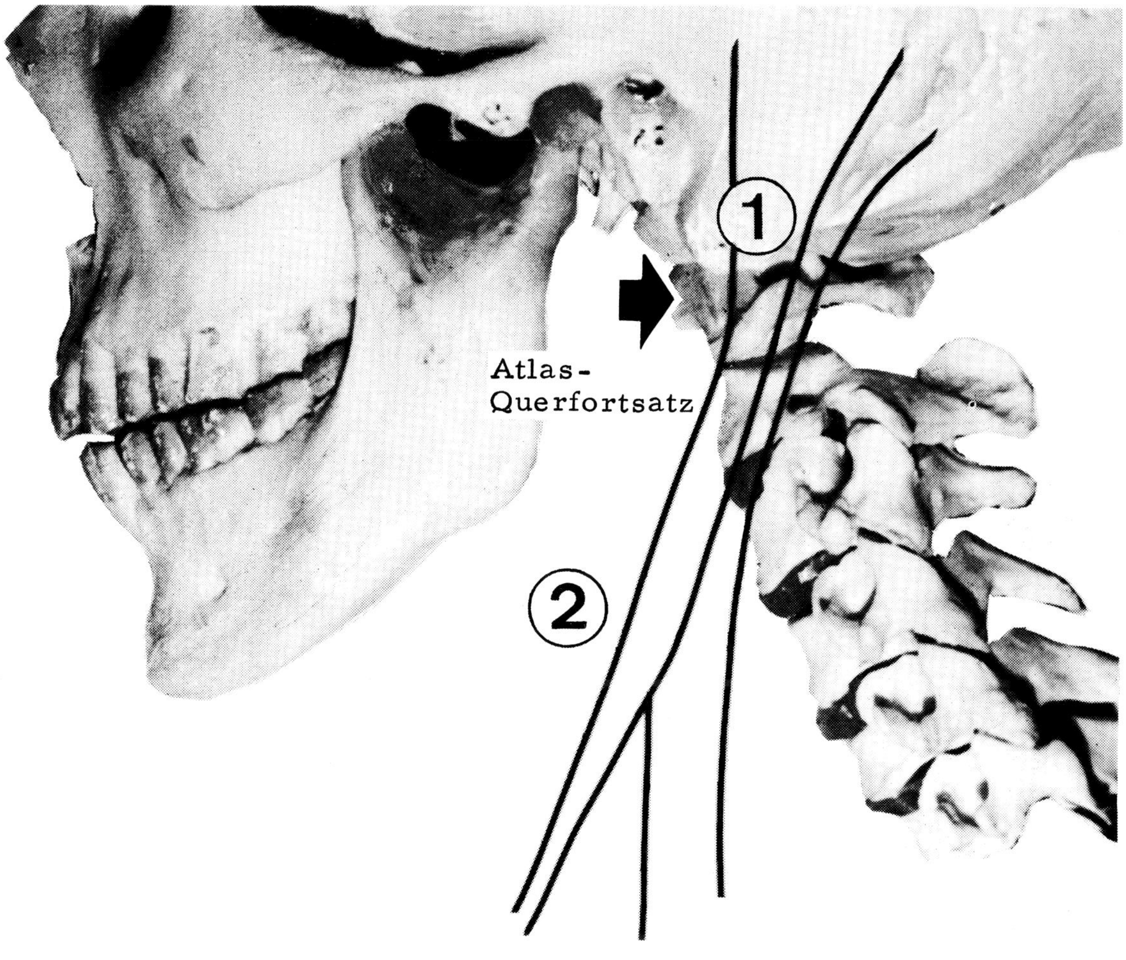


Beim Palpieren findet der Behandler die Atlas-Querfortsätze am leichtesten, wenn auch manchmal etwas vertieft, zwischen dem Warzenfortsatz (1) und dem Unterkieferknochen. Bei der späteren Behandlung liegt das Endglied vom Grundphalang der Innenkante des Zeigefingers zwischen der Unterkieferknochenkante und dem Kopfnicker (2) (musculus sternocleidomastoideus) in der sich daraus formenden natürlichen Vertikalrille.

## ATLASBOGEN IN NORMAL- UND KIPPSTELLUNG

*Im Gegensatz zum seitlichen Kippen oder Verdrehen des Atlas, kann dieser auch über seine gedachte Querachse (caudal - cranial) kippen.*

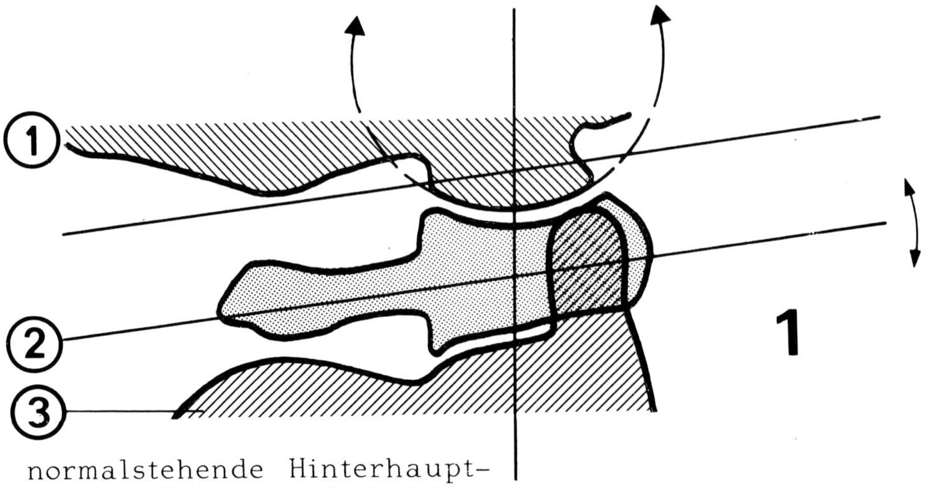


Seitenansicht: (1) normalstehende Hinterhauptbasis mit Drehflächen zum Neigen und Aufrichten des Kopfes. (2) Atlas-Axisverbindung. Untersuchungsgebiet für genaue Diagnosen mit Hilfe von Röntgenbildern. (3) Axis mit Dens.

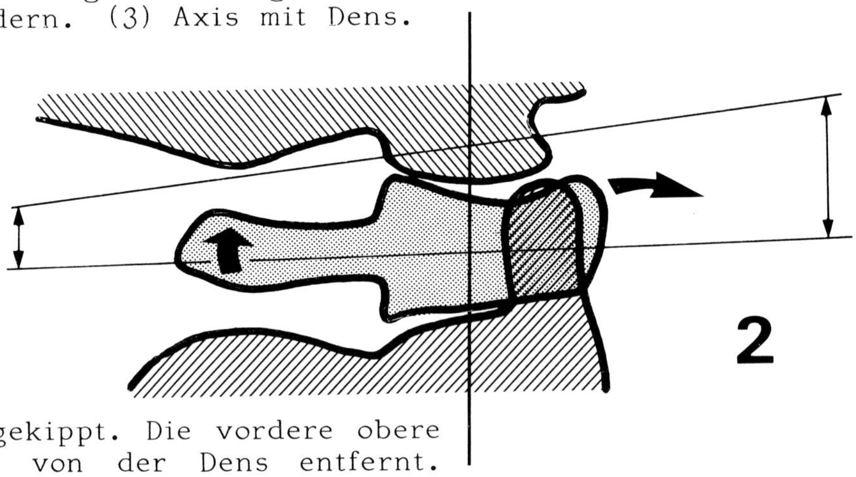


Atlasbogen cranial gekippt. Die vordere obere Atlaskante hat sich von der Dens entfernt. Auch der hintere Bogenanteil hat sich vom Dornfortsatz der Axis entfernt. Dem Pat. fällt es schwer, den Kopf nach hinten zu beugen.

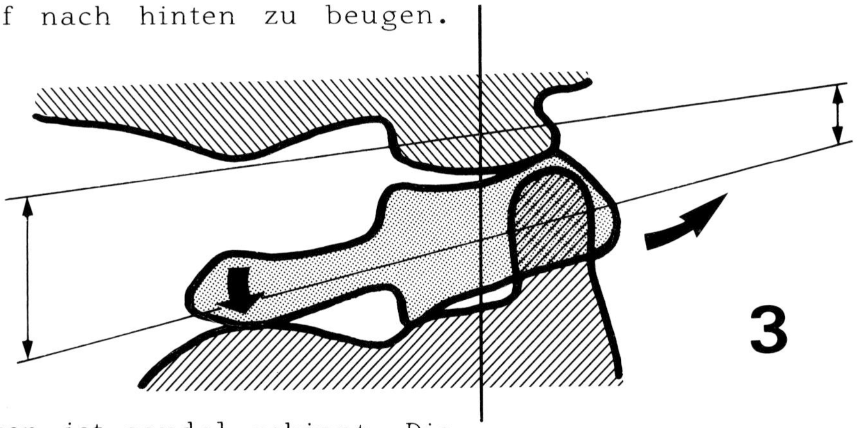


Der hintere Atlasbogen ist caudal gekippt. Die vordere untere Atlaskante hat sich von der Dens entfernt. Dem Patienten fällt es schwer den Kopf nach vorn zu beugen.

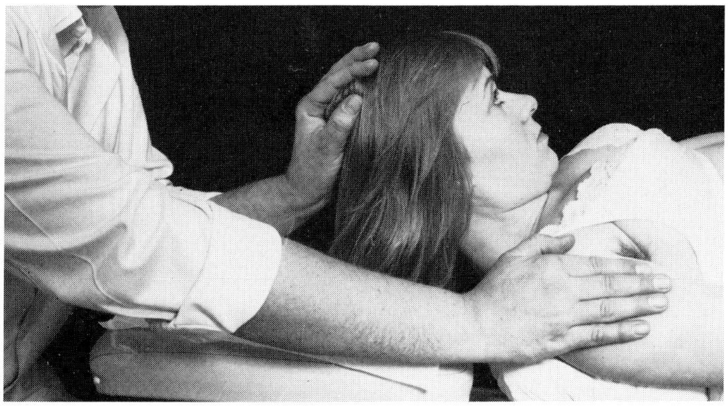

**Dehnung der Nacken- und Halsmuskulatur.** Der Patient liegt auf dem Rücken. Mit einer Hand nimmt der Behandler Kontakt mit dem Hinterhaupt des Patienten, die andere Hand fixiert die Schulter.

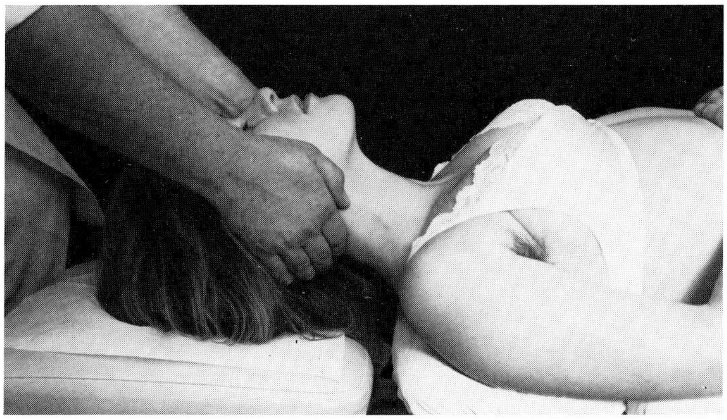

**Nach oben gekippter Atlasbogen.** Mit den Zeigefingerkanten umfaßt der Behandler das Hinterhaupt. Die Daumen liegen beiderseits auf dem Unterkieferwinkel (angulus mandibulae). Im Behandlungsaugenblick wird ein Streckruck nach vorheriger Drehung der Kinnspitze zum Behandler ausgeführt.

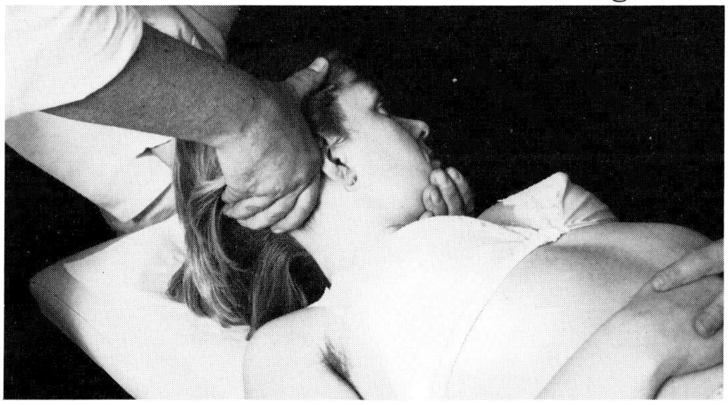

**Nach unten und einseitig gekippter Atlasbogen.** Bei beispielsweise rechts gekipptem Atlasbogen liegt der Kopf des Patienten auf dem linken Unterarm des Behandlers. Die Innenkante des rechten Zeigefingers (Indexkontakt) liegt am Atlasbogen. Treibrichtung linkes Auge. Bei leichter Extension adjustieren. Diese Behandlung ist von großer Bedeutung. Ein sehr empfehlenswerter Griff.

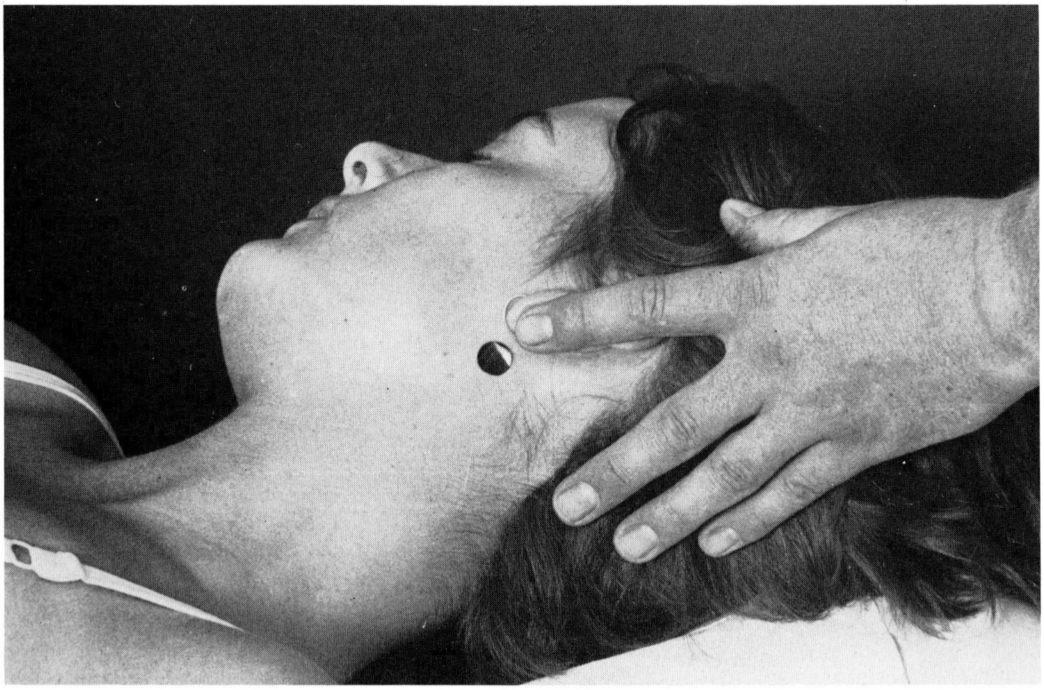

Direkt hinter dem Ohrläppchen, zwischen dem Kieferknochen und dem Warzenfortsatz (Mastoideus) liegt die Atlas-Querfortsatzspitze. Bei einer Verlagerung des Atlas löst die Palpation Schmerzreaktionen aus.

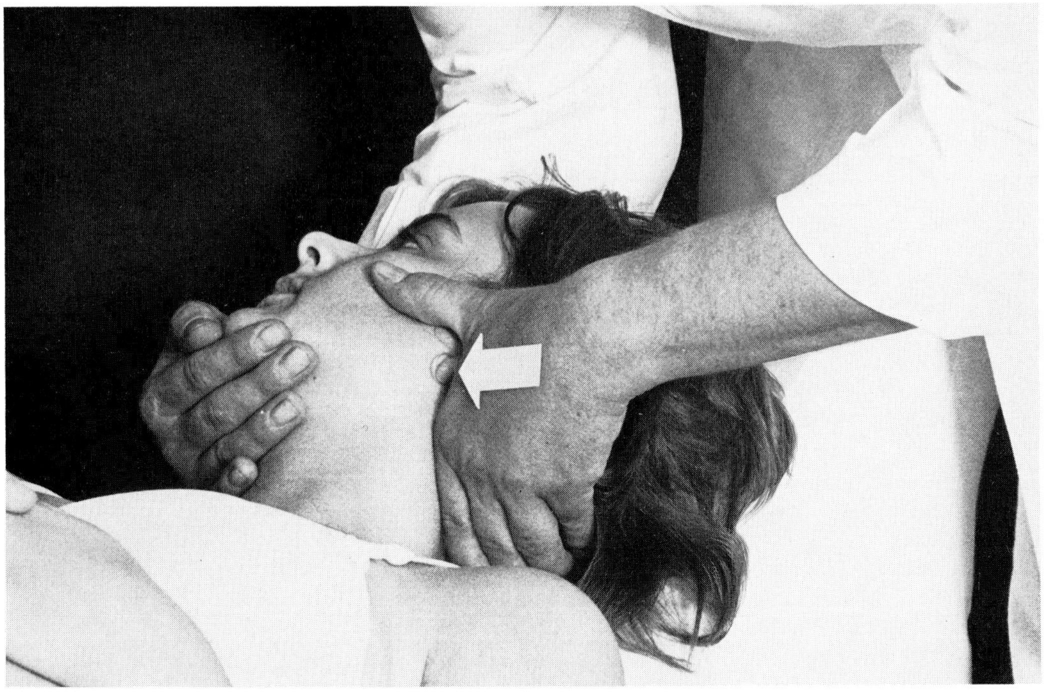

Behandlung: Der Atlas wird mit der Innenkante des Endgliedes vom Grundphalang des linken Zeigefingers (Indexpunkt 5) von links nach rechts reponiert, wie das angenommene Beispiel zeigt. Dabei führt gleichzeitig der rechte Unterarm den Kopf von rechts nach links um rechts die Gelenkspalten zu öffnen.

## DIE HINTERHAUPT-GELENKKNORREN (OKZIPITALKONDYLEN)

*Die Hinterhauptbasis kann seitlich (rechts oder links) verlagert sein. Außerdem kann sie sich verdrehen und auf der verlagerten Seite zusätzlich nach vorn oder hinten fixieren. Diese Fehlstellungen entstehen meist zwangsläufig, um z.B. eine* ***falsche Atlas-Axisstellung*** *zu kompensieren. Bei einer* ***gezielten Axisbehandlung*** *geht die Hinterhauptbasis oft von selbst wieder in ihre Normallage zurück. Verspannungen können auch durch andere fehlgestellte Halswirbel entstehen.*

*Praktische Durchführung: Nach einleitender Wärmepackung, Massage und anschließender, rhythmischer Nackenstreckbehandlung zeigt sich meist eine Normalisierung oder zumindest wird die chiropraktische Behandlung dadurch wesentlich erleichtert.*

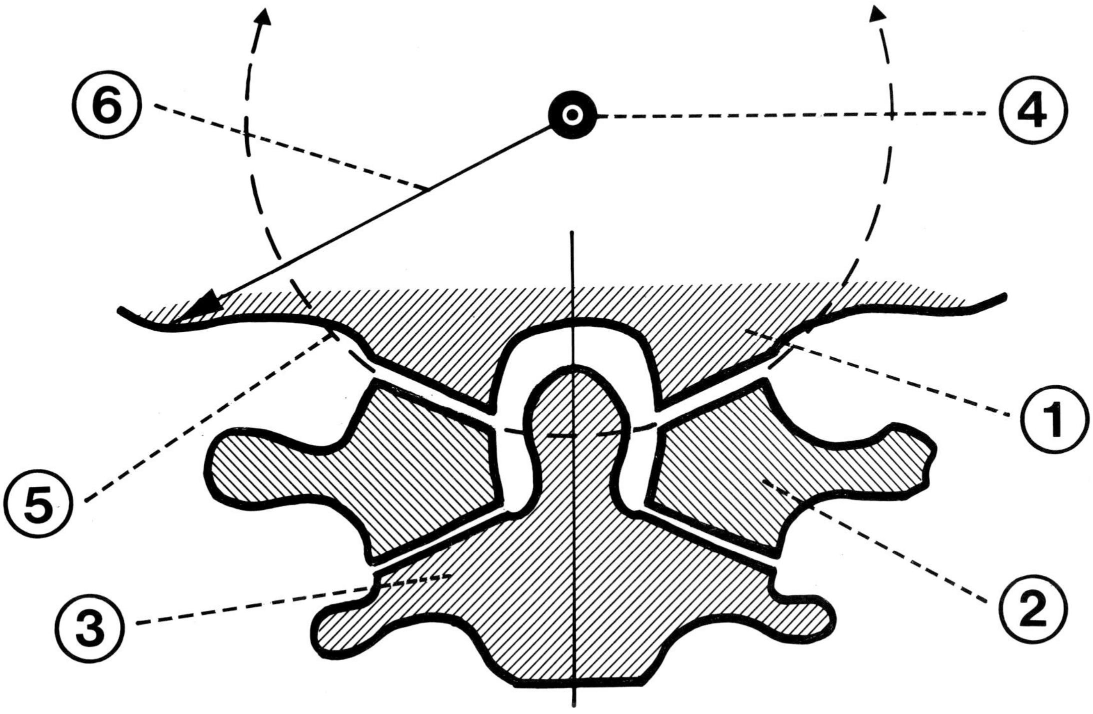


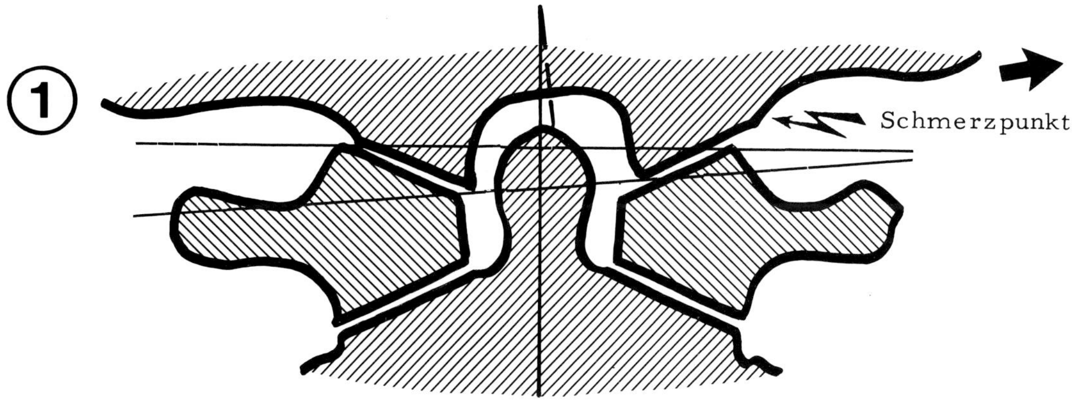


Oben: (1) Hinterhauptbasis. (2) Normalstehender Atlas (im Schnitt). (3) Axis mit der Dens. (4) Gedachtes Drehzentrum für die Hinterhauptbasis. (5) Radiale Drehebene der Hinterhauptbasis. (6) Wirksamer Hebelarm zwischen Drehzentrum und dem Ansatzpunkt bei Reposition. Unten: (1) Die Hinterhauptbasis ist nach rechts verlagert und nach links gekippt. (Siehe auch Bild und Text Seite 116).

## HINTERHAUPTBASIS IN NORMAL- UND KIPPSTELLUNG

*Bei schiefgestelltem Kopf und diagnostiziertem Normalstand Atlas-Axis muß die Ursache primär an der Hinterhauptbasis gesucht werden - denn auch diese kann sich, z.B. durch plötzliche Stoßeinwirkung, in einer Verdrehungslage fixieren!*

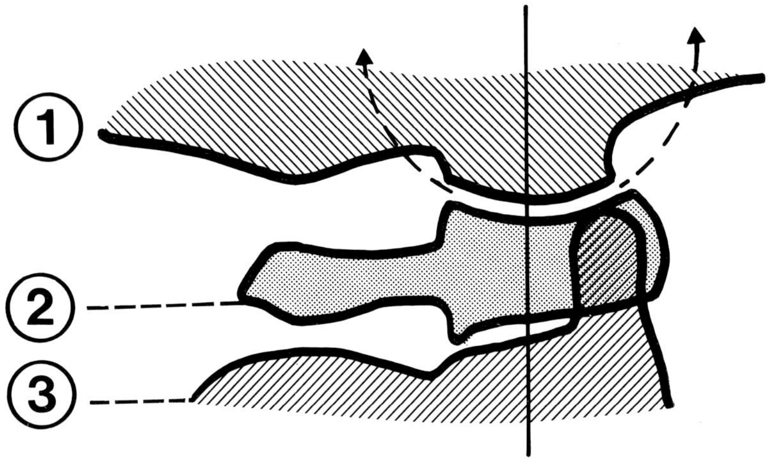


Seitenansicht: (1) Normalstehende Hinterhauptbasis mit Drehebene. (2) Der Atlas. (3) Die Axis. Auch hier ist eine genaue Diagnose mit Hilfe von Röntgenbildern (und eventuellen Hilfslinien) möglich.

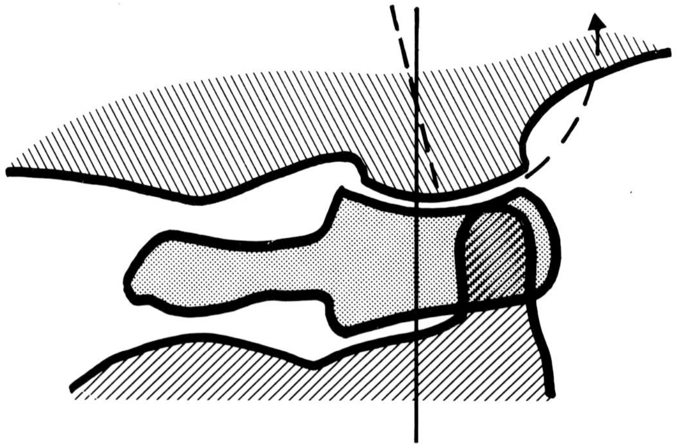

Die Hinterhauptbasis ist nach hinten gekippt. Bitte gestrichelte Linie und Pfeil beachten.

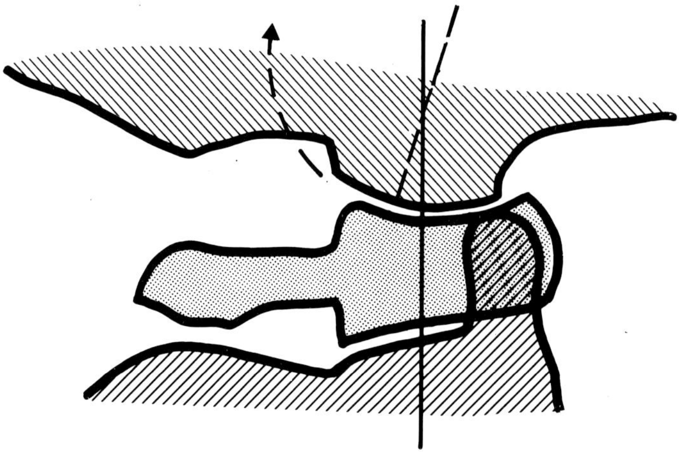

Die Hinterhauptbasis ist nach vorn gekippt und fixiert. (Pfeil ).

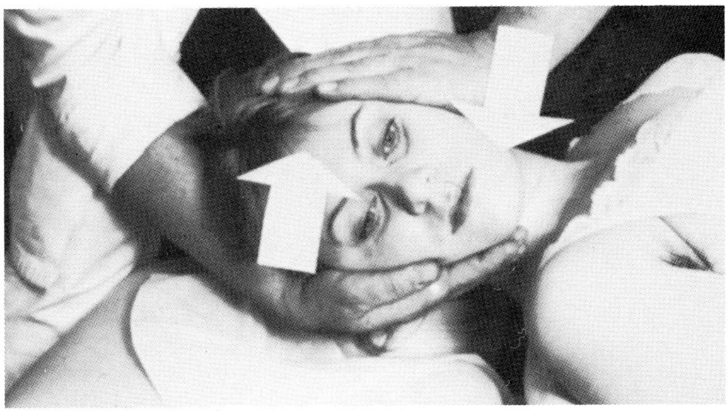

**Seitlich verlagerte Hinterhauptbasis.** Patient liegt auf dem Rücken. Der Kopf zeigt mit der verlagerten Seite (hier links) nach oben. Der Behandler steht in diesem Falle links. Er stützt den Kopf des Patienten auf seiner rechten Handfläche mit den Fingerspitzen an der Okzipitalbasis. Dabei liegt die linke Hand auf dem Unterkieferwinkel, die Finger in Richtung des Stirn-Haaransatzes. Unter leichter Extension durch die rechte Hand stößt im Behandlungsmoment die linke Hand gerade nach unten.

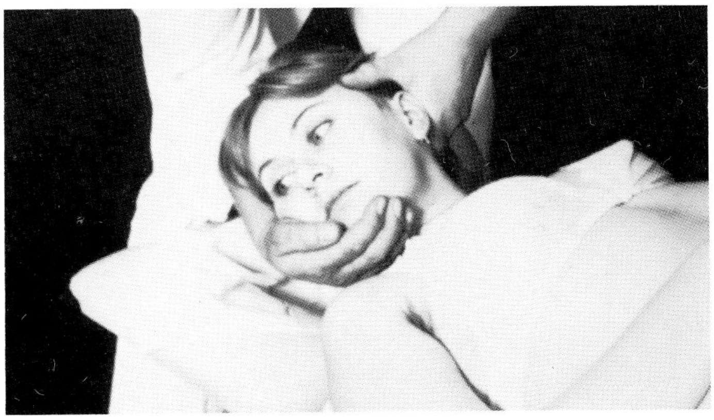

**Einseitig - nach hinten gekippte Hinterhauptbasis.** Äußeres Symptom: Patient hat Schwierigkeiten, den Kopf nach vorn zu neigen. Behandlung: Der Patient in Rückenlage, die Kopfseite der Verlagerung nach oben. Beispiel: Bei linksseitiger Verlagerung legt der Behandler den Kopf des Patienten auf seinen rechten Unterarm, die Hand umfaßt dabei das Kinn. Mit der linken Hand nimmt der Behandler Indexkontakt mit dem linken Warzenfortsatz, der Daumen liegt dabei hinter dem Ohr des Patienten in Richtung Stirn. Im Behandlungsaugenblick führt die rechte Hand des Behandlers durch Drehung das Kinn nach rechts-fußwärts, während die linke Hand das Hinterhaupt gerade zu sich zieht.

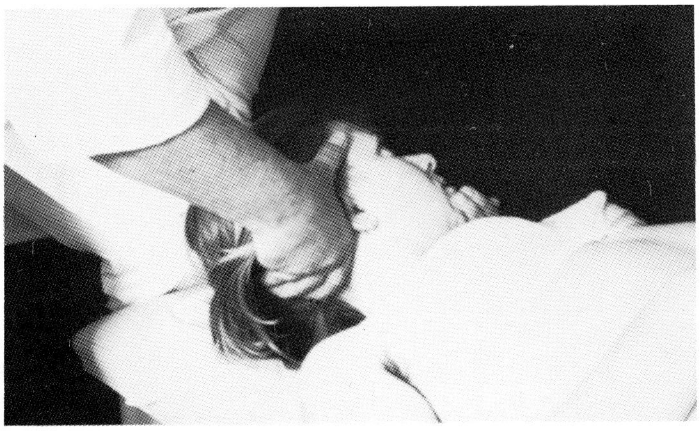

**Einseitig - nach vorn gekippte Hinterhauptbasis.** Äußeres Symptom: Der Kopf des Patienten liegt schief auf der Brust. Behandlung: Patient in Rückenlage, die Kopfseite der Verlagerung zeigt nach oben. Beispiel: Bei rechtsseitiger Verlagerung legt der Behandler den Kopf des Patienten auf seinen linken Unterarm, die Hand umfaßt dabei das Kinn. Mit der rechten Hand nimmt der Behandler Indexkontakt mit dem Warzenfortsatz (Mastoid). Unter leichter Extension wird im Behandlungsaugenblick das Kinn nach oben geführt. Gleichzeitig führt die Kontakthand eine Drehung nach links aus.

HANDANSATZSTELLE BEI OKZIPITALBEHANDLUNG

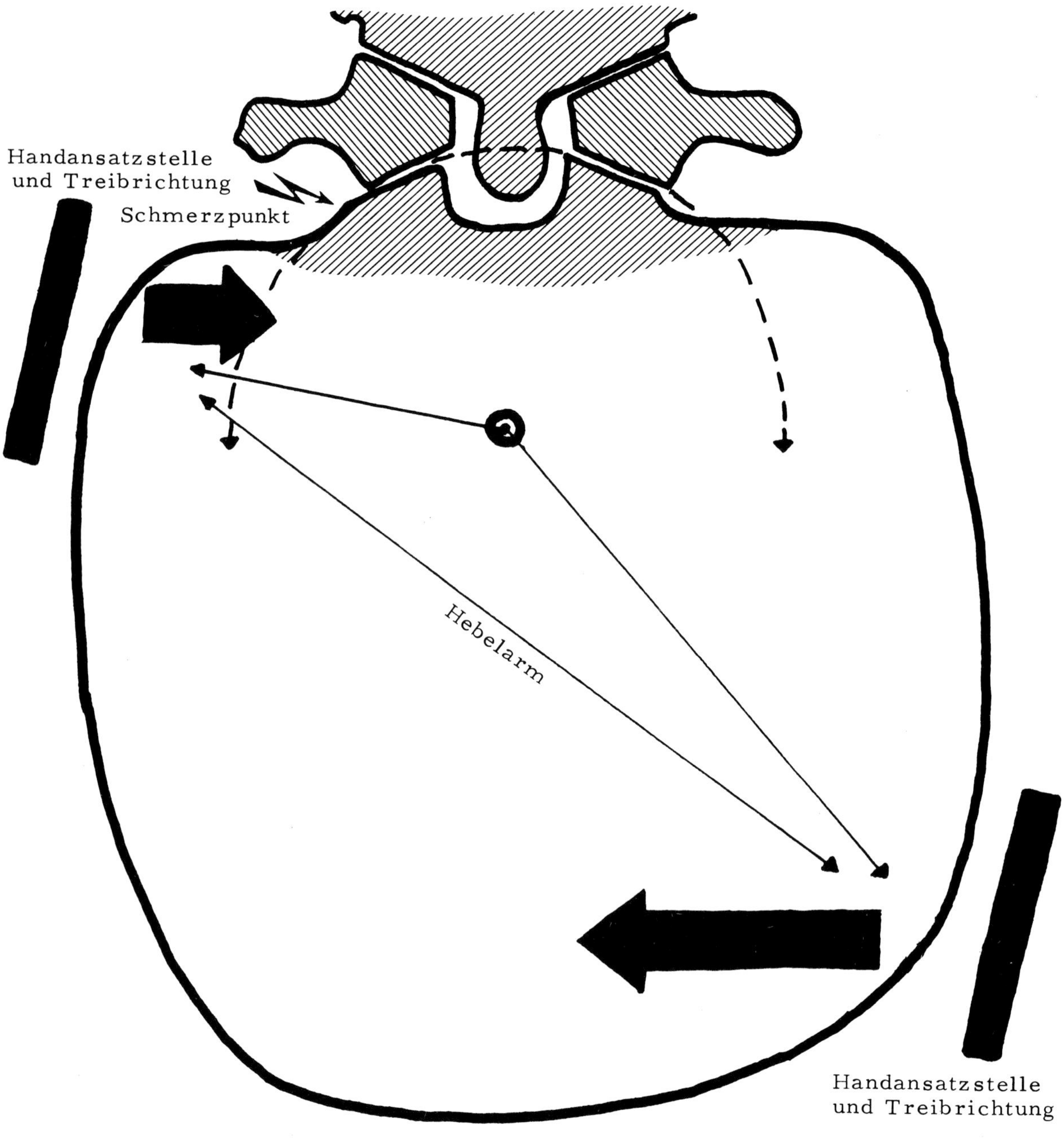


Der Behandler steht am Kopfende, der Patient befindet sich in Rückenlage. Mit der gesamten rechten Handfläche, besonders mit der Handwurzel und den Fingerkuppen, steuert und balanciert der Behandler den Kopf des Patienten von rechts nach links bis der Spannungszustand erreicht ist. Die linke Hand wird mit dem Kontaktpunkt 5 an den Warzenfortsatz angesetzt. Im Behandlungsaugenblick führen beide Hände einen kurzen, schnellen Stoß in Richtung beider Pfeile aus.

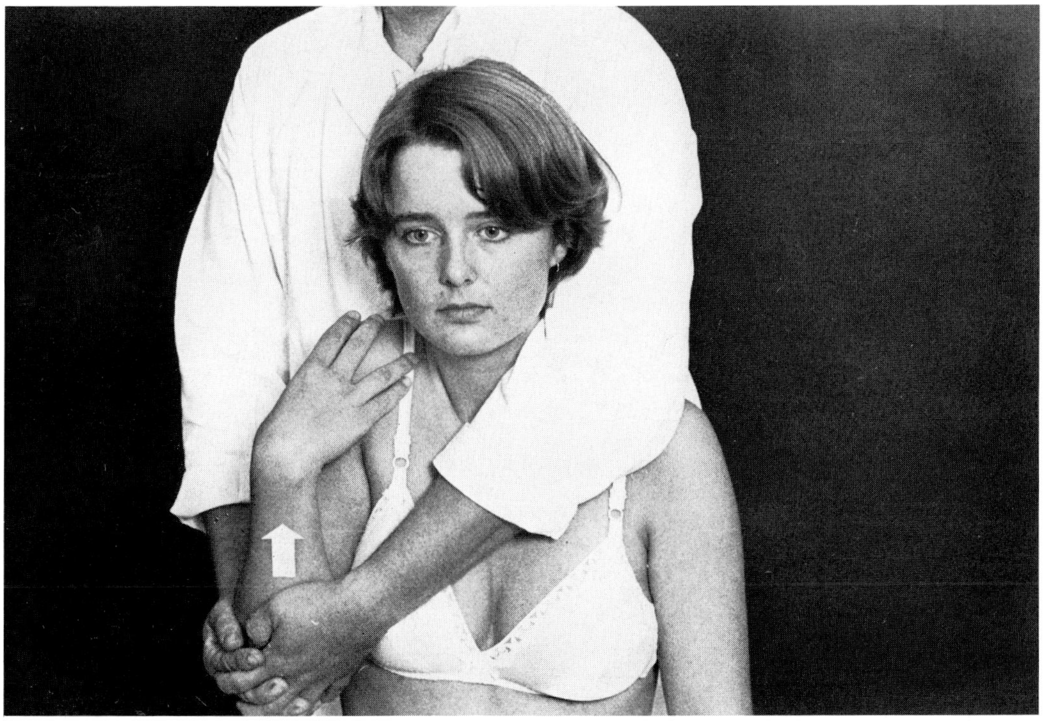

**Moment 1:** Der Behandler steht hinter dem sitzenden Patienten, der den rechten Unterarm anwinkelt. Sodann umgreift der Behandler mit seinen beiden Händen, wie auf der Abbildung ersichtlich, den Ellbogen des Patienten. Im Behandlungsaugenblick geht der Behandler erst auf Spannung nach oben (Pfeil) und führt dann einen kurzen Ruck nach oben aus. Das selbe Verfahren wird danach links angewendet.

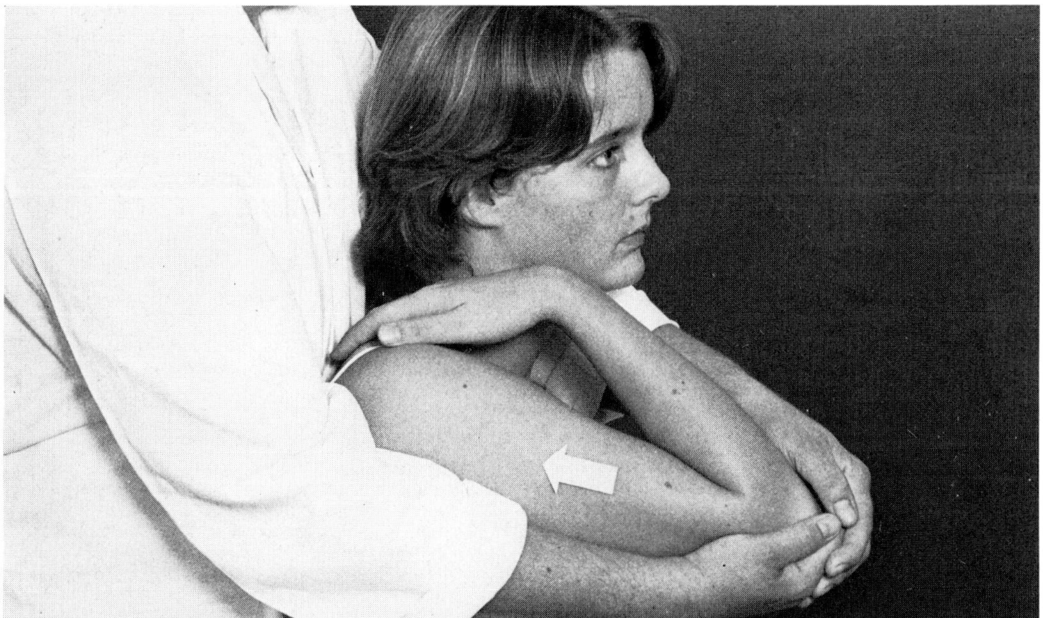

**Moment 2:** Der Oberarm des Patienten wird waagerecht gestellt. Die rechte Brustseite des Behandlers liegt am linken Schulterblatt des Patienten. Mit beiden Händen den Ellbogen des Patienten umfassend, führt der Behandler im Behandlungsaugenblick einen kurzen Ruck zu sich zu aus. Bei der abschließenden Kontrolle prüft der Behandler Beuge- und Streckbewegungen des Kopfes, sowie dessen Drehbewegungsmöglickeiten nach links und rechts. Falls notwendig – nachjustieren.

# SCHNELLE HILFE BEI HALSWIRBELBESCHWERDEN

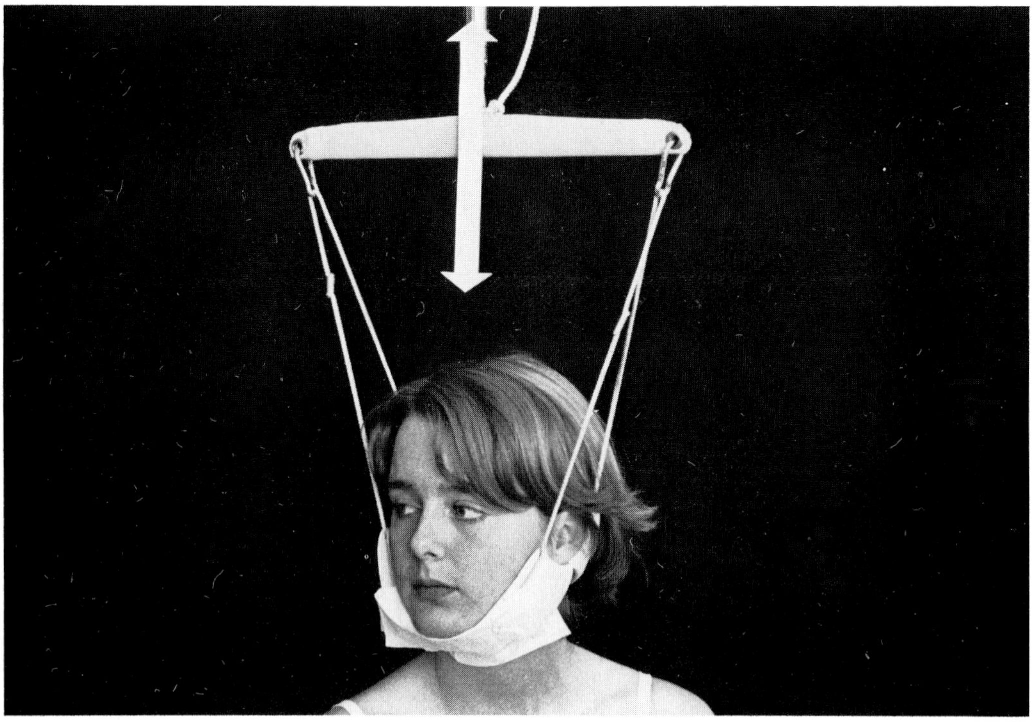

Schnelle Hilfe bringen oft Wärmepackungen, Massagen und rhythmisches Dehnen der Muskeln. Der Streckvorgang sollte mit einer Glissonschlinge, unter zeitweiliger Drehbewegung des Kopfes, abwechselnd in beiden Richtungen durchgeführt werden.

Umschläge mit Heilerde, die über 3 bis 4 Stunden um den Hals gelegt werden, haben sich sehr gut bewährt. Auch ist es empfehlenswert für den Patienten, während der Nacht ein Frottéhandtuch oder dergleichen um den Hals zu tragen. Abschließend am Morgen sollte der Hals, besonders der Nacken, kräftig frottiert und mit einer durchblutungssteigernden Salbe oder einem Liniment sorgfältig eingerieben werden.

Besondere Vorsicht ist bei Zugluft geboten! Dies gilt besonders für Autofahrer. Auch sollte nicht in Bauchlage geschlafen werden, da Falschstellungen der Halswirbel oft die Folge sind. Dann und wann sollte eine vorgeschädigte Halswirbelsäule vom Chiropraktiker nachbehandelt werden.

Um Schäden "von Innen" anzugehen, sollte Kalzium, Knochenmehl und Mineralmischungen wie beispielsweise "Aktiv-Kalk" als Nahrungszuschuß genommen werden. Auch D-Vitaminpräparate leisten gute Dienste!

# KAPITEL VIII

## ALLGEMEIN BEWÄHRTE BEHANDLUNGSMETHODEN

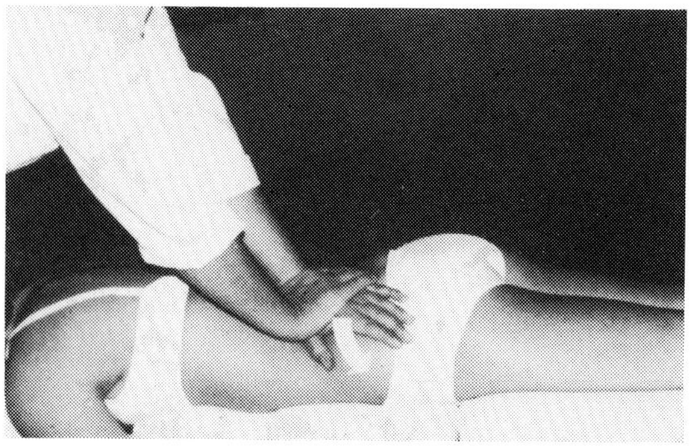

**Verlängerung eines scheinbar kürzeren Beines, mit anderer Methode:** Patient in Bauchlage. Der Behandler steht etwa in Taillenhöhe des Patienten. Die linke Hand, verstärkt durch die rechte, umfaßt den linken Beckenrand und übt 2-3 kurze, wohldosierte Stöße aus.

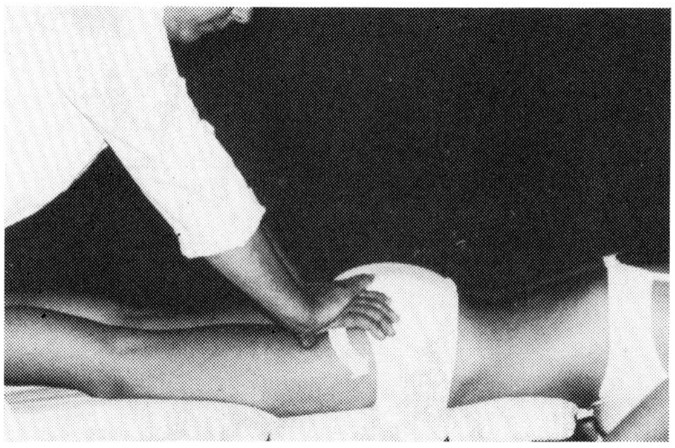

**Verkürzung eines scheinbar längeren Beines:** Dabei steht der Behandler am rechten Fußende des Patienten und nimmt Kontakt mit seinem linken, durch die rechte Hand verstärkten, Handballen am rechten Sitzbeinknorren. Im Behandlungsaugenblick stößt der Behandler das Hüftbein schräg (ca 45°) nach unten (bitte Pfeil beachten).

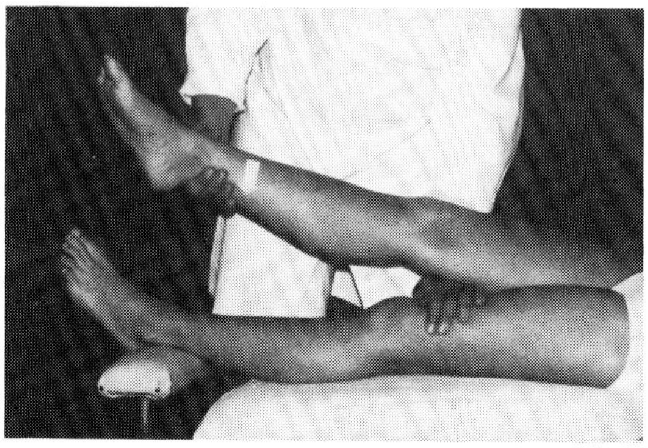

**Eine weitere Behandlungsvariante scheinbarer Beinlängendifferenzen:** In diesem Beispiel ist das linke Bein scheinbar kürzer. Behandlungsmoment 1: Das rechte, "längere" Bein wird "verkürzt" indem es der Behandler über seine Hand und das andere Bein 3-4mal nach unten drückt. Der Patient muß dabei sein Bein steif ausstrecken.

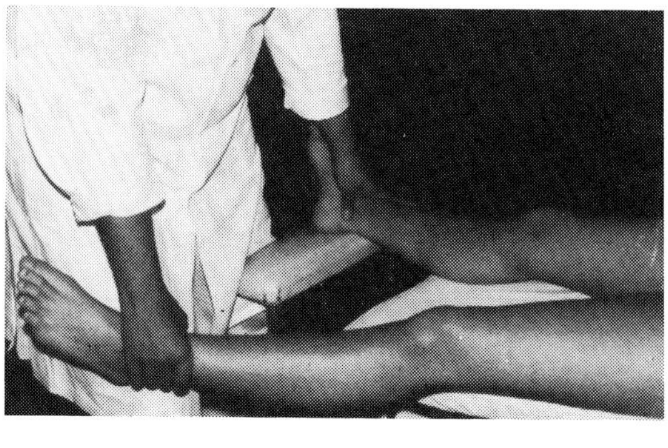

Behandlungsmoment 2: Das scheinbar verkürzte linke Bein wird dadurch "verlängert", daß der Behandler das jetzt steifgestreckte linke Bein des Patienten 3-4mal soweit nach außen bis zur Spannungsgrenze (Schmerzgrenze) führt.

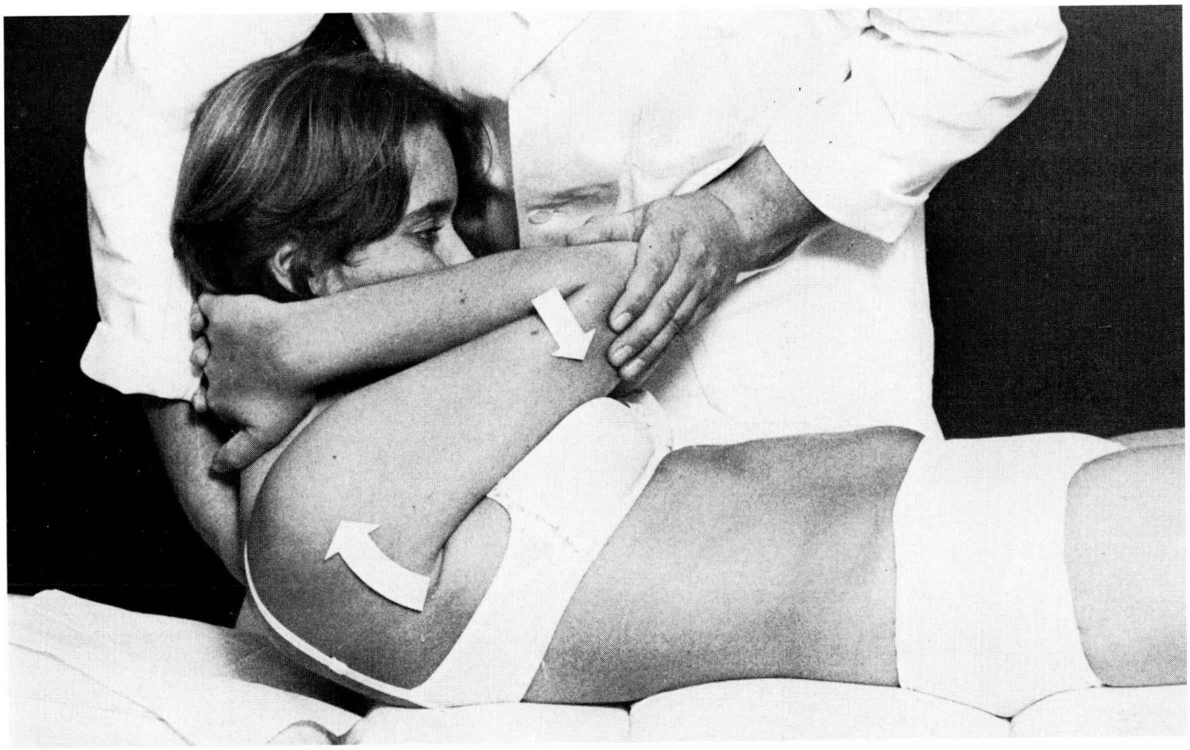

**Streckung des oberen Teiles der Brustwirbelsäule:** Eine gut anwendbare Manipulationstechnik bei der der Patient **seine Hände im Nacken** faltet. Die Ellbogen zeigen dabei nach vorn. Der Behandler drückt im Behandlungsaugenblick mit seiner linken Hand (Pfeil) die Ellbogen nach unten. Mit seiner rechten Hand zieht er die Brustwirbelsäule gleichzeitig nach oben. Beim **Dehnungsgriff an den oberen Brust- und unteren Halswirbeln** wird in gleicher Weise verfahren. Der Patient muß jedoch in diesem Falle die Hände **hinter dem Kopf** verschränken.

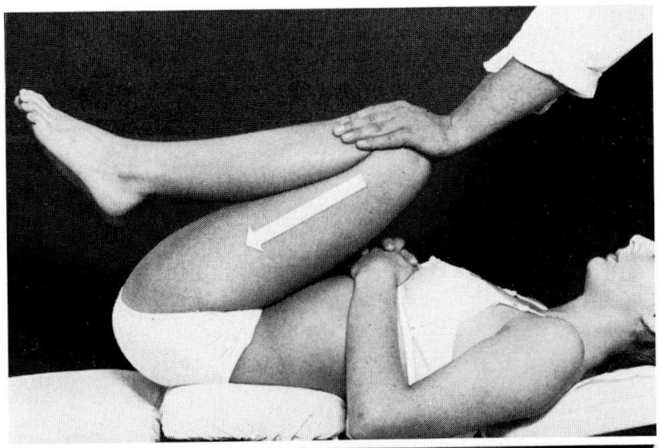

**Dehnungsgriff für Lendenrücken und Becken.**

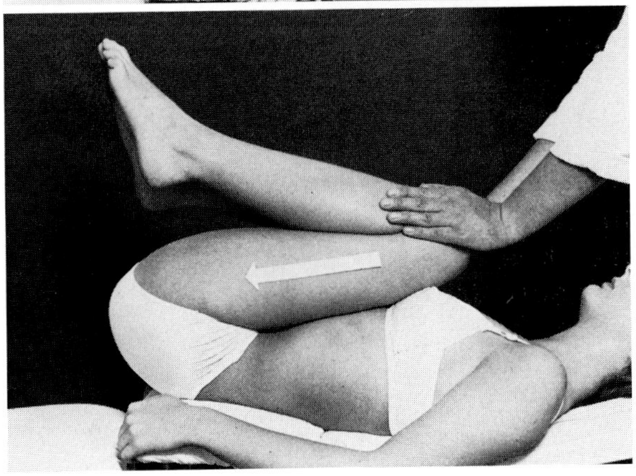

**Reposition eines ventral verlagerten 5ten Lendenwirbels:** Ein besonders geeigneter Griff um einen 5ten, nach vorn verlagerten Lendenwirbel in die Ausgangslage zurückzuholen. Dabei liegt der Patient mit beiden Oberschenkeln nahezu parallel zu seinem Oberkörper. Der Behandler stößt im Behandlungsaugenblick beide Knie kaudal (in Richtung des Pfeiles).

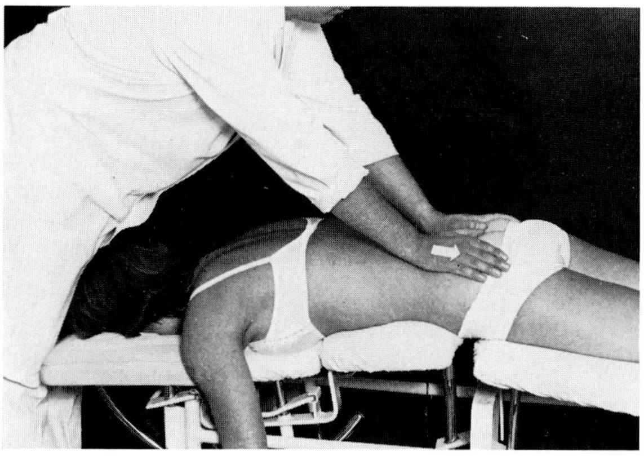

**Beckenstreckgriff:** Der Patient in Bauchlage. Der Behandler steht, wie auf nebenstehendem Bild ersichtlich, am Kopfende des Patienten und umfaßt mit beiden Händen die Beckenkämme links und rechts. Im Behandlungsaugenblick stößt der Behandler, mit seinem Oberkörper federnd, bis zu 3mal in Richtung der Füße des Patienten. Der angewandte Behandlungsgriff dient der Streckung der Lendenwirbelsäule.

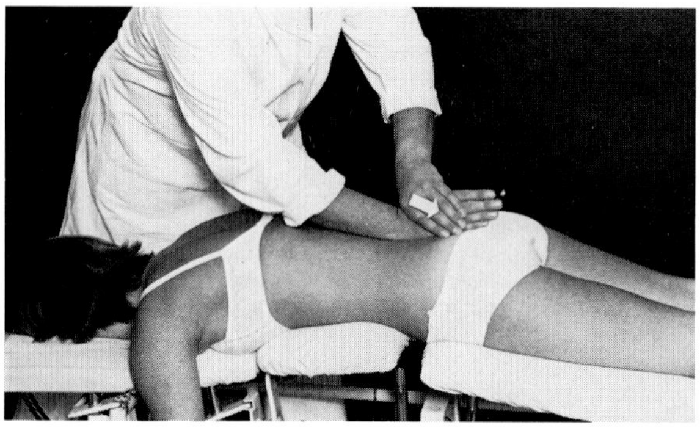

**Kreuzbeinstreckgriff:** Der Patient liegt in entspannter Bauchlage. Der Behandler steht am Kopfende seitlich des Patienten. Dabei stemmt er sich mit der Außenkante der Behandlungshand (Kontaktpunkt 6) mit Unterstützung der anderen Hand auf das Kreuzbein. Im Behandlungsaugenblick stößt der Behandler, mit seinem Körpergewicht federnd, 3mal kurz in Richtung Füße schräg nach unten. (Pfeilrichtung beachten.)

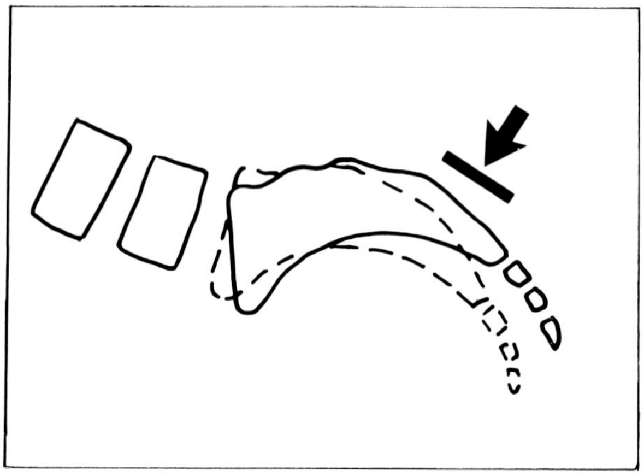

**Nach vorn gekipptes Kreuzbein:** Bei Behandlung liegt der Patient in entspannter Bauchlage. Der Behandler steht seitlich des Patienten. Er setzt die Außenkante seiner behandelnden Hand (Kontaktpunkt 6), unterstützt durch die andere Hand, an der Kreuzbeinspitze an. Im Behandlungsmoment führt er 2-3 kurze, dosierte Stöße in Richtung Pfeil aus.

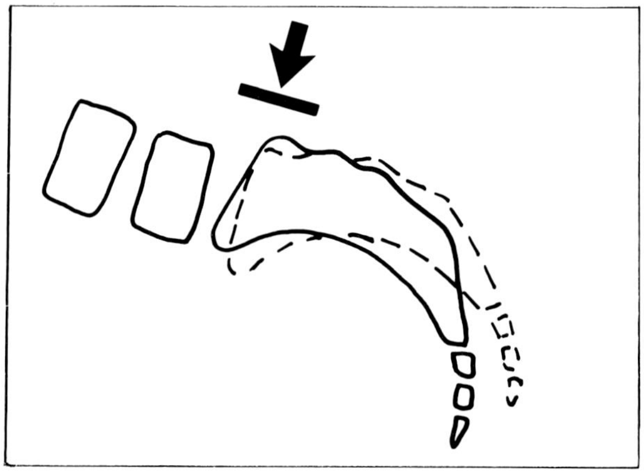

**Nach hinten gekipptes Kreuzbein:** Der Behandler steht seitlich des Patienten und setzt die Außenkante der behandelnden Hand, (Kontaktpunkt 6) verstärkt durch die andere Hand, am oberen Teil des Kreuzbeins an. Im Behandlungsaugenblick übt er 2-3 kurze Stöße in Richtung des Pfeils aus.

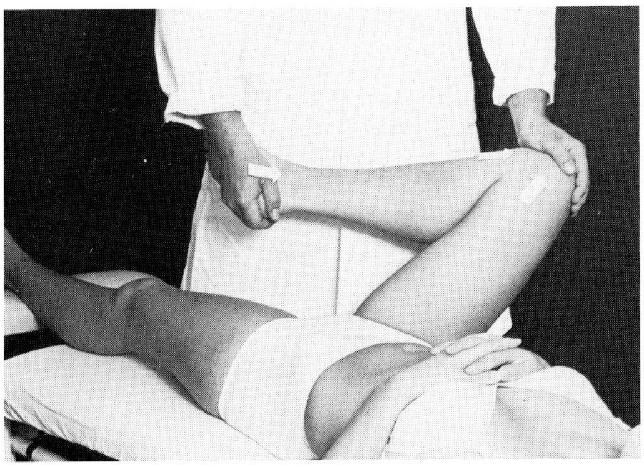

**Lockerungsgriff am Femurkopf:** Der Patient in entspannter Rükkenlage, die Hände auf dem Magen. Der Behandler steht seitlich des Patienten und umgreift dessen Bein mit der einen Hand am Fußgelenk. Die andere Hand faßt unterstützend, den Handballen unterhalb der Kniescheibe, und führt das entspannte Bein in Kniebeugestellung mit gleichzeitiger Außendrehung zur Brust des Patienten (weißer Pfeil). Anschließend führt der Behandler das Bein, unter leichtem Druck auf das Knie nach innen, in die Ausgangslage.

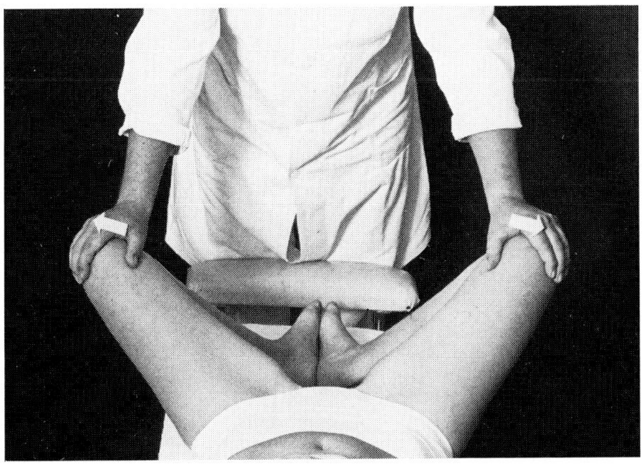

**Lockerung des Beckens:** Der Patient liegt in entspannter Rückenlage und der Behandler steht am Fußende. Der Patient winkelt beide Beine an, wie nebenstehend auf dem Bild erkenntlich ist. Der Behandler legt nun seine Hände auf die Knie des Patienten und drückt beide Beine gleichzeitig und dosiert dehnend auseinander.

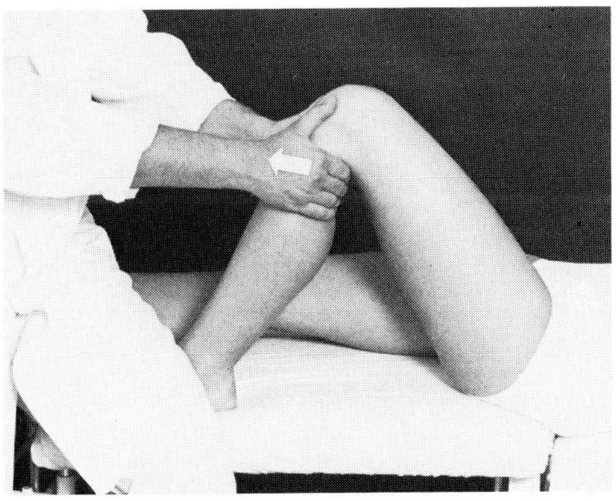

**Lockerung der Kniegelenke:** Der Patient liegt in Rückenlage mit dem zu behandelnden Knie angewinkelt. Der Behandler sitzt dabei auf dem Fuß, um das Bein so zu fixieren. Beide Hände umfassen das Kniegelenk des Patienten und führen 2-3mal einen kurzen, dosierten Ruck zu sich aus.

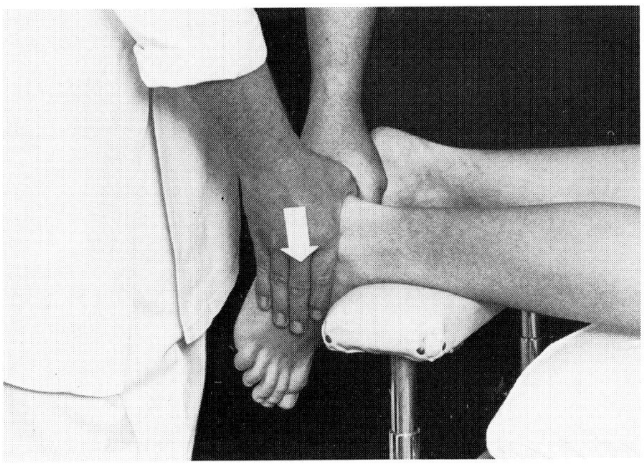

**Behandlung der Sprunggelenke:** Bei Schmerzen in der Achillessehne ist meistens das Sprunggelenk verlagert. Zur Behandlung liegt der Patient auf dem Bauch, das Fußgelenk auf harter Unterlage. Beide Hände des Behandlers umfassen die Ferse und im Behandlungsaugenblick führen sie einen schnellen, kurzen Stoß in Pfeilrichtung - nach unten aus.

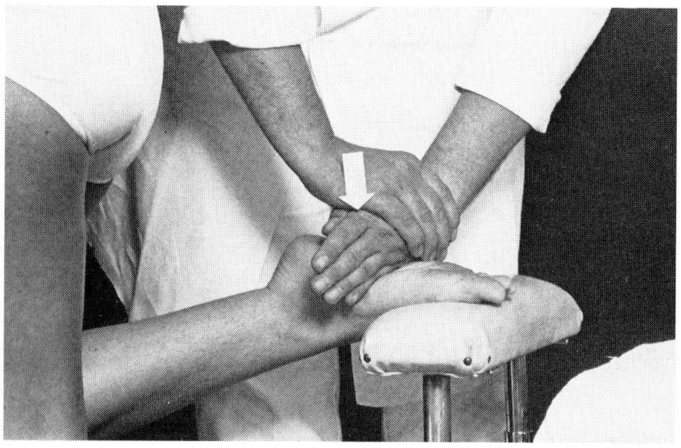

**Nach unten verlagerte Mittelfußknochen:** Der Patient steht. Der zu behandelnde Fußrücken wird auf eine feste und gepolsterte Unterlage gebettet. Der Behandler übt sodann mit dem Kontaktpunkt 6 (Außenkante) der linken Hand, verstärkt durch seine rechte, einen kurzen, harten Stoß auf die Unterseite der Mittelfußknochen in Richtung Fußrücken aus (Bild).

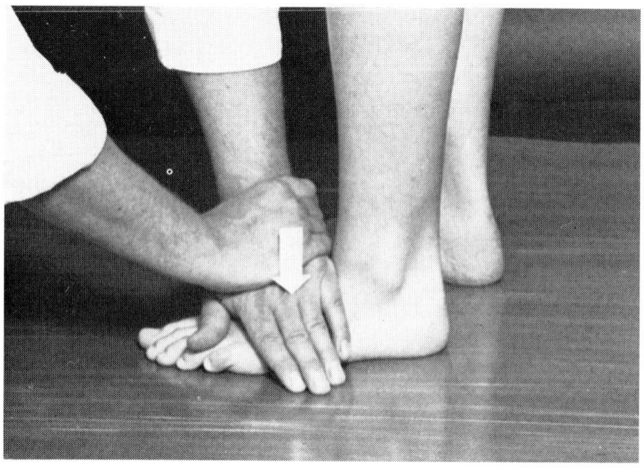

**Nach oben verlagerte Mittelfußknochen:** Hierbei setzt der Behandler den Kontaktpunt 3(Handwurzel) der linken Hand, verstärkt durch seine rechte, auf die Oberseite des zu behandelnden Knochens. Im Behandlungsmoment übt der Behandler einen kurzen, harten Stoß in Richtung Fussboden aus. (Siehe Pfeil).

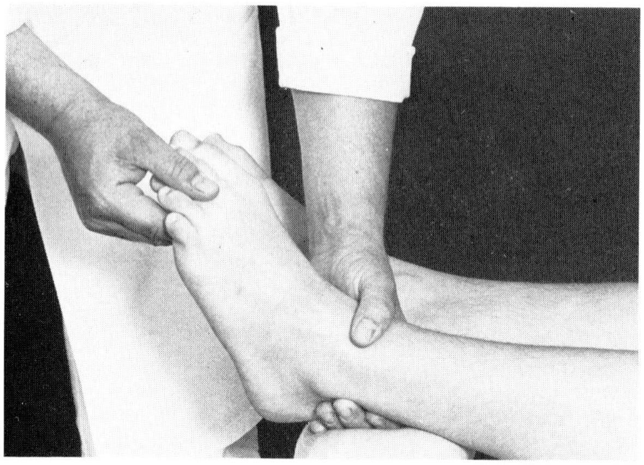

**Lockerung der Zehengrundgelenke:** Der Patient befindet sich in Rükkenlage. Mit der linken Hand umfaßt der Behandler das Fußgelenk des Patienten, während er mit dem Mittelfinger der anderen Hand das Grundgelenk eines Zehens fixiert, drückt der Daumen auf die über- und oberhalb liegende Phalanx nach unten.

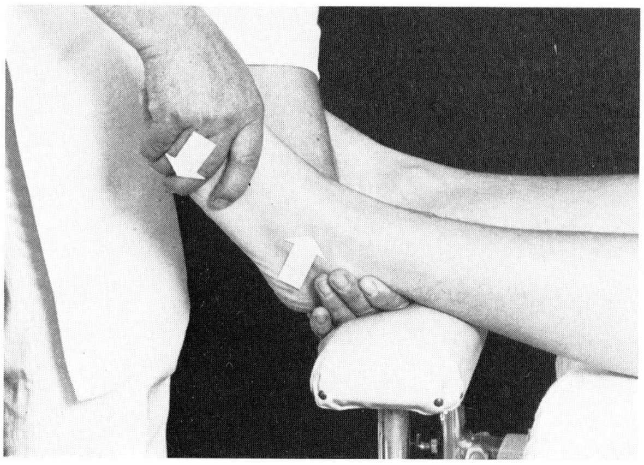

**Behandlung des Mittelfußes (Fußwurzel und Mittelfußknochen):** Dabei liegt der Patient in Rückenlage. Der Behandler umfaßt mit seiner linken Hand die Ferse, während die rechte Hand den Vorderteil des Fußes durch leichtes Nachinnen- oder Nachaußendrehen in die richtige Lage reponiert.

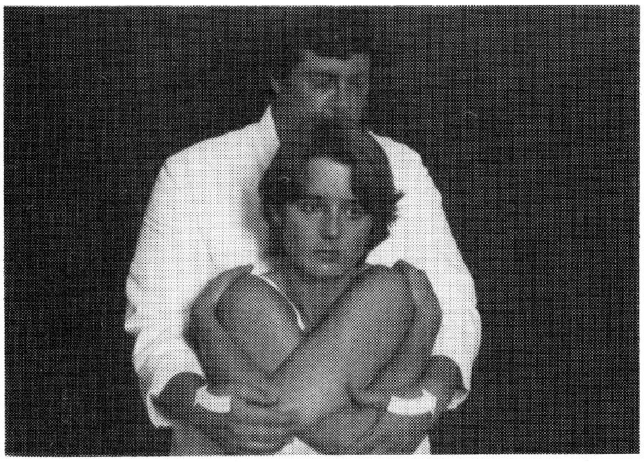

**Der Streckgriff an der Brustwirbelsäule:** Hier steht der Patient mit dem Rücken zum Behandler. Der Patient kreuzt seine Arme und hält sich mit den Händen an den Schultern fest. Der Behandler umfaßt, seine Arme am Patienten angelegt, beide Ellbogen. Sodann geht er auf Spannung und führt, beim Ausatmen des Patienten, einen kurzen Ruck nach hinten-oben aus. Dabei reißt der Behandler seinen Oberkörper ruckartig nach hinten, wobei er den Brustkorb in den Behandlungsteil der Brustwirbelsäule des Patienten schiebt.

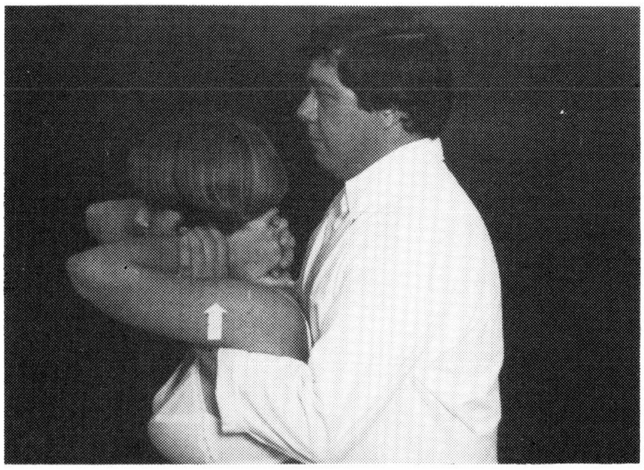

**Oder:** Der Patient legt seine Hände in den Nacken und winkelt seine Ellbogen nach vorne an. Der Behandler umfaßt von hinten durch die Achselhöhlen die Handgelenke des Patienten. Beim ausatmenden Patienten führt er einen kurzen, dosierten Ruck nach oben aus. Gleichzeitig stößt der Behandler seinen Brustkorb in den Behandlungsteil der Brustwirbelsäule des Patienten. Die Behandlung kann im Sitzen oder Stehen ausgeführt werden. **Wichtig:** Dieser Griff darf nicht bei alten Patienten zur Anwendung kommen!

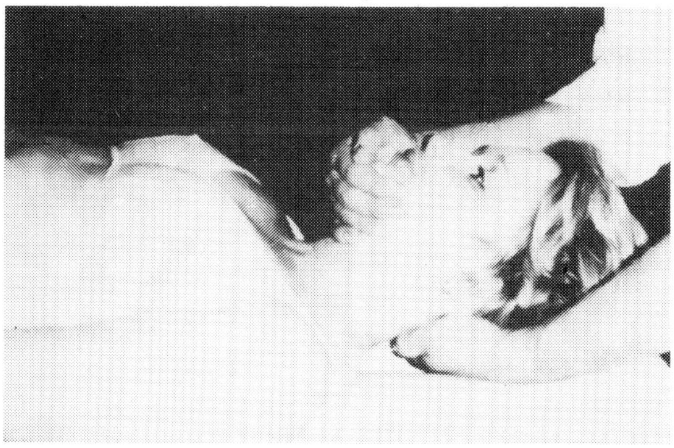

**Der Streckgriff an der Halswirbelsäule:** Der Patient liegt auf dem Rücken. Der Behandler steht hinter dem Kopfende des Patienten und umfaßt mit der einen Hand dessen Schädelbasis, mit der anderen Hand das Kinn. Im Behandlungsmoment führt er einen kurzen, wohldosierten Ruck zu sich aus. Bitte eventuelle Zahnprothesen vorher herausnehmen lassen.

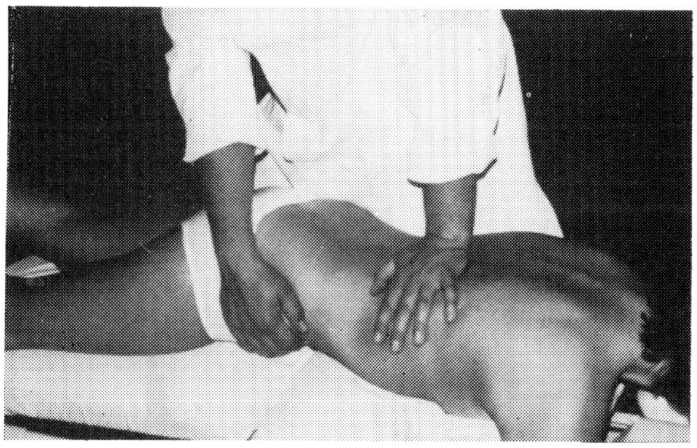

**Lockerungsgriff an der unteren Wirbelsäule:** Der Behandler steht neben dem auf dem Bauch liegenden Patienten und umfaßt mit der rechten Hand den gegenüberliegenden Hüftbeinkamm, hebt das Hüftbein sodann an. Gleichzeitig übt er mit dem Handballen seiner linken Hand (Ansatzpunkt 3) auf die Querfortsätze rechts der Lendenwirbelsäule einen Druck nach unten aus. Diese Behandlung ist beidseitig auszuführen.

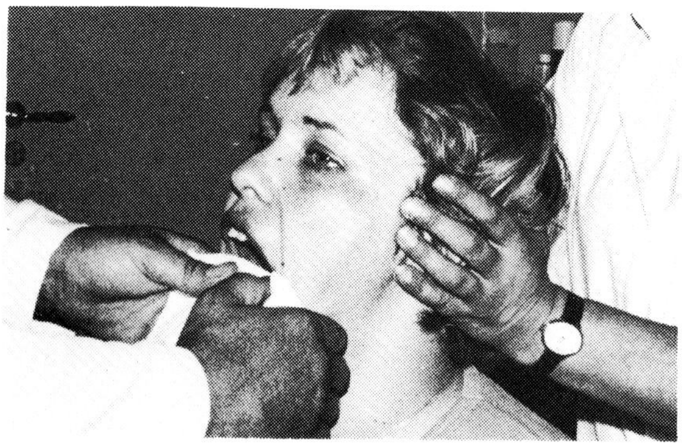

**Das Einrenken von Kiefergelenken:** Patient sitzend. Der dazu notwendige Assistent hält den Kopf des Patienten von hinten fest. Der Behandler legt ein Tuch um seine beiden Daumen, die er auf die beiden Unterkiefer-Backenzahnreihen legt. Im Behandlungsaugenblick drückt der Behandler kurz und fest den Unterkieferknochen beiderseits nach unten und stößt ihn in Richtung Hinterkopf zurück.

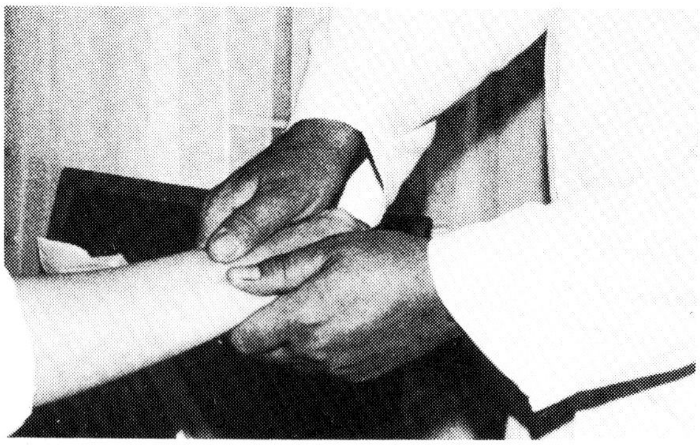

**Handwurzelknochen – Verlagerung:** Bei einer Verlagerung nach unten umfaßt der Behandler mit beiden Händen das zu behandelnde Handgelenk und führt mit seinen Fingern, bei entspannter Handmuskulatur des Patienten, einen Druck von unten nach oben aus. Dabei öffnet er gleichzeitig die Gelenkspalten der Handwurzelknochen dadurch, daß er die Gelenke etwas extendiert und dann die Hand nach unten abknickt. Beim Überbein geht man von oben nach unten.

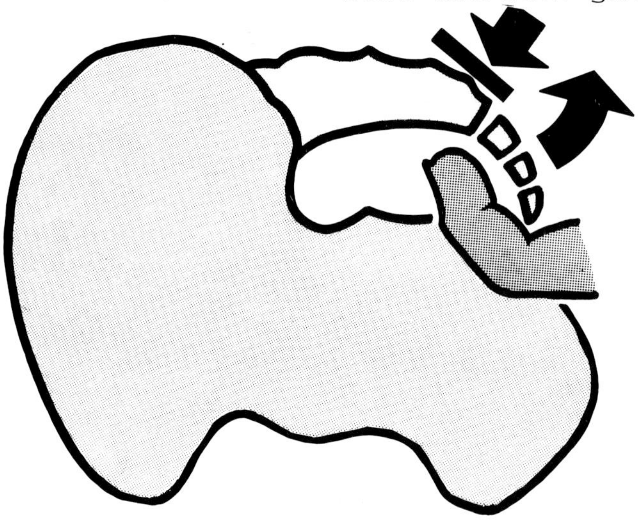

**Steißbein-Kreuzbeinverbindung: Behandlung eines "abgeknickten" Steißes.** Der Behandler sollte hier zunächst versuchen, die Verlagerung von außen zu beheben, indem er mit der Außenkante der Hand (Kontaktpunkt 7) am unteren Ende des Kreuzbeins ansetzt und, durch die andere Hand verstärkt, einen kurzen, harten Stoß ausführt. Diese Behandlungsart sollte versuchweise wiederholt werden. Behandlungsalternative bei Mißerfolg: Nach vorangegangener Darmreinigung, die der Patient vorher durchführt, liegt er in entspannter Bauchlage, ein Kissen unter dem Becken. Mit einem Gummifinger am Mittelfinger und etwas Vaseline führt der Behandler diesen in den Anus ein. Er palpiert, um die Verlagerung des Steißbeins festzustellen. Sodann legt der Behandler die linke Hand mit leichtem Druck auf den Übergang Kreuzbeinspitze-Steißbein. Der Mittelfinger der rechten Hand führt einen kurzen, wohldosierten Ruck nach oben zur Normallage hin aus.

# KAPITEL IX

## DIFFERENTIALDIAGNOSTISCHE HILFSRICHTLINIEN

## UNERLÄßLICHES GRUNDWISSEN ZUR MANUELLEN BEHANDLUNG

Die Symptome, denen der Chiropraktiker bei seiner täglichen Arbeit begegnet, sind: Schmerzen, Bewegungseinschränkungen und daraus resultierende, degenerative Veränderungen, die auch zu Symptomen an den betroffenen Organen führen können. Doch auch das Gegenteil kann durchaus der Fall sein. Dann treten Symptome im Rücken als Reflex einer Organerkrankung auf. Rehabilitierende Wirbelsäulenbehandlung erzielt außerdem gute Resultate bei den verschiedensten Funktionsstörungen der Organe, wobei erfahrungsgemäß oft statische Veränderungen des organzugehörigen Wirbelsegments auftreten. Die daraus resultierenden Muskelverspannungen verändern das Muskelgewebe. Es entstehen: Schmerz - Kontraktionen - Blutsauerstoffmangel - mehr Schmerzen, ein Teufelskreis entsteht, der aber durchbrochen werden kann. Ödeme und Myogelosen beeinträchtigen die Zelltätigkeit. Der dauernde Schmerzreiz und die angehäuften Gewebeabfallprodukte wie Schlacken, Säuren und Wasserstoffionen depolarisieren die Zellen, d.h. das elektrische Spannungspotential, Voraussetzung aller Lebensvorgänge, senkt sich:

**Alles was schmerzt depolarisiert!**

Kann man den Nervenreiz beseitigen, den Kreislauf wieder in Gang setzen, kann man mit Recht sagen:

**Neues Leben in krankes Zellgewebe durch Deblockierung der Gelenke!**

Bei der Erstellung der Diagnose sind Röntgenbilder manchmal unabdingbar. Sie geben Auskunft über die Skelettstatik des Patienten bei gleichzeitiger Klarlegung der Kontraindikationen.

Kontraindikationen:

1) Entzündlich-infektiöse Prozesse wie Tbc, Staphylokokken.

2) Destruktive Prozesse: Tumoren, Metastasen.

3) Degenerative Knochenprozesse wie Osteoporose.Störungen des Kalkhaushaltes werden auch bei Hypophysen-, Nebennieren- und Schilddrüsendysfunktion hervorgerufen. Vorsicht ist ebenso geboten bei Patienten, die unter Cortisonbehandlung standen - an Basedow leiden oder allgemein bei Frauen nach der Menopause.

4) Frakturen, Fissuren oder Verletzungen der Muskeln und Bänder.

5) Angeborene Anomalien werden grundsätzlich nicht behandelt.

Die unteren Halswirbel erzeugen als Störsymptome Nackenspannungen und bis in die Arme ausstrahlende Schmerzen. Sobald Wurzeldruckverdacht besteht, müssen die Röntgenbilder sehr genau studiert werden. Im gegebenen Falle beginnt der Behandler vorsichtig zunächst mit einer Neuraltherapie. Bandscheibenprolapse sind zwar Seltenheiten in der Halswirbelsäulenzone, dagegen können degenerative Knochen-Knorpelablagerungen nach hinten in die Zwischenwirbellöcher hineinragen.
Anfallartige Schmerzen in der HWS mit Krämpfen oder Lähmungserscheinungen, auch krampfartige periphere Störungen, deuten auf Gehirnschäden oder anatomische Veränderungen einer Arterie hin und **Kontraindikation** ist angezeigt!

Schmerzgebiete, die auf ursächliche Störungen eines bestimmten Wirbelsäulensegments hindeuten:

C 5: Schmerzen an vorderer Schulter, Periarthritis.

C 6: Schmerzen an Außen- und Oberseite Arm.

C 7: Schmerzen an der Schulterrückseite, an Arm, Zeige- und Mittelfinger sowie Unterseite Arm.

C 8: Schmerzen an Innenseite Arm, an Ring- und Kleinfinger. Brachialgie.
Armschmerzen mit Einschlafen der Arme und Hände, die hauptsächlich nachts auftreten, sind teilweise auch vegetativ bedingt und haben oft Kreislaufstörungen mit Ablagerungen zur Folge - sie befallen meist weibliche Patienten. Behandlung geschieht zusätzlich mit Wärme und Neuraltherapie.

## Brustwirbelsäule:

Die Brustwirbelsäule stellt die meisten Nervenverbindungen zu den inneren Organen. Hier kann der manuelle Therapeut wichtige vegetative Vorgänge wie Kreislauf, Atmung und Verdauung mit Erfolg beeinflussen, vorausgesetzt daß die Ursache der Störung auf eine Wirbelblockade zurückzuführen ist, zum Beispiel bei Herzbeschwerden, die auf reflektorischem Wege aus Funktionsstörungen der Wirbel C 5 bis Th 4 entstehen. Blockierung der Brustwirbelsäule nach beispielsweise einem Herzinfarkt zeitigt günstige Behandlungsresultate. Auch gegenseitige Störungen zwischen Herz und Wirbelsäule können manuell günstig beeinflußt werden. Zusammenfassend sprechen für statikbedingte Ursachen bei Herzbeschwerden:

1) Andauernde Schmerzen (Differentialdiagnose: Herzinfarkt!!).
2) Andauerndes Gefühl beim Patienten von Druck, Spannung in der Brust und die Angst nicht durchatmen zu können.
3) Der Patient spricht gar nicht oder nur sehr langsam auf Nitroglyzerin an.
4) Schmerzen treten vorwiegend in Ruhelage auf. Auftretende Schmerzen werden durch Bewegung der Arme verstärkt.
5) Die Schmerzen konzentrieren sich hinter dem Brustbein oder zwischen den Schulterblättern mit Ausstrahlungen zum Verlauf der Rippen.

In der Brustwirbelsäule ergeben statische Störungen keine motorischen oder sensiblen Symptome. Die Schmerzen treten lokal an der Wirbelsäule oder zwischen den Rippen auf. Andere, mehr periphere Sensationen im Brustkorb kommen vom Herzen, der Lunge oder sind Herpes-zosterschmerzen (diese beginnen oft, ehe man die typischen Hautreaktionen erkennen kann). Ein "Gürtelschmerz" in der BWS warnt vor Magen-Darmgeschwüren, entzündlichen Prozessen in der Galle, in Magen-Darm, der Bauchspeicheldrüse oder vor Tumoren!

Lendenwirbelsäule:
Symptome, die auf Schäden an der Lendenwirbelsäule deuten: Bewegungs- und Belastungsschmerz, der oft beim Bücken oder Drehbewegungen ausgelöst wird. Andere auslösende Störursachen: Unterleibsorgane, Nieren, Dickdarm mit Hämorrhoiden und Verstopfung können starke Rückenschmerzen auslösen. Hier ist es für den Behandelnden wichtig, die Anamnese zu beachten!

Viele Formen des Lumbago-Ischias sind bandscheibenbedingt. Denn bei Gelenkdysfunktionen der Lendenwirbelsäule spielen die dadurch entstehenden Bandscheibenvorwölbungen eine wichtige Rolle, da in ca. 80-90% der Fälle von Lumbago-Ischias die Ursachen auf diese Blockierungen zurückzuführen sind, sie können deshalb auch mit gutem Resultat behandelt werden. Ein echter Bandscheibenprolaps ist dagegen selten und kontraindiziert. Die meisten prolapsverdächtigen Fälle sind in Wirklichkeit Bandscheibenvorwölbungen und durch Skelettschiefstellungen hervorgerufen. Die Rehabilitierungsmöglichkeiten sind hier besonders gut.

**Vor** der Behandlung eines Patienten mit **sehr** starken Schmerzen muß der behandelnde Chiropraktiker sich zwingend folgende Fragen stellen: Strahlen die Schmerzen in **beide** Beine aus oder sind Parästhesien im "Reithosengebiet" vorhanden? Falls eine Frage mit "Ja" zu beantworten ist, darf nicht chiropraktisch behandelt werden, da Gefahr der Caudaabquetschung vorliegt.

Es verbietet sich von selbst, einem Patienten mit großen Schmerzen eine Behandlung aufzwingen zu wollen. Hier heißt es also, vorsichtig zu sein und evtl. mit Neuraltherapie zu beginnen, auch sehr vorsichtig dosierte, manuelle Traktionsgriffe können empfohlen werden. Neigt sich der Patient zur Schmerzgegenseite ist dies eine Indikation für manuelle Behandlungsmöglichkeiten. Denn dies weist darauf hin, daß die Bandscheibe seitlich verklemmt ist und auf die Nervenwurzel drückt. Durch Schonhaltung kann der Patient jedoch diesen Druck reduzieren. Neigt sich der Patient jedoch zur Seite des Schmerzes, kann dies ein Zeichen dafür sein, daß Teile des Bandscheibenkerns nach hinten drängen.

Hier ist manuelle Therapie nur mit großer Vorsicht einzusetzen:

1) Bei Wurzelkompressionen, die immer sowohl Schmerz als auch Bewegungsausfall zur Folge haben.
2) Bei Schmerzen, die durch Husten, Lachen oder Pressen verstärkt werden.
3) Wenn Schmerzausstrahlung durch Bewegung entgegengesetzt der Schonhaltung hervorgerufen wird.
4) Wenn der Schmerz wie ein elektrischer Schlag wahrgenommen wird.
5) Wenn der Lasègue-test schon unter 45° positiv ist.

Diese 5 besonders wichtigen Punkte sollte sich der behandelnde Chiropraktiker stets vor Augen halten - und danach handeln!

Die Schmerzdiagnose:

1) Statische Störungen werden durch die Nozizeptoren, also die Störungsfühler in den Gelenken, zum Rückenmark weitergeleitet und erzeugen so primär eine Verspannung der Rückenmuskeln. Hier liegt der Schmerz zunächst noch latent, kann aber auch bis zum Gehirn vordringen und dadurch akut werden. Schmerzen können aber auch durch direkten Druck auf einen Nerven (auf Grund einer Verengung des Foramens) durch beispielsweise eine Bandscheibenvorwölbung entstehen.

2) Der Schmerz kann durch Reflexe von einem inneren Organ auf den zugehörigen Muskel- oder Hautbezirk übertragen werden, was Reizzustände mit Gewebeveränderungen zur Folge hat. Reflektorische Schmerzzustände durch Gelenkblockaden oder in gewissem Maße umgekehrt auch durch Organstörung verursacht sind wichtige Arbeitsgebiete des Chiropraktikers. Diagnostisch muß er die Nervenwurzelkompression von den nozizeptiven (von den Wirbelgelenken ausgehenden) Störungen unterscheiden können. Auch die nozizeptiven Störungen (Wirbelgelenkblockaden) erzeugen in die Glieder ausstrahlende Schmerzen, ähnlich wie bei dem Nervenwurzelsyndrom. Diese nozizeptiven Störungen treten dann auf, wenn die Störungsreaktionen aus dem Rückenmark über die vorderen Nervenäste, die die Muskeln der Arme und Beine versorgen, weitergeleitet werden. Bei den echt radikulären, also nervenwurzelbedingten und akuten Symptomen muß man mit größter Vorsicht an die Behandlung herangehen.

## ERSTELLEN DER DIAGNOSE AN VERSCHIEDENEN WIRBELSÄULENABSCHNITTEN

Halswirbelsäule:

Die beiden ersten Halswirbel nehmen eine Schlüsselposition ein. Hier können Verschiebungen und Veränderungen sekundäre Fernwirkungen im ganzen Körper nachsichziehen. Veränderte Druckverhältnisse durch statische Störungen können Haltung, Atmung, Kreislauf und Nervenfunktionen beeinträchtigen. Müdigkeit oder Depressionen können Symptome vegetativer Störungen sein. Allgemeine Beeinträchtigung des Kreislaufs zwischen Kopf und Körper, Kopfschmerzen, Schwindel und Ohrensausen sind jedoch die häufigsten Störsymptome der oberen Halswirbel.

Bei Störungen des Patellarreflexes besteht ein Druck im Wirbelsegment L4, und die Schmerzen treten auf der Vorderseite des Oberschenkels bis zum Knie auf.

Bei Störung des Achillessehnenreflexes sind die Ursachen bei L5 zu suchen. Schmerzen treten dabei auf der Außenseite des Beins bis zur großen Zeh auf.

Wenn der Patient die große Zeh nicht nach oben bewegen kann, sind die Ursachen bei S 1 zu suchen. Schmerzen treten auf der Rückseite des Beins bis zur kleinen Zeh auf.

Ischiassymptome können aber auch hervorgerufen werden durch: Osteophyten oder Metastasen, die die Raumnot im Zwischenwirbelloch verursachen.
Entzündliche Zustände auf Grund einer Störung oder Tumoren im Urogenitalbereich oder Mastdarm.
Periphere Verletzung oder Entzündung der Nerven- oder Blutbahnen.

Bei folgenden Ischiassymptomen ist Vorsicht geboten - Tumorverdacht!: Doppelseitige Schmerzen mit Ausstrahlungen nach der Vorderseite des Oberschenkels. Schmerzen die nicht segmentbegrenzt sind. Schmerzen auch im Liegen. Schmerzen trotz negativen Lasèguetestes. Bewegungsausfall ohne Schmerzsymptome. Bei Muskelatrophie.

Unklare Schmerzen im Kreuz mit beiderseitiger Ausstrahlung zur Oberschenkel-Hinterseite können auf einen beginnenden Bechterew deuten, ein progressiv-entzündlicher Prozeß, der im akuten Stadium nicht manuell behandelt werden kann und darf. Röntgenbilder geben klare Aussage: Verdickung der Kreuzdarmbeingelenke.

Becken:

Eine erworbene Beckenverschiebung mit einer Kreuz-Darmbeinblockade entsteht meist durch Stoß, Sturz oder einseitige Überbelastung. Die **Beinlängenvergleichsmessung** gibt bei der Untersuchung der Beckenstatik eine gute Aussage. Auch muß untersucht werden, ob eventuell ein kürzerer Schenkelknochen vorhanden ist. Beckenschmerzen können auch ausstrahlen, z.B. zur Außenseite eines Beins, jedoch nie bis zum Fuß. Als organische Störfaktoren kommen in Frage: Genitalien, Blase und der Enddarm.

Bei der Erstellung einer Karteikarte für neu aufgenommene Patienten ist es für den Behandler notwendig, einen vorgegebenen Fragenkomplex zur Hand zu haben. Dabei kann er auch feststellen, inwieweit der Patient für eine chiropraktische Behandlung in Frage kommt. Gewisse Fragen, die im Verlauf des ersten Besuches besprochen werden, erübrigen sich vielleicht oder beantworten sich von selbst. Das Wesentliche ist zunächst der gute Kontakt mit dem Patienten. Die hier aufgezeigten Vorschläge dienen deshalb auch nur als Stütze.

## FRAGENVORSCHLAG ZUR ANAMNESE

Allgemeine Fragen zum gesundheitlichen Status:

-Welche Beschwerden haben Sie?
-Welche Untersuchungen wurden gemacht? Mit welchen Ergebnissen?
-Haben Sie Infektionskrankheiten gehabt: Tbc, Hepatitis usw...?
-Sind Sie geröntgt worden, in welchem Krankenhaus, wann?
-Sind Sie operiert worden, woran? Nehmen Sie Medikamente, welche?
-Haben Sie früher manuelle Behandlung bekommen?
-Haben Sie Herzbeschwerden? (evtl. Puls und Blutdruck messen)
-Müssen Sie nachts Wasser lassen?
-Haben Sie Magenschmerzen?
-Ist Ihre Verdauung in Ordnung, haben Sie täglich normalen Stuhl?
-Schlafen Sie im allgemeinen gut?
-An welchen Krankheiten leiden Ihre Eltern und Geschwister?

Spezifische Fragen zum biomechanischen Status:

-Wo haben Sie Schmerzen? Seit wann? Zum erstenmal?
-Zentral? Mehr rechts? Mehr links?
-Sind die Schmerzen langsam entstanden oder plötzlich? Wann?
-Mit Ausstrahlung? Bis zum Knie? Im ganzen Bein?
-Haben Sie Hexenschuß gehabt? Ischias? - links oder rechts?
-Haben Sie Schmerzen im Brustrücken? Auf welcher Seite?
-Haben Sie Schmerzen oder Steifheit im Nacken? Mit Ausstrahlung in die Schulter? In den Arm, die Hand, die Finger?
-Fühlen Sie Taubheit, Zittern, Kribbeln in den Armen oder Beinen?
-Haben Sie mehr Schmerzen morgens? Schlafen Sie auf dem Bauch?

Bei Frauen: -Haben Sie vor oder während der Menstruation Rückenschmerzen, wenn ja - wo?

(Zwei Tage vor und während der ersten beiden Menstruationstage werden normalerweise keine Behandlungen ausgeführt).

-Haben Sie Kopfschmerzen? Wo konzentrieren sich die Schmerzen?
-Fühlen Sie sich manchmal schwindlich?
-Haben Sie eine Gehirnerschütterung gehabt?
-Im allgemeinen - haben Sie mehr Schmerzen im Stehen als im Liegen?
-Sind es örtliche, ständige, dumpfe Schmerzen?
-Sind Sie längere Zeit mit Cortison behandelt worden? Weshalb? Wann?

Auf der kompletten Karteikarte mit Angaben zur Person des Patienten, Resultat der Anamnese und der Diagnose des Behandlers, sehen die Anzeichnungen der angewandten Therapie beim Patienten etwa so aus:

R.B. 1,5 cm k. = rechtes Bein 1,5 cm kürzer.
17.12.80 LB$\underline{R}$ + L + DR + L + AX$\underline{R}$ + L + AT$\underline{L}$ + 4.5. CR: = Patient am 17.12.80 behandelt: Lumbal rechts (der Strich unter dem R bedeutet, dass rechtes Bein kürzer war) + links + dorsal rechts + links (behandlung der thoracalen Wirbelsäule) + Axis rechts ( der strich unter dem R bedeutet, dass die Axis von rechts nach links behandelt wurde) + links + Atlas links (der Strich unter dem L bedeutet, dass der Atlas von links nach rechts adjustiert wurde) + 4. und 5. zervikal rechts.

*Es ist eine alte Erfahrungstatsache: **Erworbene Schiefstellungen** machen vor keinem Menschen Halt! Daraus ergibt sich, daß nicht nur junge Menschen, sondern auch Patienten von 80 Jahren und mehr, Behandlung suchen, was durchaus nicht als Seltenheit anzusehen ist. Der älteste vom Verfasser behandelte Patient war ein 93-jähriger Geistlicher, der sich nach H.W.S. - Behandlungen - wie er selbst sagte - wie ein "neuer Mensch" fühlte.*

*Es ist selbstverständlich, daß Repositionen bei alten Menschen besonders vorsichtig durchgeführt werden müssen.*

*Abschließend zu den Kapiteln: Chiropraktische Behandlungen muß an dieser Stelle auf eine selten besprochene und nicht unwichtige Tatsache hingewiesen werden: Man sollte Skelettverschiebungen in zwei Gruppen einteilen - die statische und die reflektorische. Denn die Chiropraktik wird oft nur als eine Art Reflextherapie betrachtet - das ist manchen Chiropraktikern bekannt. Da sich bei reflektorischen Vorgängen die Auswirkungen leider nicht immer ganz überblicken lassen, kann der Behandler den wirklichen Wert seiner Behandlung nicht immer sofort beurteilen. Und da die direkte Auswirkung auch bei der Beckenbehandlung eine reflektorische sein kann, da allzuviele muskelsteuernde Nervengruppen betroffen sein können, muß bei der der Behandlung folgenden Beinlängenvergleichsmessung immer in Betracht gezogen werden, daß vorübergehend entspannte Muskelgruppen den Eindruck erwecken können, als ob eine echte Reposition eingetreten wäre. Oft verläßt der Patient die Praxis mit der Überzeugung "Jetzt geht es mir wieder besser!" Früher oder später stellen sich die alten Beschwerden jedoch wieder ein.*

*Bei Verschiebungen in der Bekkenregion geben Palpation und Beinlängenvergleichsmessung im allgemeinen zwar sehr gute Anhaltspunkte, aber keine absoluten Indikationen über die Lage der Kreuzdarmbeingelenkverbindungen und des Kreuzbeins zum 5. Lendenwirbel. Nicht einmal sehr gute Röntgenbilder können manchmal letzte Klarheit schaffen. Deshalb muß der Behandler schon bei der Aufnahme der Anamnese klarstellen, wie eine solche Verschiebung entstanden sein kann. (Bei Unfällen läßt sich dies relativ leicht rekonstruieren und entsprechende Schlüße daraus ableiten). Denn...*

*...auch detaillierte Anweisungen zum Vorgehen bei Behandlungen müssen immer unvollständig und begrenzt bleiben. Mit anderen Worten sollte und wird der erfahrene Chiropraktiker auch nach eigenen Behandlungsmöglichkeiten suchen. Alleine die Individualität des menschlichen Körpers zeigt in diese Richtung!*

*Zum Beispiel darf man davon ausgehen, daß ein Rechtshänder fast immer auf die rechte (Hüft-)Seite fallen wird, da hier die Rechte die "intelligentere" und im Fallen als "Verteidigungsseite" in Aktion tritt. Es kommt nicht von ungefähr, daß etwa 80% aller Verschiebungen im Beckenraum auf der rechten Seite zu suchen sind, denn nur etwa ein Fünftel der Menschen sind Linkshänder. Es sollte auch dies eine nicht zu übersehende Tatsache bei der Aufnahme der Anamnese sein. Der gute Chiropraktiker muß außerdem auch immer bemüht sein, den "kürzesten Weg" bei Repositionen zu beschreiten, um Überdehnungen der Bänder zu vermeiden!*

* * * * *

*Wenn etwas passiert, sind es oft gerade die kleinen und unbeachteten Veränderungen, die die größten Nachwirkungen auslösen können. Daran sollte der Praktiker denken - und es auch seine Patienten wissen lassen!*

# DIE SCHMERZLOSEN GEFAHREN IN DEN KINDERJAHREN

Kinder spielen, springen, raufen sich, treiben Sport, fallen und schlagen sich, aber dadurch haben 40 - 60 % aller Schulkinder erworbene Beckenverschiebungen und sind damit für Ischias und Hexenschuss prädisponiert. Auch eine krankhafte Schiefstellung entwickelt sich mit dem Kinde. Knochen, Sehnen und Muskeln, alles passt sich der Schiefstellung an. Das Kind kann nicht richtig frei springen und schwimmen hat es schwer still zu sitzen und sich zu konzentrieren. Es entstehen Minderwertigkeits- und Depressionsgefühle. Diese Kinder fühlen eine körperliche und geistig-seelische Entwicklungsstörung. Sie fühlen sich nicht frei, sie können es ja auch nicht, da sie in ihrer gesamten Entwicklung gehemmt sind.
Schmerzen haben die Kinder zunächst aber meistens noch keine oder nur geringe, da ihr Körper noch beweglich und geschmeidig ist. Erst nach abgeschlossener Entwicklung beginnt langsam aber sicher das Elend!
Hier haben alle Behandler eine echte Aufgabe! Dashalb sollte der Behandler eltern stimulieren, ihr heranwachsendes Kind mindestens ein- bis zweimal im Jahr skelettstatisch kontrollieren zu lassen.
Und so wird 's gemacht:
Der Behandler stellt sich hinter das entkleidete Kind. Zunächst lässt er es den Kopf nach links und rechts drehen, der normalerweise parallel zur Schulter gehen sollte. Danach kontrolliert er die Stellung der Analfalte, die senkrecht verlaufen muss. Die Körperstatik wird vor allem durch die Vergleichsmessung der Beinlänge kontrolliert. Das Kind liegt dabei in entspannter Bauchlage mit der Nase nach unten. Der Behandler erfasst mit beiden Händen die Fussgelenke - die Mittelfinger unter den inneren Knöcheln. Sodann lässt er sein eigenes Körpergewicht leicht nach hinten fallen, sodass es zur Spannung in den Beinen des Kindes kommt. Und nun vergleicht er die Lage der Mittelfinger zueinander. Wie bereits beschrieben, Seite 57.

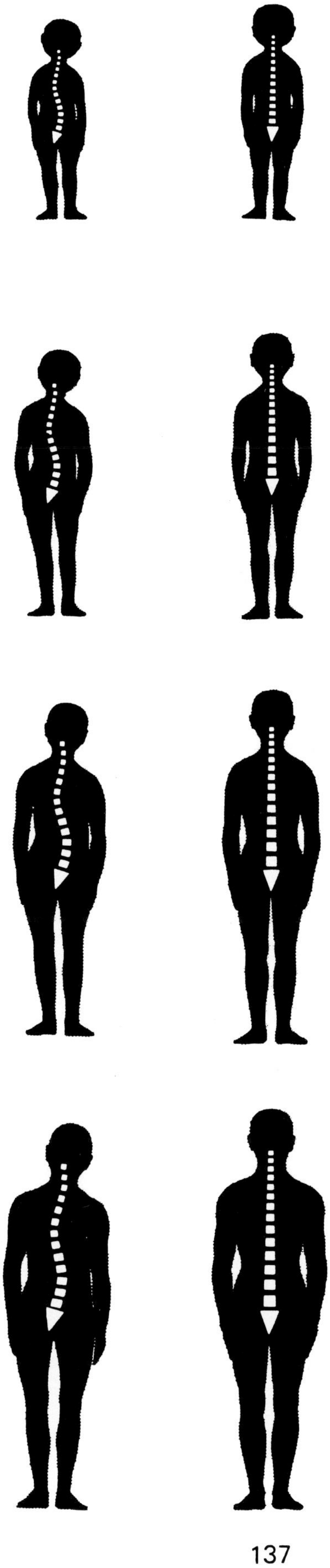

Da die Betreuung der Gesundheit heranwachsender Jugend eine besonders wertvolle und wichtige Aufgabe ist, sollte kein Behandler diese grosse Möglichkeit versäumen. Der Erfolg wird Ihnen belohnen!

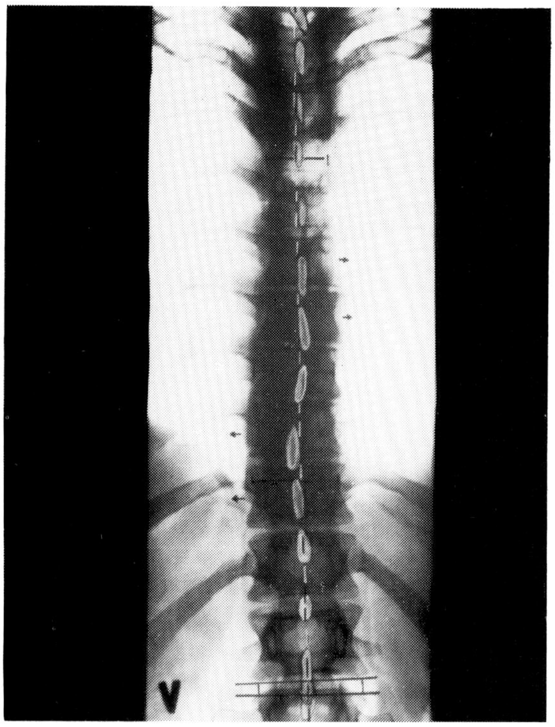


Junger Mann. Als Kind leicht rachitisch. Sämtliche BW stehen etwas schief. Die Bandscheiben sind falsch belastet. Müdigkeit beim Sitzen, Schmerzen nach anstrengender Arbeit.

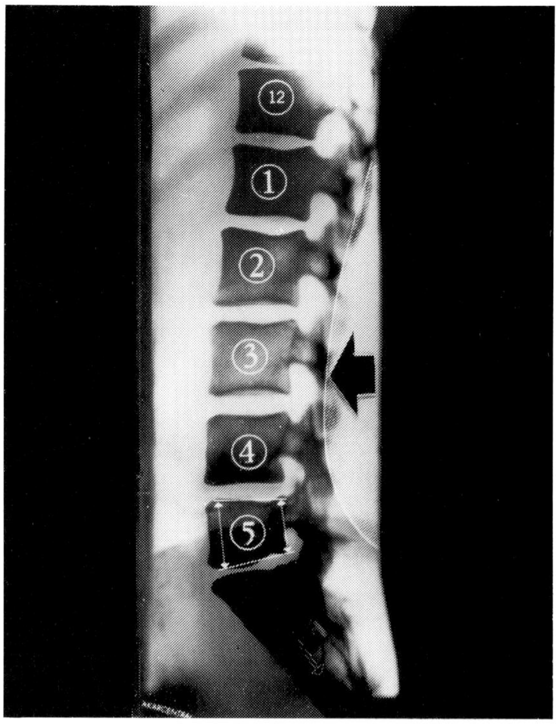


Patient hat Planrücken mit Beschwerden beim Sitzen und im Liegen. Die Form des Kreuzbeins ist verflacht, die letzte Bandscheibe degeneriert. Die Nervenpassage dadurch eingeengt.

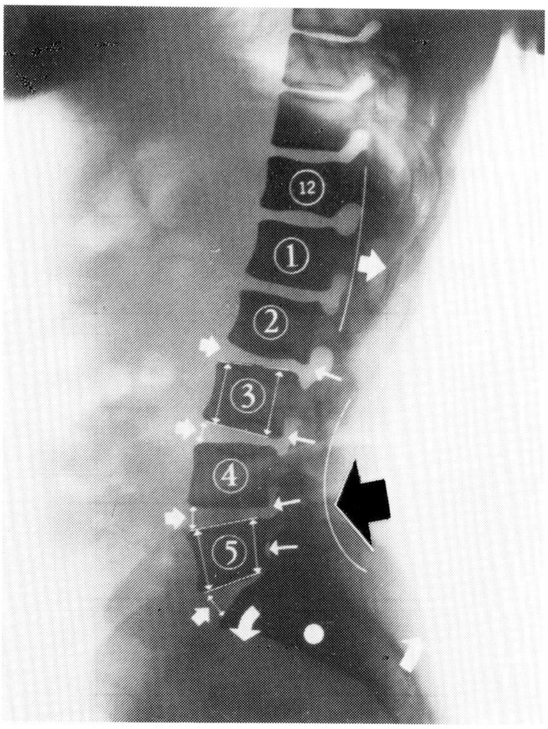


Erwachsener Patient, als Kind schwer gestürzt. Entstandene Hüftbeinverschiebung blieb unbehandelt. Vom 20. Lebensjahr an rezidivierende Lumbalgien, Ischialgien, Haltungsfehler mit Rundrücken und Hängebauch.

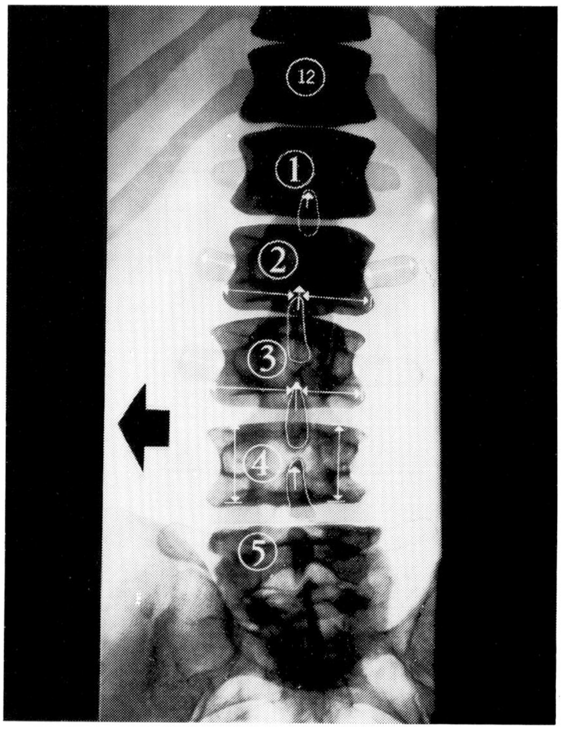


Erworbene, einseitige Beinverkürzung als Folge einer Beckenschiefstellung, die die gesamte Wirbelsäule in Mitleidenschaft zieht und schiefstellt. Die Lendenwirbel sind verdreht und nach links ausgewichen.

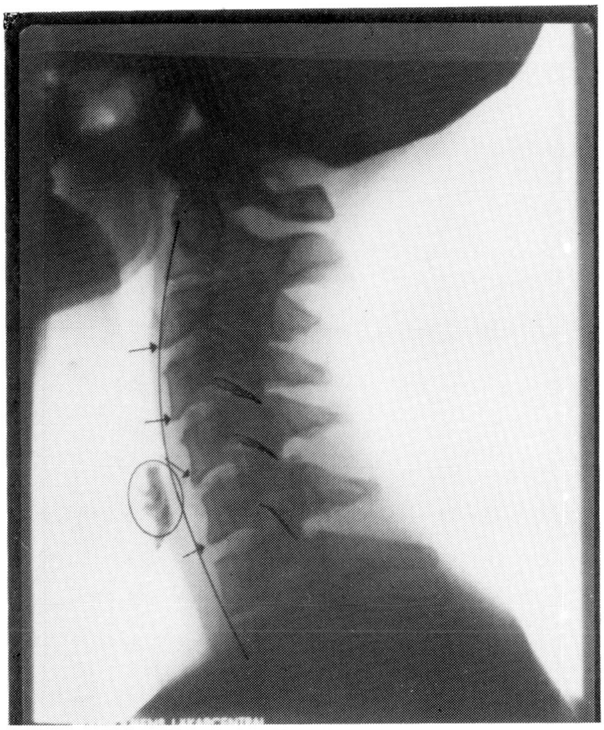

Pat. 30 Jahre. Autounfall mit 20 J. Die HWS-kurve ist verändert, schiefgestellt und deformiert. Patient hat Schluckbeschwerden und Angstgefühle.

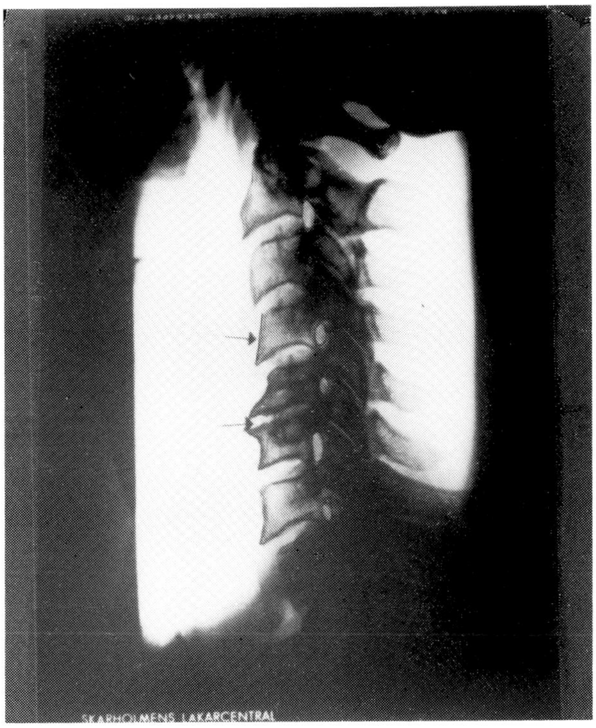

Pat. 51 J. hat Schwierigkeiten rechten Arm zu heben. Erworbene Halswirbelverschiebungen, die nicht rechtzeitig behandelt wurden sind Entartungsursache.

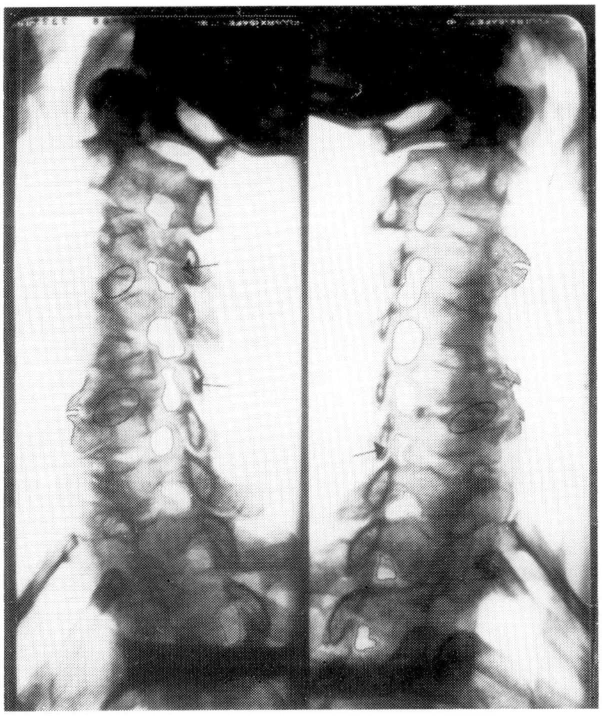

Pat. vor 40 J. schwer gestürzt. Danach ständige Kopfschmerzen. Heute: Parästhesien in rechtem Arm und Hand. HWS degeneriert mit knöchernen Verwachsungen und degenerierten Bandscheiben, eingeengte Nervenpassagen.

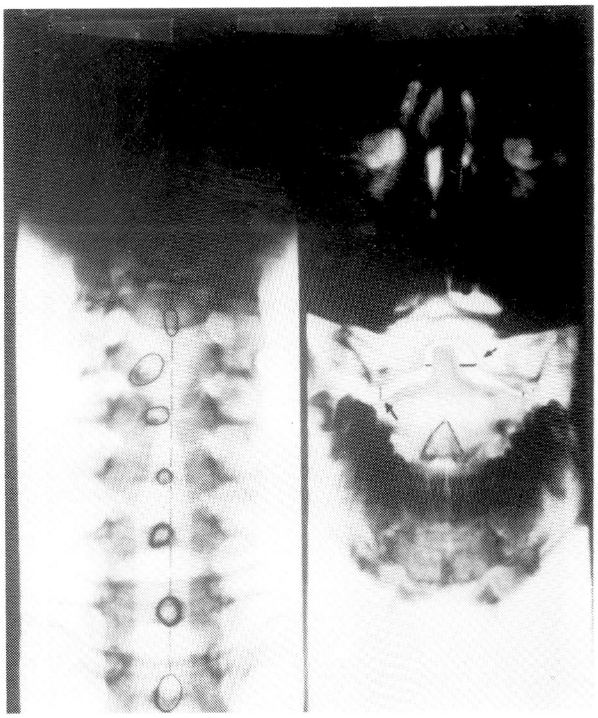

Pat. 16 J. vor 3 Jahren Sturz vom Fahrrad. Rechte Röntgenaufnahme zeigt Atlas-Axis durch offenen Mund. Gelenkspalt links ist größer, die Dens nach links verschoben, Atlas nach rechts.

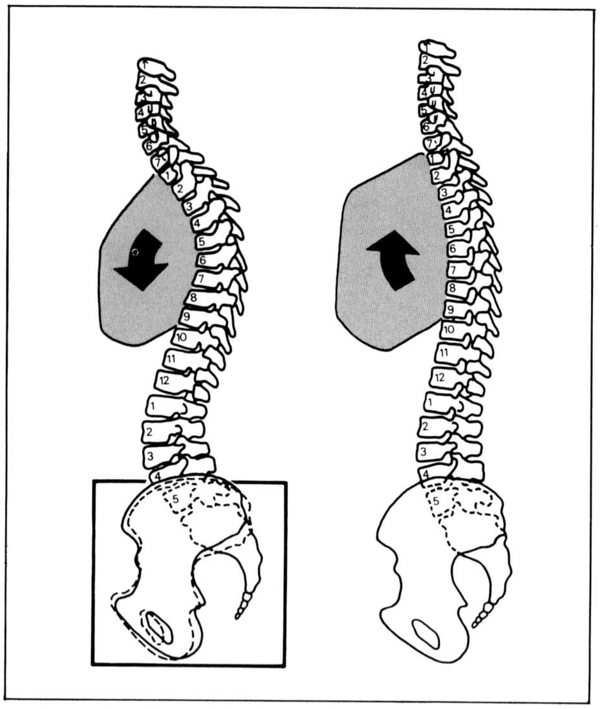

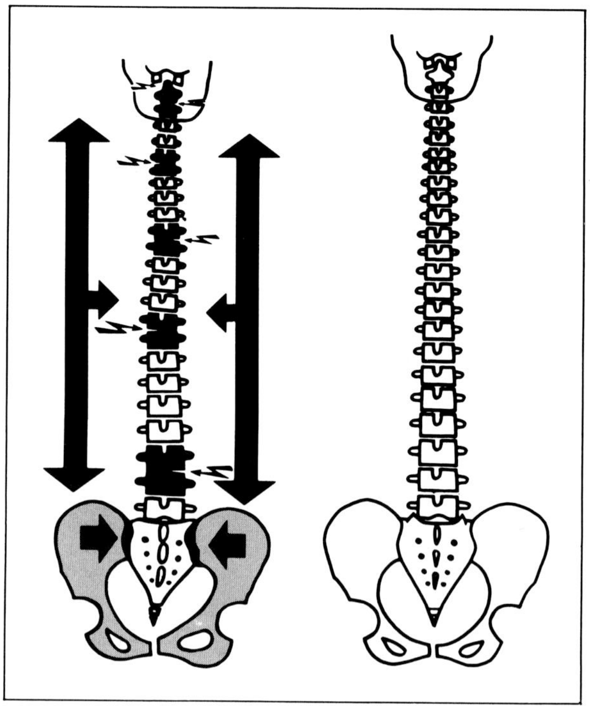

Bei einer Beckenschiefstellung tritt bei Belastung die stärkste Hebelwirkung in den Ilio- und Lumbosacralgelenken, in den Verbindungen L 2-3 (solange keine Knickskoliose vorhanden ist), D 6-9, C 5-7 und in den Atlas-Okziputgelenken auf. Außerdem entsteht eine Falschbelastung in den Hüft-, Knie- und Fußgelenken. Durch die folgende Verdrehung des Oberkörpers werden Schultergelenke und Rippenansätzen fehlgestellt. Und als Folge verliert die gesamte Haltemuskulatur ihren normalen Tonus.

# AUS DER ERKENNTNIS VON URSACHE UND WIRKUNG ENTSTEHT DIE KUNST DES KÖNNENS

**Wilh. P. Ackermann**

# K A P I T E L X

## S I T Z E N U N D L I E G E N

## FALSCH ODER RICHTIG

### DIE BEEINFLUSSUNG SKELETTMECHANISCHER VORGÄNGE DURCH ÄUßERE UMSTÄNDE IM SITZEN UND LIEGEN

Die beiden folgenden Abschnitte wurden vom Verfasser mit aufgenommen, weil er am eigenen Körper verspürt hat, was es bedeutet, bei erworbener Beckenverschiebung zu sitzen oder zu liegen. Seine Forschungsergebnisse sollen Ihnen als Praktiker das notwendige Wissen vermitteln, sodaß Sie Ihren Patienten mit guten Ratschlägen noch mehr helfen können. Auch wird kein Sitzformgeber ohne das Wissen über die allzu oft vorkommende unphysiologische Beckenstellung, wie sie in den Kapiteln 1-5 beschrieben ist, funktionelle, den anatomischen Erfordernissen entsprechende Sitzgelegenheiten ausarbeiten können.

## DIE SITZPROBLEME DES MENSCHEN

**Sitzen – das große Problem**, mit dem sich der moderne Mensch täglich auseinandersetzen muß. Beim Vergleich der beiden unten abgebildeten Säulen, fällt das Mißverhältnis zwischen dem belastenden Aufbau und dem Fundament bei der rechten Säule auf. Ähnlich verhält es sich auch beim Menschen – nur besteht in der Beckenregion eine

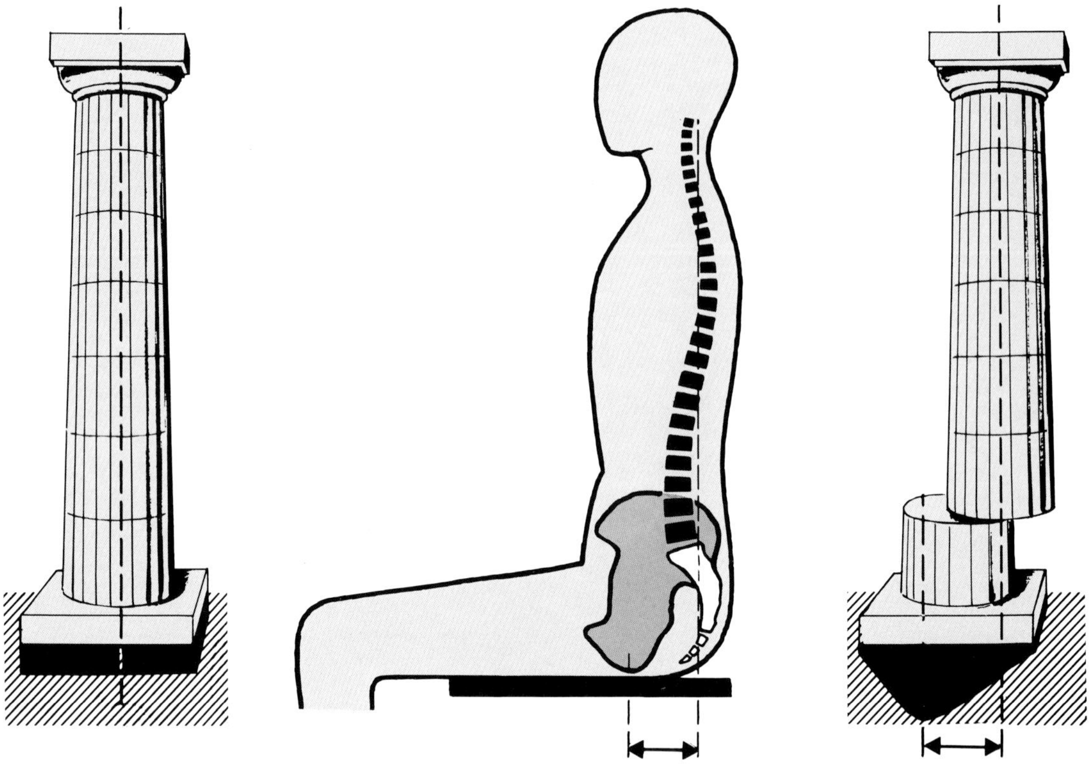

Diskrepanz zwischen dem was sich beim Menschen körperlich entwikkelt hat und wie es von ihm genutzt wird. Denn genutzt wird es meist falsch. Hier entstehen Rückenschäden und sich langsam einschleichende Bandscheibenschäden durch unphysiologische Arbeits-

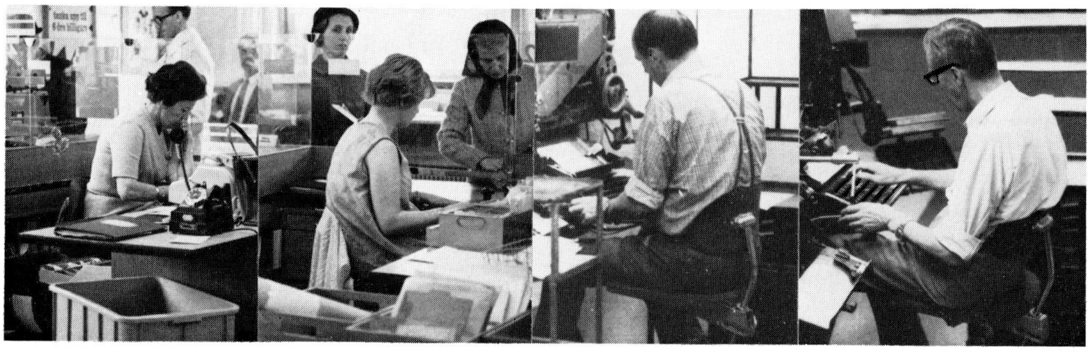

haltungen. Unphysiologisch deshalb, weil durch die einseitig belastende Arbeitshaltung einzelne Stellen oder ganze Partien des Skeletts andauernd überbelastet werden. Nachteilig unterstützend wirken außerdem schlecht ausgeformte Sitze und Sitzstützen. Warum wehrt sich der arbeitende Mensch nicht gegen Arbeitsstellungen wie oben abgebildet? Er wehrt sich leider nur instinktiv, da er andere Möglichkeiten meist nicht hat, dadurch daß er sich beim Sitzen zusätzlich irgendwie verspannt, um entstehende Ermüdungserscheinungen auszugleichen. Dazu kommt ein wesentlicher Faktor, der Zeitfaktor. Der Mensch sitzt morgens beim Frühstück, auf dem Weg zur Arbeit im Auto, im Bus oder Zug. Dann sitzt er oft stundenlang bei der Arbeit, unterbrochen vom Sitzen beim Mittagsimbiß. Abends sitzt der selbe arme Mensch oft stundenlang vor dem Fernsehgerät. Daraus läßt sich ohne weiteres ableiten, daß ein sonst wohlfunktionierendes Bewegungs- und Stützsystem an den entscheidenden Stellen atonisch wird, das heißt, daß das Zellgewebe und die Muskeln erschlaffen. Das wiederum macht den Übergang des Beckens zum Rückgrat labiler und fördert die krumme Sitzhaltung. Denn das Sitzproblem muß so gesehen

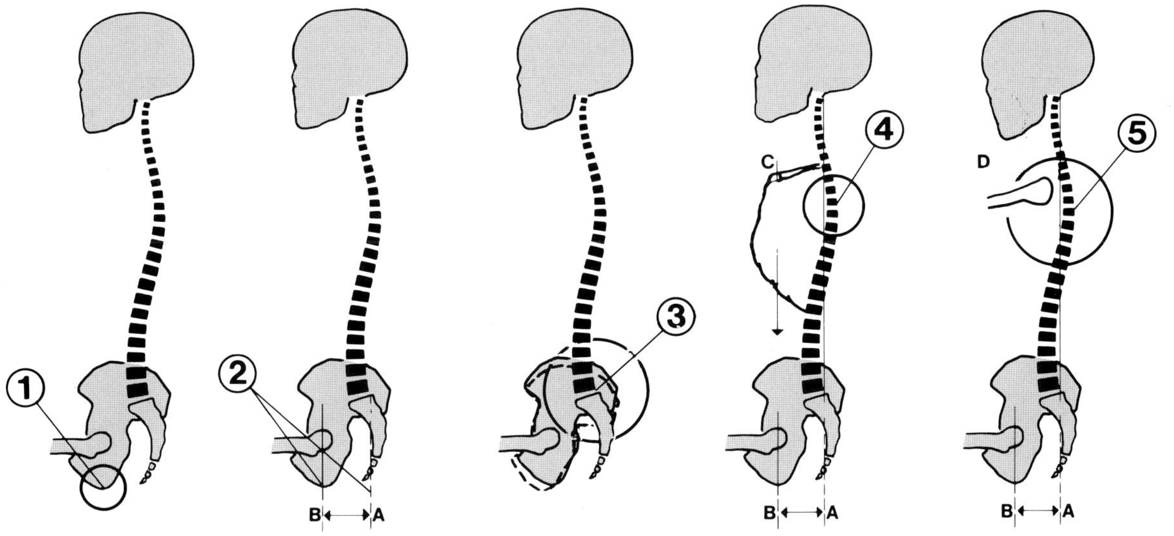


werden:

(1) Instabile Auflagefläche, 1: Auf den kleinen, etwa Zweimarkstückgrossen, abgerundeten Sitzbeinhöckern liegt praktisch das gesamte Oberkörpergewicht, falls das sie umgebende Stützgewebe nicht entwickelt oder bereits verlorengegangen ist.

(2) Angeborene Sitzschwäche: Dazu kommt, wie bereits bekannt, dass das resultierende Oberkörpergewicht einen ständig erhöhten Muskeltonus voraussetzt, der bei eintretender Erschlaffung oder bestehender Bänderschwäche in den unteren Lendenwirbeln eine Kyphose erzeugen muss.

(3) Erworbene Sitzschwäche (Hüftbeinverschiebung): Bei erworbenen Missverhältnissen der Beckenhälften zueinander bedeutet dies ausserdem eine seitliche Belastung einer schon entstehenden Kyphose.

(4) Belastung des Thorax C vor der Achse A auf B: Das vor dem Rückgrat wirksame Gewicht des Brustkastens bewirkt eine Kyphose auchim Brustrücken C.

(5) Belastung der Arme D vor der Achse A auf B: Verstärkend bei all diesen "Schiefhalte-Folgeerscheinungen" sind Arbeitsstellungen mit vorgestreckten Armen und vornübergebeugtem Oberkörper D.

Die in den Abbildungen (2), (4) und (5) angegebenen Abstände B-A erklären den notwendigen erhöhten Muskeltonus beim Sitzen. Denn diese Strecke zeigt, dass das resultierende, wirksame Oberkörpergewicht nicht über den resultierenden Anlageflächen liegt. Die zu befürchtenden schädlichen Einwirkungen sind somit auch klar erkennbar.

Dieses anatomisches Wissen über eine gesunde und Krankhafte Skelettmechanik - auch wie sie in den Kapiteln 2, 3 und 4 beschrieben ist, ist jedem Formgeber von Sitzmöbeln zu empfehlen.

Als Beispiel dieser zu erwartenden, schädlichen Einwirkungen mag hier die erste Schreibkraft eines Betriebes gelten. Wieviel sie leisten kann, hängt außer den eigenen Qualifikationen, von anderen auf sie einwirkenden Faktoren ab. Beleuchtung, Luft, Lärm u.a. - aber nicht zuletzt spielt auch der Arbeitsstuhl, auf dem sie sitzt und der anatomisch vielleicht nur unvollkommen angepaßt ist, eine entscheidende Rolle. Durch Nachlassen des zum richtigen Sitzen notwendigen Muskeltonus in der Gesäßregion und im Rücken schieben sich, da Gegenkräfte fehlen, der Unterkörper und die Oberschenkel nach vorn. Dadurch entstehen Überbelastungen im Lendenrücken, im Brustrücken, ja sogar die Halswirbelsäule wird in Mitleidenschaft gezogen. Dadurch, daß das gesamte Rückgrat in irgendeiner Form falschbelastet wird, können schädliche Einflüsse auf das allgemeine gesundheitliche Befinden nicht ausbleiben. Denn anatomisch bedingte Belastungs- und Bewegungsgrenzen dürfen nicht überschritten werden - vor allem nicht über längere Zeit.

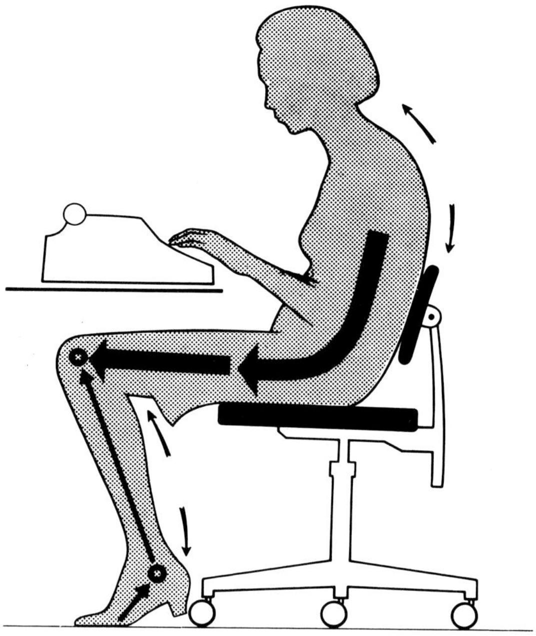

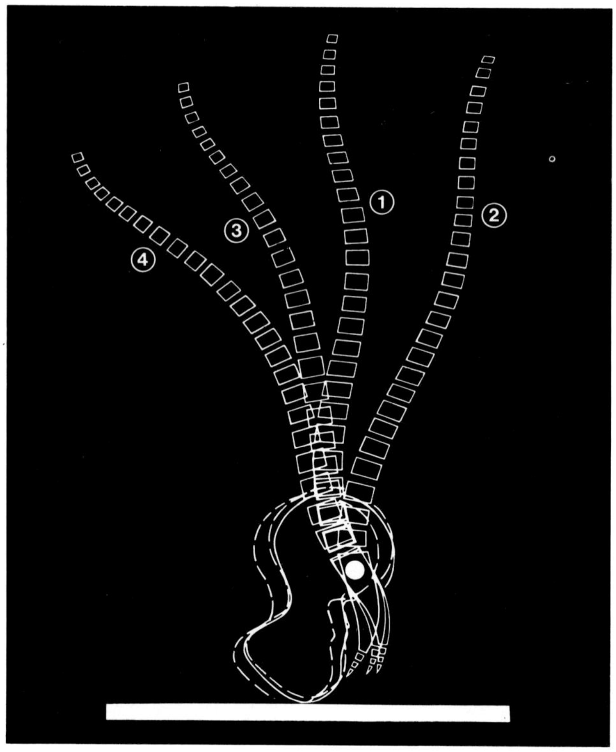


Als erstrebenswert für das richtige Sitzen gilt nun also die oben abgebildete "Normalstellung" des Rückgrats (1), da sie die geringsten Belastungen und Verschleißerscheinungen mit sich bringt. Die falsche Sitzhaltung der oben abgebildeten Sekretärin entspricht im Brustrücken etwa dem Haltungsbeispiel (3) und im Lendenabschnitt Sitzhaltung (2). Dadurch entstehen unnormale Spannungen.

DAZU MUSS MAN WISSEN, daß bei dieser richtigen Sitzhaltung die Belastung der Bandscheiben minimal ist. Die physiologischen Krümmungen der Wirbelsäule verteilen harmonisch das Gewicht der verschiedenen Körperteile oberhalb des Kreuzbeins, und werden durch die individuelle Keilform der Wirbel gebildet. Dabei geben die Bandscheiben – physiologisch richtig – genügend Spielraum für die ungestörte Passage der Nervenbahnen.

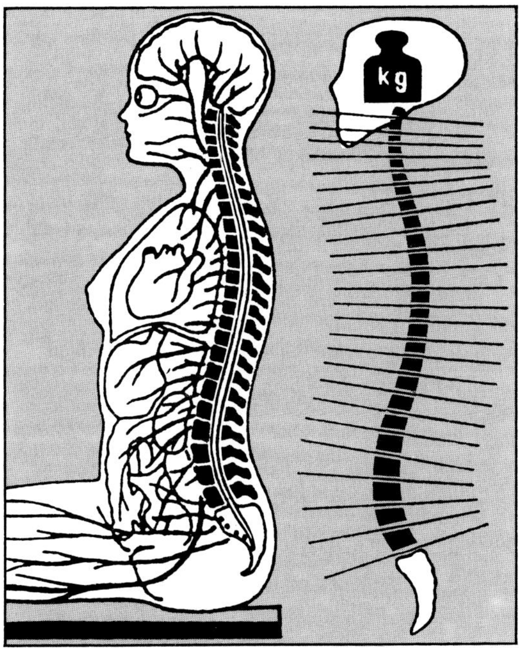

Der Vergleich beweist es: Die fiktiven Linien, die die Lage der Wirbelkörper zueinander angeben machen es verständlich, wie nachteilig sich falsche Sitzhaltungen auswirken.

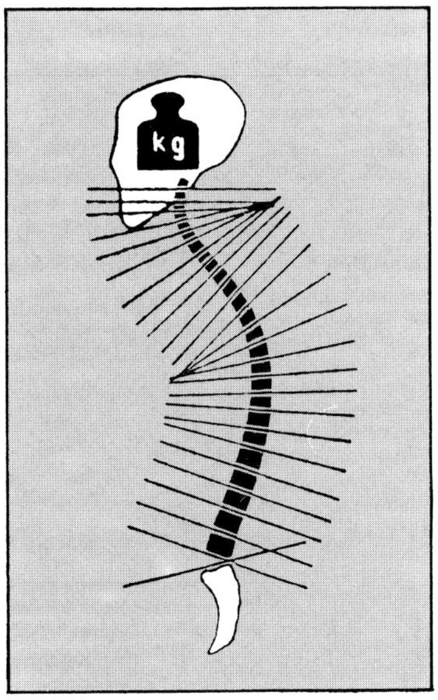

Sitzhaltung an der Schreibmaschine: Eine typische Haltung bei Schreibmaschinenarbeit und gewissen Arbeiten in der Industrie.

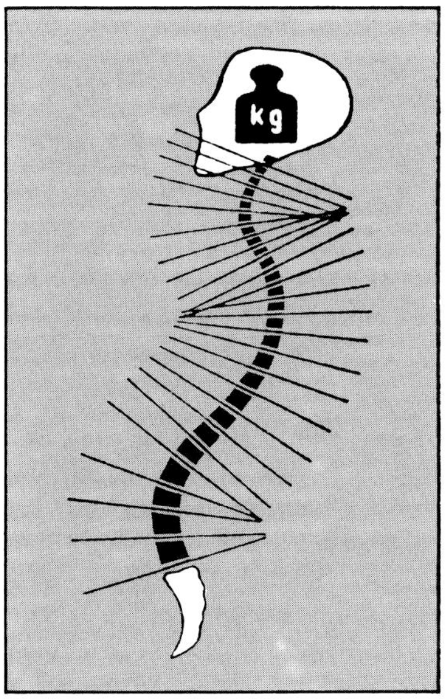

Sitzhaltung auf Konferenz- und Schulstühlen beim Zuhören. Diese Arbeitsstellung die auch beim Telefonieren am Schreibtisch vorkommt, sollte eigentlich Entspannung vermitteln.

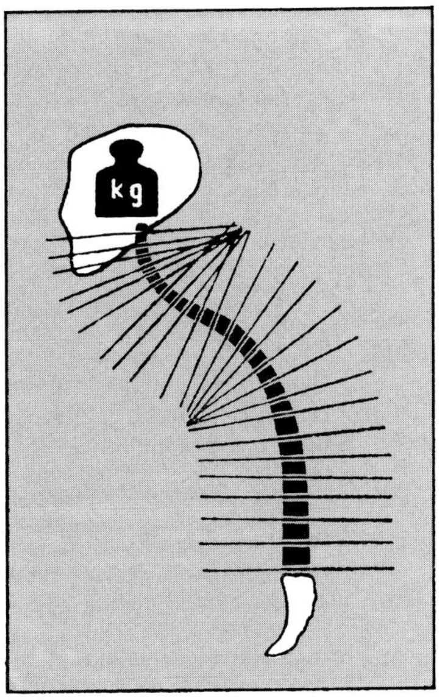

Sitzhaltung am Schreibtisch: Vornübergebeugte Arbeitsstellung am Schreibtisch z. B. im Büro, in der Schule oder bei einer Konferenz.

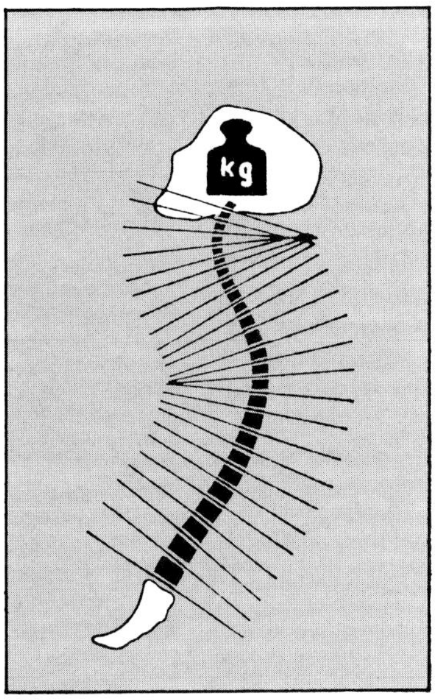

Sitzhaltung im Ruhesessel: Bequeme Ruhelage im Flugzeug, Auto, Zug oder vor dem Fernsehgerät.

Eine **Normalstellung des Rückgrats** kann leider nicht in allen Fällen eingehalten werden. So zum Beispiel gibt es **Arbeitsstellungen im Sitzen**, die ein **Nachvornebeugen** erfordern oder, wie im Beispiel einer **Zuhörerstellung** ein **Nachhintenbeugen** des Oberkörpers notwendig machen. Auch muß der Oberkörper nicht immer gleichmäßig belastet werden, wie beispielsweise bei der Arbeit an einer Warenkasse. Aber auch die **Ruhestellung** birgt Gefahren in sich, denn gerade hier entspannt sich der sonst vorhandene Muskeltonus nicht nur durch eintretende Erschlaffung sondern auch durch die hier bedingte psychische Bereitschaft.

Im Folgenden sollen nun zwanglos die wichtigsten Diskrepanzen zwischen Mensch und Sitzgeräten aufgezeigt werden. Und wie fast sofort zu erkennen ist, scheint immer ein Teil nicht richtig für den anderen "geschaffen" zu sein!

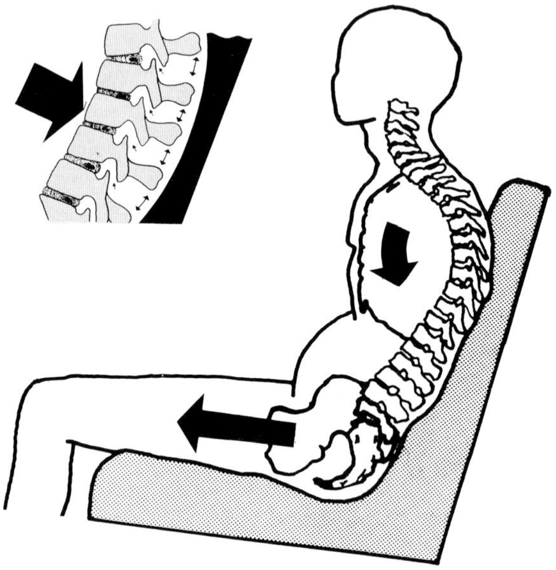

Der "weiche", wie für den müden Körper geschaffene, angenehme Sessel; wie schön muß es sein, sich nach getaner Arbeit so richtig zu entspannen. - Doch Vorsicht! Denn der Körper wird - nein muß sich alsbald der weichen Unterlage anpassen! Der Oberkörper sackt zwangsläufig zusammen. Das Becken mit den Oberschenkeln schiebt sich (wie im Falle der Sekretärin) langsam aber sicher nach vorn. Fast im gesamten Rückgrat werden die Wirbelkörper mit ihren zugehörigen Bandscheiben und Bändern bis an die Endpunkte der physiologischen Bewegungsmöglichkeiten belastet.

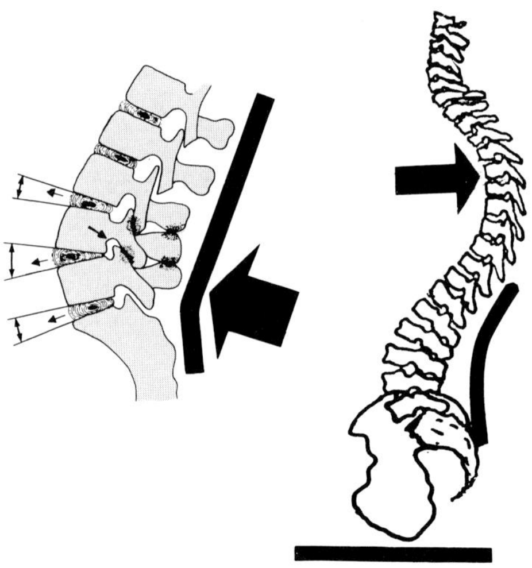

Auch Konstruktöre machen sich natürlich Gedanken beim Entwurf eines Sitzmöbels. Beim Sessel z.B. wird sicher das gutverkäufliche, modische "design" die wichtigste Rolle spielen. Aber auch bei einfacheren Sitzmöbeln (wie rechts angedeutet), kann der Hersteller, aus Mangel an anatomischer Fachkenntnis gerade das Wichtigste übersehen. Hier hat er eine Rückenlehne mit Knick vorgesehen. Er will dadurch den Lendenrücken entlasten, aber dabei wird der Brustrücken krumm und der Nacken überlordosiert.

Bei Neuerwerb eines Sitzmöbels sollte deshalb der orthopädische Fachmann ein guter Berater sein und die hier aufgezeigten, grundsätzlichen Erkenntnisse verwerten können. Denn beispielsweise diese oder ähnliche andere Konstruktionen der Rückenstützen geben beim "Probesitzen" eines solchen Stuhls im ersten Augenblick oft einen Eindruck echten Sitzkomforts. Der Langzeiteffekt aber ist hier gefährlich, ganz besonders dann, wenn schon alte Rükkenschäden vorhanden sind. Und hier das Beispiel: Gerade bei diesem Patienten führt ein solcher Lendenwulst, wie das Röntgenbild deutlich zeigt, zu einer Verstärkung der schon vorhandenen Lordose und überdehnt die schon übermäßig vorbelasteten Bandscheiben und Bänder.

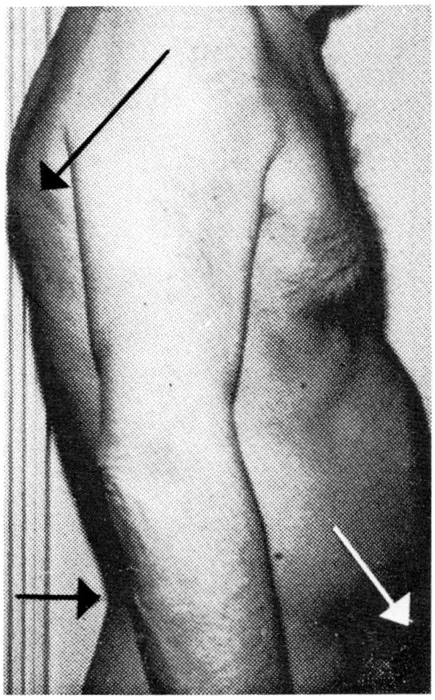

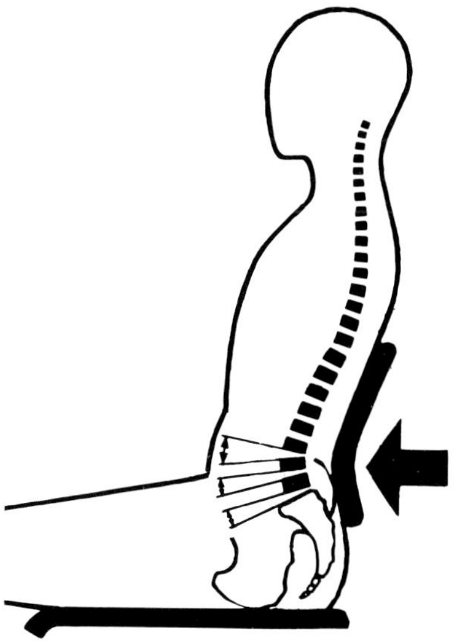

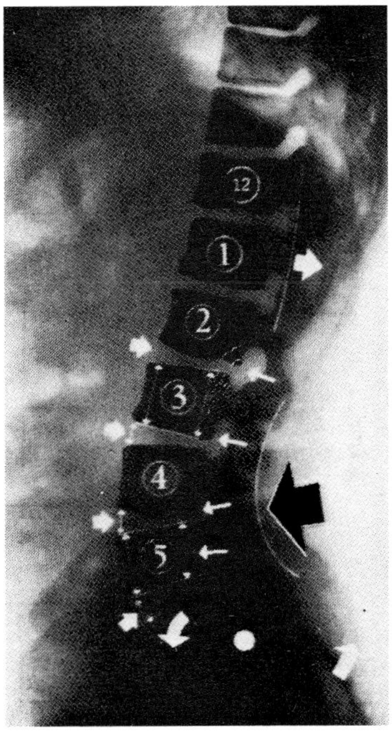


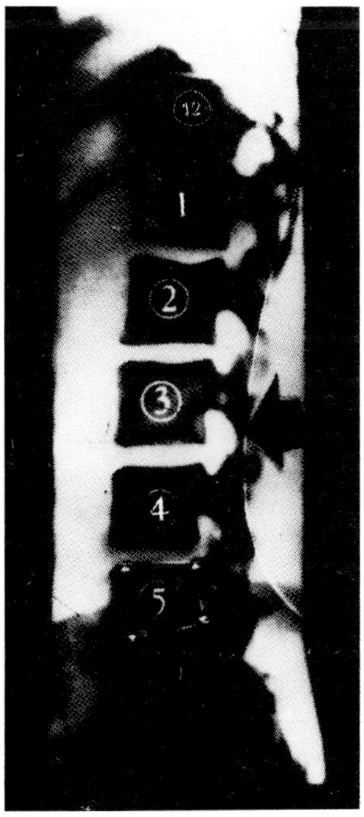


Rufen Sie sich in Erinnerung, daß die Zwischenwirbellöcher ja aus den Wirbelbogen zweier aneinander grenzender Wirbel gebildet werden. Die Begrenzungen stellen vorn die Bandscheiben und das hintere Längsband dar. Die hintere Begrenzung wird aus den Wirbelbogengelenkspalten und dem Ligamentum flavum gebildet. Deshalb verursachen auch kleinste Wirbelverlagerungen gerade beim Sitzen durch hervorgerufene Überbelastungen Verengungen und Entzündungen in den Foramina. Der Langzeiteffekt darf hier nicht unterschätzt werden. Bild links: Seltener treten bei Patienten sog. Planrücken auf (etwa 30°). Hier erweist sich eine Rückenstütze mit kräftigem Wulst als geradezu schädlich, da dieser zu einer erzwungenen Körperhaltung führen muß. Die Form des Kreuzbeins ist abgeflacht, die letzte Bandscheibe ist degeneriert, die Nervenpassage eingeengt. - Bei Überlordosierung der Lendenwirbelsäule sind flache Schuhabsätze zu empfehlen und bei flachem Lendenrücken höhere Absätze.

Auch **die bewegliche Rückenstütze** hat ihre ausgesprochenen Nachteile und sabotiert, wenn man so sagen darf, die Gesundheit des Rückgrats. Wie die schematisierten Abbildungen zeigen, nehmen die Beckenkämme beim Hinsetzen Kontakt mit der frei beweglichen Rückenstütze. Sie gibt zunächst die notwendige Stütze, um den Abstand zwischen A und B so gering wie möglich zu halten. Beim geringsten Nachhintenbeugen der Wirbelsäule verschiebt die Rückenstütze den unteren Teil des Beckens nach vorn, der Abstand von A nach B vergrößert sich. Um einen aufrechten Gleichgewichtszustand im Oberkörper wiederherzustellen gibt es zwei Möglichkeiten. Entweder richtet sich der Oberkörper gerade und verliert dadurch seine Rückenstütze, oder der Oberkörper krümmt sich nach vorn und bildet dadurch eine Kyphose im Brustrücken, die durch eine übertriebene Lordose der Halswirbelsäule kompensiert werden muß!

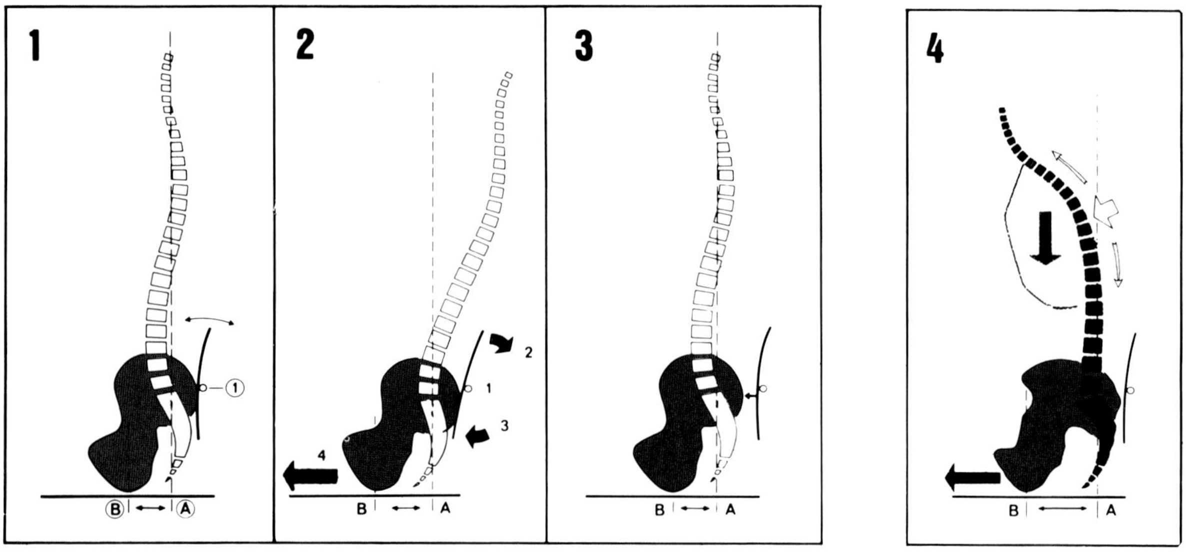


Was für Erwachsene gilt, gilt in höchstem Maße für die heranwachsende Generation. Den **Schulstühlen** muß nicht nur die Aufmerksamkeit der beruflich damit Arbeitenden zuteil werden – auch Kontruktören solcher wichtigen Sitzmöbel müßten die speziellen anatomischen Voraussetzungen jugendlicher Benutzer mehr vertraut sein. Denn nirgends könnte man mit geeigneten, richtig ausgeformten Schulsitzen entstehenden Spätschäden so gut vorbeugen wie gerade hier. Ein Beispiel:

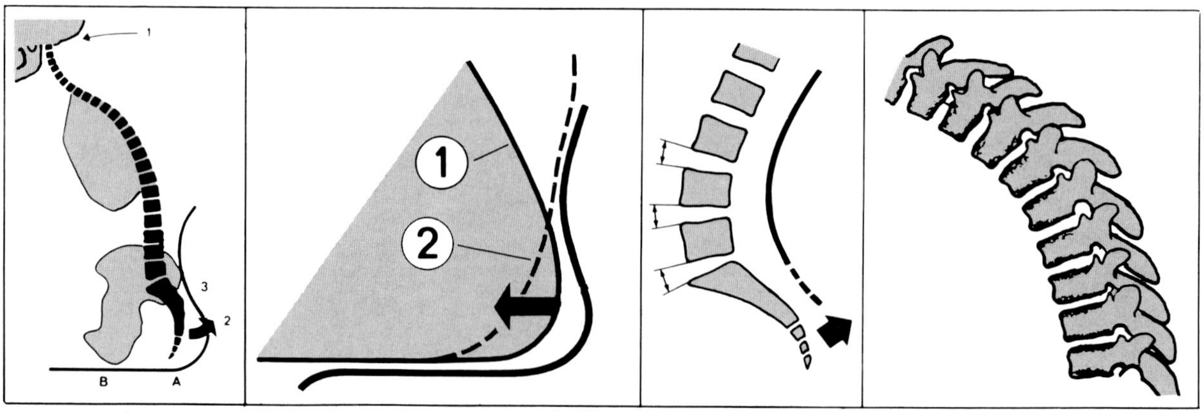


1 2 3 4

**Schulstuhl** dessen Rückenstütze federt und dessen Verbindung zur Sitzplatte nach hinten ausgeformt ist. Durch diese wahrscheinlich konstruktiv bedingte Form wird dem unteren Teil des Kreuzbeins keine Stütze angeboten. Dadurch verschwindet in der normalen, nach vorne gebeugten Arbeitsstellung des Schülers der Kontakt mit der Rückenstütze im unteren Teil des Beckens (Bild 1). Durch ein Abrollen des Beckens (1) an der Rückenlehne bei Sitzstellungswechsel von vorn (1) nach hinten (2) verschiebt sich der gesamte Körper nach vorn (2, Bild 2). In dieser unnatürlichen Sitzstellung wird also starker Druck auf das weiche, jugendliche Skelett ausgeübt (Bild 3). Hier ist die Gefahr für Dauerschäden geradezu heraufbeschworen. Denn die weitere Folge ist das zu befürchtende Zusammensacken der Brustwirbelsäule (Bild 4) verbunden mit entstehenden Spätschäden.

Der Verfasser hat in jahrelanger Kleinarbeit und durch Versuche mit seinen Patienten Stuhlformen und Sitzmöbel entwickelt, die richtungsweisend für die Entwicklung und Formgebung allgemein sein dürfte. Es haben sich dabei gewisse Grundtypen für den spezifischen Bedarf herauskristallisiert. Eine **Grundform** z.B. stellt das Prinzip beim Schul- und Konferenzstuhl dar. Hierbei ist die Rückenstütze fest und ziemlich flach und reicht nach oben bis unter die Schulterblätter und nach unten bis zum unteren Teil des Kreuzbeins. Da auch die Sitzknorren durch eine Erhöhung in der Sitzfläche eine stabilisierte Lage einnehmen können, ergibt sich für das gesamte Becken eine gut ausgewogene Sitzstellung, die eine freie Bewegung des Oberkörpers ohne Verrutschen des Beckens zuläßt.

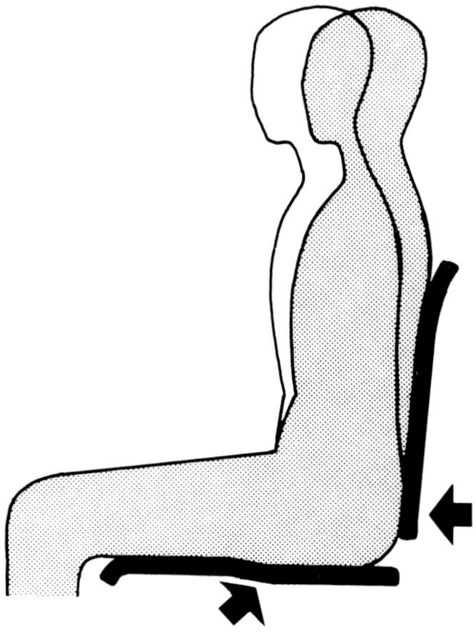

Ganz besonders wichtig erscheint dabei, daß der Sitzende sich des Sitzens nicht bewußt wird, da diese gewährleistete, entspannte Stellung das normale Dehnungsvermögen der Skelettmuskulatur nirgends überschreitet. Auch der Oberkörper wird dabei grundsätzlich auf -

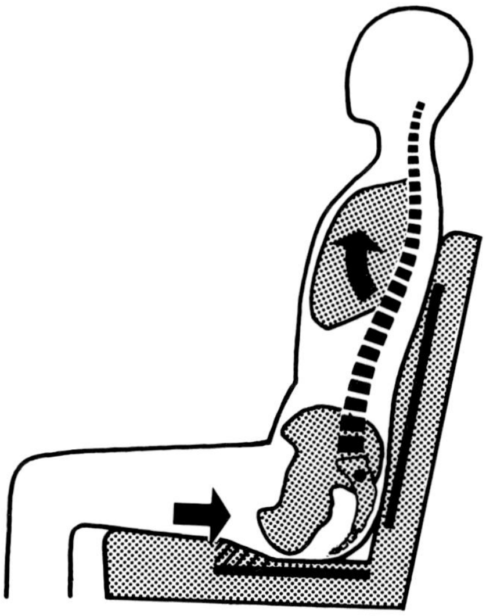

gerichtet, was den Brust- und Halswirbeln besonders zugute kommt. Ein anderer Vorteil dieser Konstruktionsart ist darin zu finden, daß der Ischiasnerv nicht geklemmt werden kann und die Blutversorgung durch Entlastung der Gefäße gewährleistet ist. Die Pfeile im Bild geben die in diesem Fall wirkenden Gegen- und Stützkräfte an. (1) bezeichnet den Ischiasnerv, (2) die Hauptteile der die Beine versorgenden Arterien und Venen.

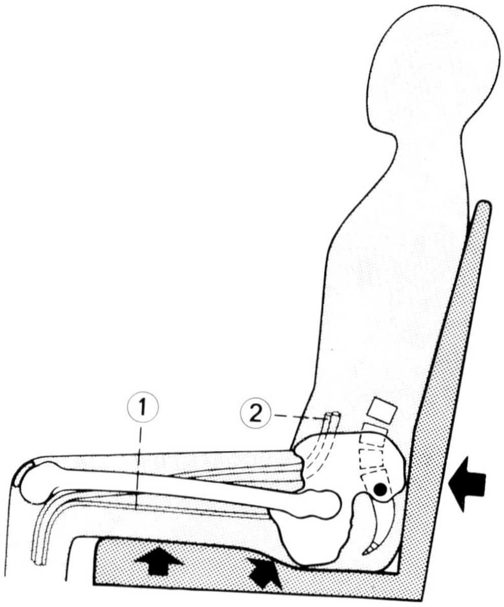


Andere erprobte Sitzkonstruktionen

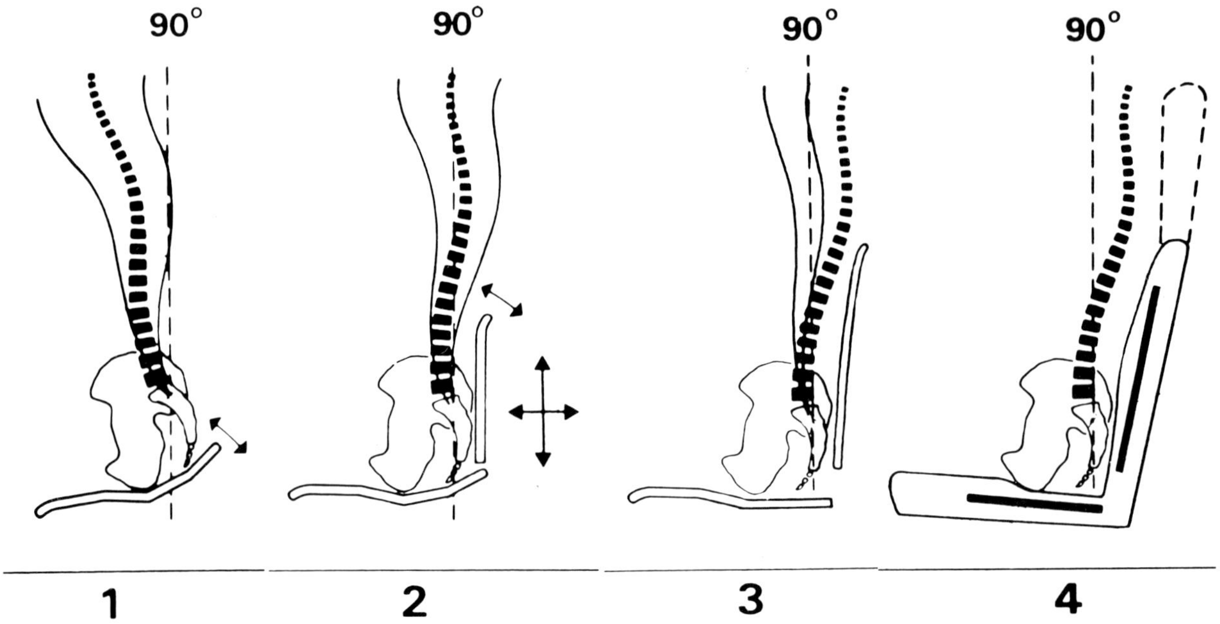


1) Sitzunterlage ohne Rückenstütze, frei verstellbar, besonders geeignet für vornübergebeugte Arbeitssitzstellung.

2) Universell anwendbare Sitzunterlage mit verstellbarem Sitzwinkel und in allen gewünschten Richtungen verstellbarer Rückenstütze. Diese ist plan, um die Beckenkämme und das Kreuzbein optimal - zusammen mit der vorderen Sitzstütze - abzustützen.

3) Sitzunterlage mit großer, leicht verstellbarer, fester Rückenstütze besonders geeignet für bereits vorgeschädigte Rücken, da die größere Anlagefläche der Rückenstütze den Brustrücken aufrichtend unterstützt.

4) Der bequeme Sessel für den Feierabend mit besonderen, eingebauten Verstärkungen. Dieser garantiert größtmögliche Entspannung durch optimale Anpassung des Neigungswinkels der Rückenlehne (ca 100°), sodaß auch Kopf und Hals in einer Entspannungslage

ruhen. Das Kriterium der sitztechnischen Ausführung besteht hauptsächlich darin, daß der Sitz unter den Sitzbeinknorren fest – und unter den Oberschenkeln weich ist und daß ein Nachvornegleiten durch eine Erhöhung verhindert wird. Bei gewünschtem größeren Neigungswinkel als 100° sollte der Sessel mit einer zusätzlichen, einstellbaren Kopfstütze ausgestattet sein, damit der sonst nach hinten fallende Kopf abgestützt werden kann.

Eine Sonderstellung nimmt **der Sitz ohne** sichtbare **Rückenstütze** ein. Für diese Konstruktion bietet sich in der Praxis nur eine brauchbare Lösung an, die näher beschrieben werden soll.

Zunächst sollen die Konstruktionsideen von zur Zeit auf dem Markt befindlichen Sitzen kurz gestreift werden. Der Versuch eine stabile Sitzposition durch Neigung der gesamten Sitzplatte, ohne Abstützung der rückwärtigen Beckenteile, zu gewährleisten führt zwangsläufig zu einem langsamen aber sicheren Abgleiten des Oberkörpers nach vorn. Dies muß durch zusätzliches Anspannen der Beinmuskulatur kompensiert werden. Ein anderer Versuch: Sitzplatte, die durch eine rückwärtige Abstützung der Steißbeinpartie dem Benutzer einen Halt zu geben versucht. Dieser ist auch gegeben, solange der Benutzer still sitzt. Beim geringsten Beugen des Oberkörpers nach hinten besteht die unmittelbare Gefahr, daß das Gesäß nach vorn rutscht und den sicheren Halt verliert.

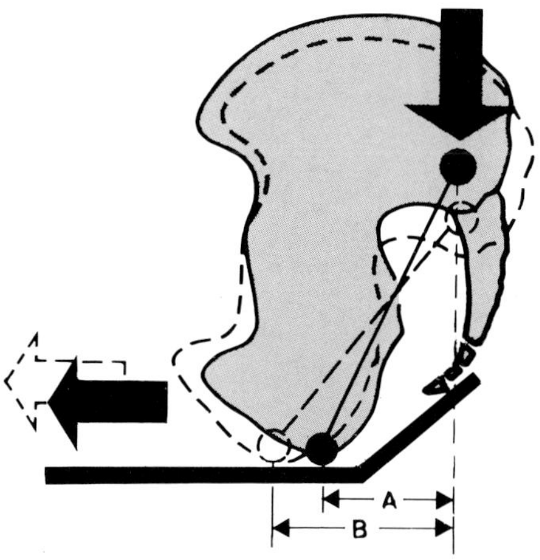


Der leitende Gedanke dieser oder ähnlicher Konstruktionen ist, die Lendenlordose zu sichern.

Ganz besonders beschwerlich wird es für den Benutzer einer Sitzvorrichtung ohne Rückenstütze mit bereits vorgeschädigtem Rücken oder bei einem pathologischen Beckenschiefstand. Dabei wird nämlich, wie leicht einzusehen ist, die Belastung der Bandscheiben und Bänder besonders groß dadurch, daß zu der lagebedingten Kyphose im Lendenrücken eine erzwungene Skoliose kommt.

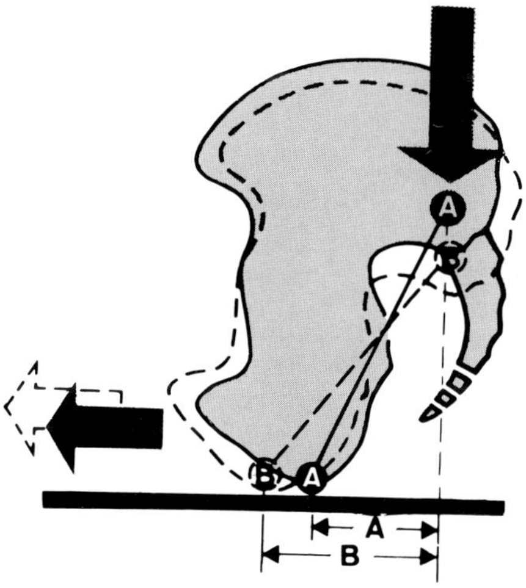


Deshalb lag der Gedanke nahe, einen Sitz zu formen, der gleichermaßen dem Gesunden wie dem Kranken größtmöglichen Halt und geringste Anstrengungen beim Sitzen bietet. – Eine Ausführungsform: Wie auf der Abbildung ersichtlich, liegen die stützenden Segmente (2) und (4) vor und hinter den Sitzbeinknorren und vergrößern dadurch wesentlich die Auflagefläche. Das Segment (3) stützt zusätzlich am

Steiß und durch das Anliegen der entspannten Gesäßmuskulatur. Das Segment (4) verhindert gleichzeitig ein Nachvornegleiten des Beckens. Der vordere Teil ist so ausgelegt, daß die Unterseiten der Oberschenkel ohne nennenswerten Druck aufliegen. (1) zeigt die resultierenden Kraftwirkungen bei sich bewegendem Oberkörper. (3) schließlich ist als eine individuell anpaßbare Stütze aufzufassen und deshalb verstellbar. Zusammenfassend gesehen bietet diese Konstruktion eine gleichbleibend gute Stütze gleichwohl für die aufrechte oder die nach vorn gebeugte Sitzstellung. Dazu kommt der bei pathologisch verschobenem Becken korrigierende Effekt dieser Vorrichtung.

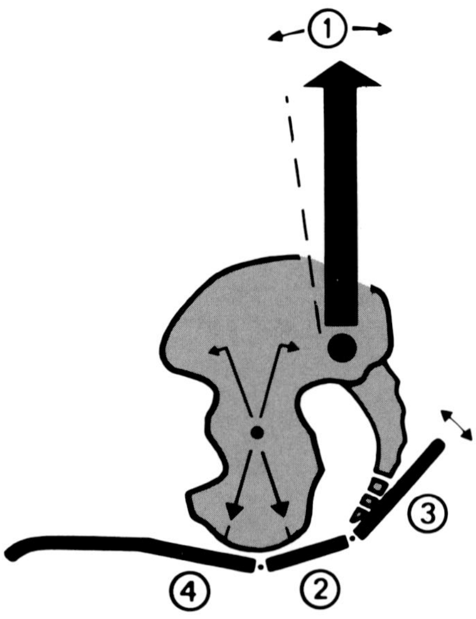


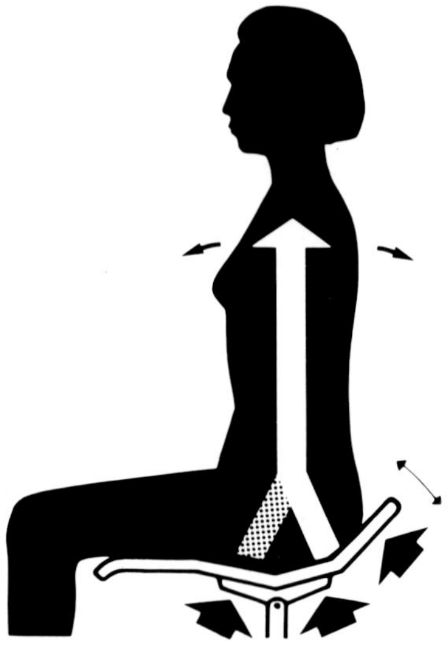

Die Möglichkeit, die Sitzwinkelstellung den Erfordernissen jeweils dynamisch anpassen zu können, bedeutet für Muskeln und Bänder eine große Entlastung. Deshalb ist hier die Sitzneigung regulierbar. Die ganze Wirbelsäule kann somit den verschiedenen Arbeitswinkeln angepaßt werden.

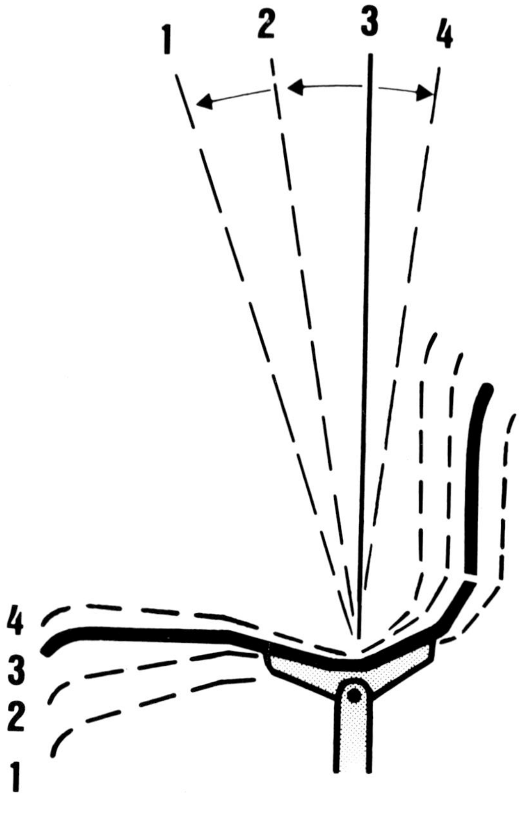


**Die "unsichtbare" Rückenstütze**

Am Beispiel eines Sitzes mit Rückenstütze sei hier gezeigt, daß Arbeitsstellungen in den Winkelgruppen 1–3 normalerweise diese "Stütze" nur sehr unvollkommen oder gar nicht ausnutzen können. Durch die besondere Formgebung der Sitzfläche mit ihren Stützsektionen erübrigt sich in diesem Falle die Rückenstütze. Nur bei hauptsächlich vertikaler oder nach hinten gebeugter Arbeitsstellung ist die zusätzliche Rückenstütze vorteilhaft (Winkelgruppe 3–4). Um Sitzfläche und Rückenstütze gemeinsam den jeweiligen Erfordernissen anzupassen, ist unterhalb der Sitzplatte ein Gelenk angeordnet.

BIOLOGISCHE-TECHNISCHE HILFE
BEI ERWORBENEN BECKENVERLAGERUNGEN

Was für normale, gesunde Rücken gilt, gilt in erhöhtem Maße für "kranke". Erworbene oder angeborene Schiefstellungen im Beckenbereich werden durch die korrigierende Sitzhaltung des Beckens vorteilhaft beeinflußt, da die beiden Sitzbeinknorren ausgerichtet und somit auch die Lage des Kreuzbeins vorteilhaft aufgerichtet wird. Bei Unsymmetrien der Beckenhälften zueinander steht, wie wir ja wissen, das Kreuzbein auch seitlich verlagert. Der dadurch entstandenen Skoliose wird, wie verständlich, entgegengewirkt. Im Bild, gezeichnet nach einer Röntgenaufnahme eines durch erworbene Schiefstellung asymmetrischen Beckens, ist dieser korrigierende Effekt deutlich zu erkennen. Die Pfeile geben die einzelnen Stützsektionen an.

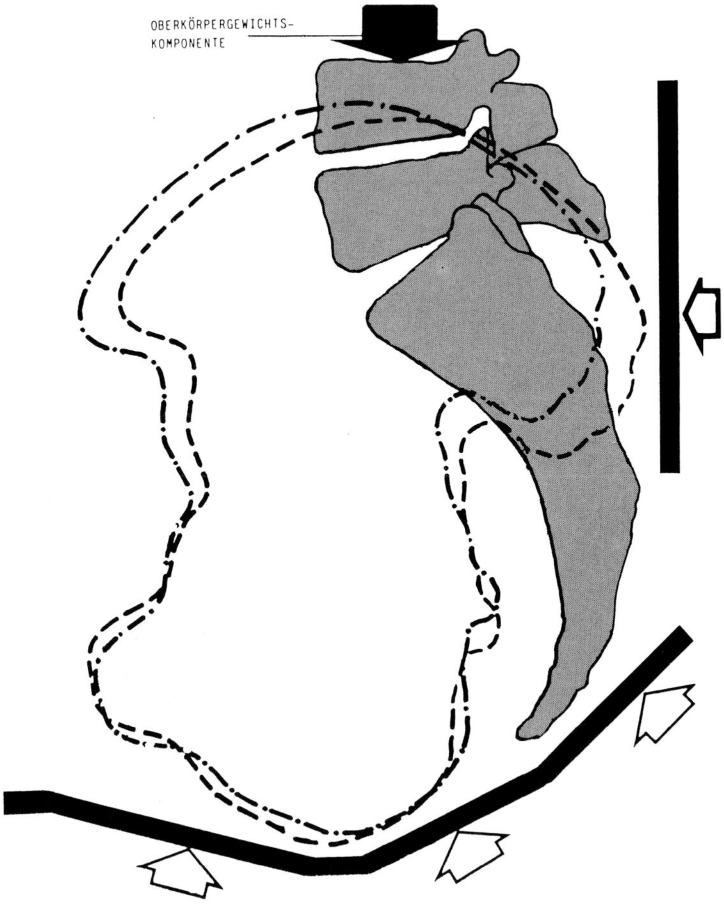


**Sitzen unter dynamischen Bedingungen** mit Akzelerations- und Retardationskräften und Stößen in allen Richtungen bietet der Sitz im Wagen oder in Fahrzeugen allgemein. Gerade hier kann das Becken durch alle diese Kräfte leicht nach vorne gleiten und umknicken, sodaß der Oberkörper allmählich in sich zusammensackt und die Wirbel und Bandscheiben unnormal hohen Belastungen ausgesetzt werden (A).

**Dagegen richten fest eingebaute, zusammenhängende und stabilisierende Stützeinheiten (B) den Körper auf und folgen gemeinsam den Bewegungen des Sitzes, was eine Entlastung für die Bandscheiben und Bänder bedeutet.**

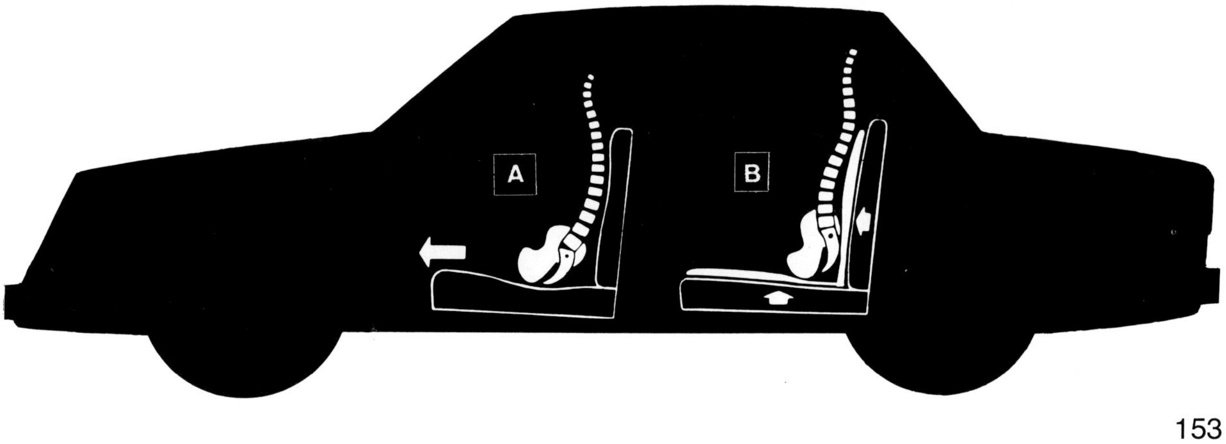

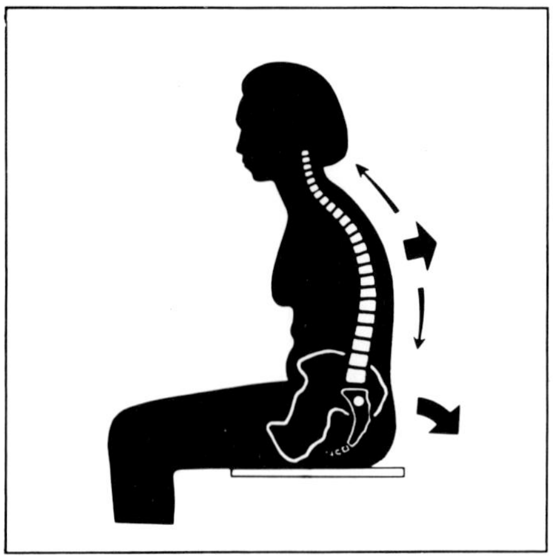

Die schwierigste Arbeitssitzstellung ist die nach vorn gebeugte, die keine Rückenstützen ausnützen lässt z. B. bei Zeichnern, Musikern u. a. Die Muskulatur ermüdet nach einer Weile und der Rücken sackt auf Grund der anatomischen Sitzschwäche nach hinten durch.

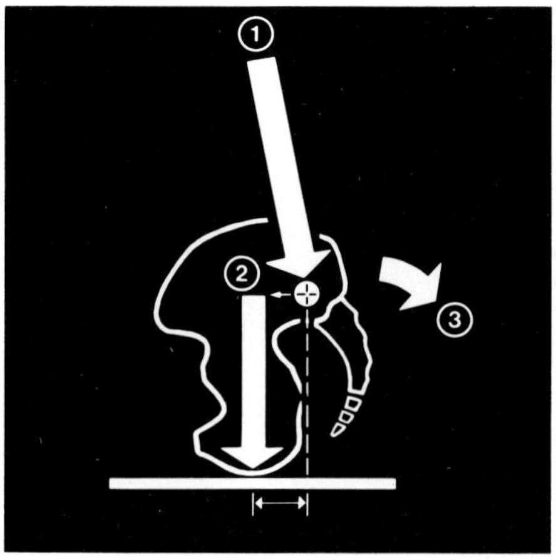


In vornübergebeugter Arbeitsstellung werden die Sitzknorren anfangs etwas mehr vorderseitig belastet. Das Gewicht des Kopfes und des Brustkorbes belastet den Rücken hebelartig. Die Bänder und Bandscheiben werden überfordert. Dies führt zu ihrem frühzeitigen Verschleiss und zur Degeneration.

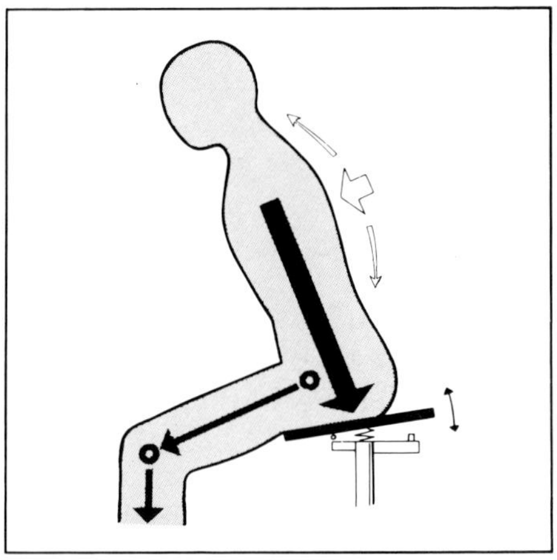

Um das Rückgrat gerade halten zu können ist ein Stuhl mit nach vorn gekipptem Sitz konstruiert und auf den Markt gebracht worden. Die Belastung fällt jedoch dabei auf die Beinmuskeln die sich jetzt spannen müssen um den Körper aufrecht zu halten

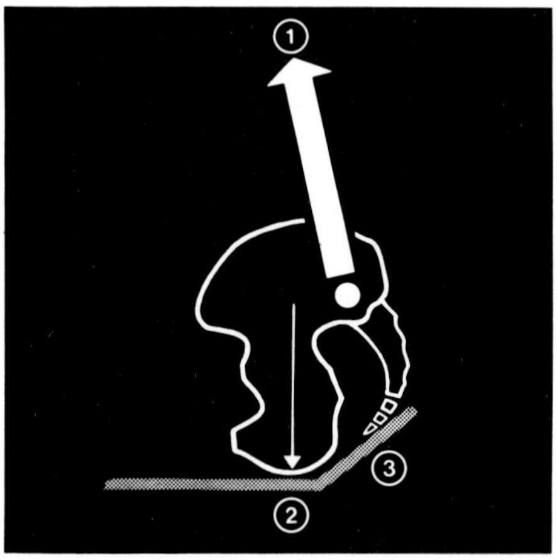


Mit der Erhöhung des hintern Sitzteils (2) ist ein anderer Versuch gemacht worden den Rücken zu stabilisieren. Dabei wird das Becken leicht nach vorne gebeugt gehalten.

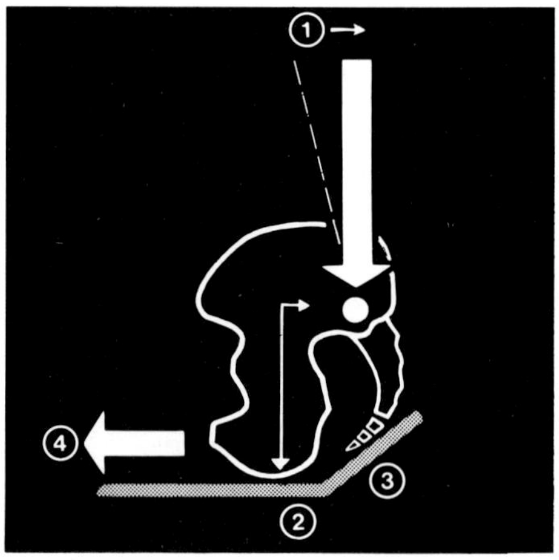


Aufrecht sitzend jedoch (1) gleiten die Sitzknorren (2) und das Gesäss (3) unter Einwirkung des Körpergewichts sofort nach vorne (4)

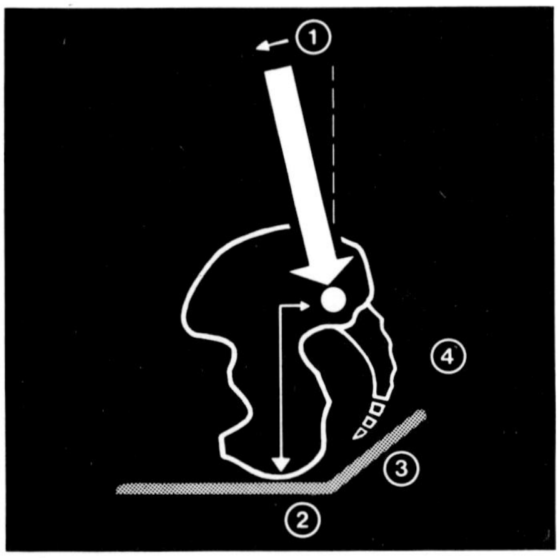


Wechselt man die Arbeitsstellung wieder und beugt sich nach vorne (1) ist die Stütze für die Sitzbeinknorren verloren gegangen (2), auch die Gesässmuskulatur hat ihre Stütze verloren (3) das gesamte Becken kippt nach hinten (4)

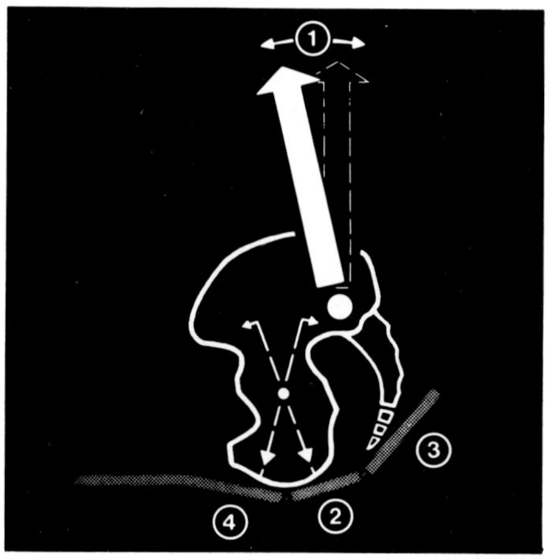


Auf diesem neuen Arbeitssitz verteilt sich das Gewicht (1) auf zwei Sitzsektionen (2, 4) während die Gesässmuskulatur sich gegen eine dritte Sektion (3) stützt. Da die Stützsektionen 2, 3 einen kräftigeren Neigungswinkel besitzen als Sektion 4, kippt das Becken in die gewünschte Vorwärtshaltung

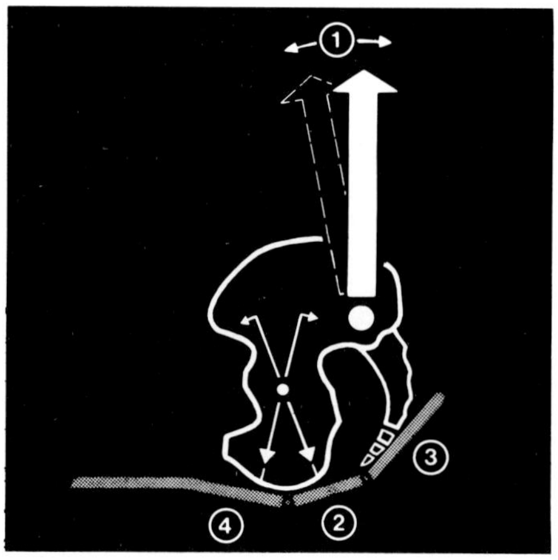


Beim Wechsel zur aufrechten Sitzhaltung(1) führen die Sitzknorren eine Rollbewegung zwischen den beiden Stützsektionen 2 und 4 aus. Hierbei verhindert die Sitzstütze(4) ein Vorwärtsgleiten der Sitzknorren

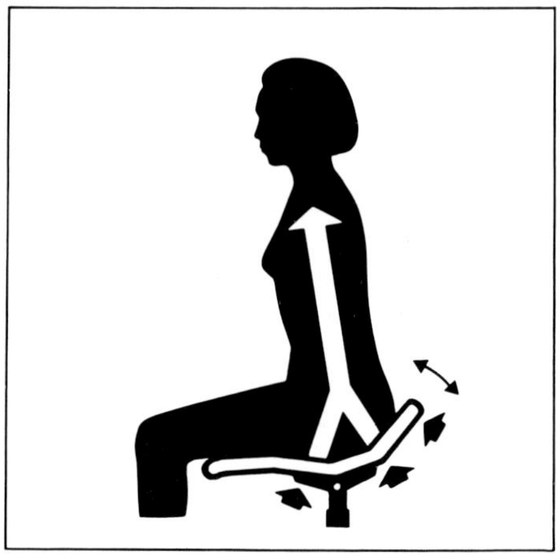

Die Möglichkeit die Sitzstellung den Erfordernissen jeweils dynamisch anzupassen bedeutet für Muskeln und Bänder eine grosse Entlastung.
Der Sitzwinkel ist ausserdem indviduell verstellbar

# DIE ANGEBORENE SITZSCHWÄCHE - WIR WIEDERHOLEN :

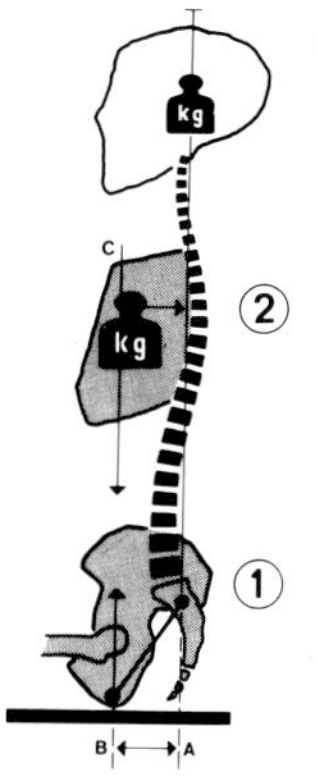


← Das Oberkörpergewicht ruht auf dem Kreuzbein, Vektor A. Die Sitzknorren, Vektor B, liegen vor dem Vektor A. Auch Der Brustkorb C liegt vor dem Vektor A und zieht mit seinem Gewicht nach unten. Da diese beide Vektoren A und B nicht zusammenfallen ergeben sich dadurch zwei schwache Punkte beim Sitzen, 1 und 2 (siehe nächstes Bild)

Sobald wie entspannt sitzen kippt unter Einwirkung des Oberkörpergewichts das Becken nach hinten. Die langen Streckmuskeln werden ausser Spiel gesetzt und können den Brustkorb nicht mehr aufrecht halten. Dieser sackt in sich zusammen und verstärkt so das Vorgleiten der Sitzknorren. Der Abstand zwischen A und B vergrössert sich. →

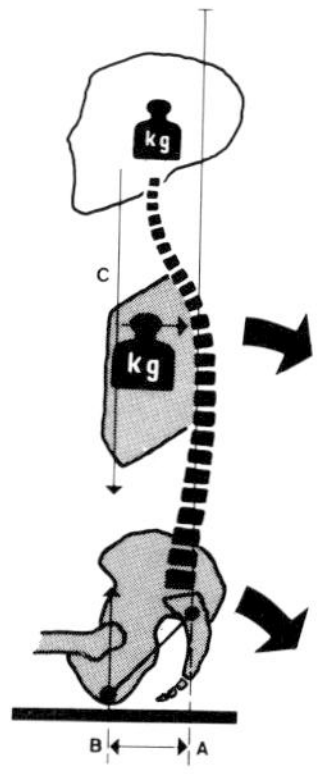


Auch ein Stuhl mit Rückenstütze kann ein Zusammensinken nicht verhindern. Wird das Nachhintenkippen des Beckens , bedingt durch die Sitzschwäche, von einer Rückenstütze gemildert, gleiten anstatt dessen die abgerundeten Sitzbeinknorren nach vorn, das Becken rutscht an der Rückenstütze vorbei. Der Abstand zwischen A und B wird noch grösser. →

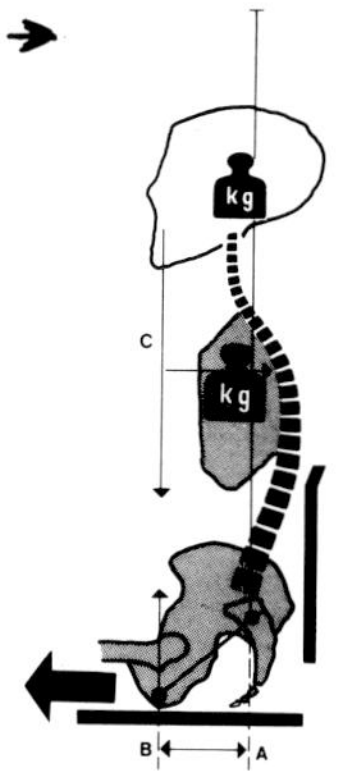


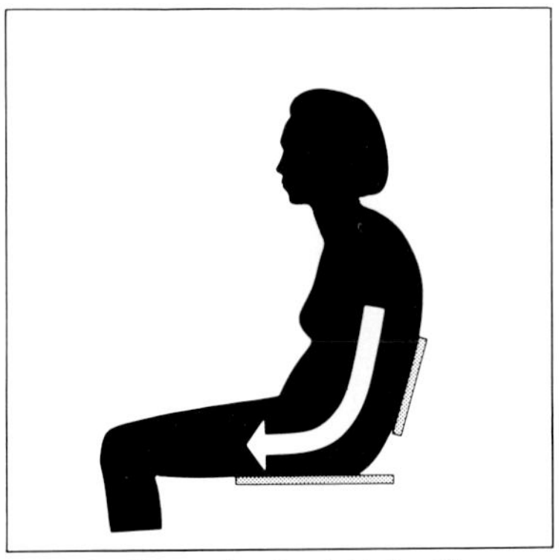

Da beim Sitzen das Gewicht des Oberkörpers hinter den Sitzbeinen einwirkt, erschlafft und ermüdet die Muskulatur, sodass der Rücken in sich zusammensinkt und das Becken nach vorn gleitet.

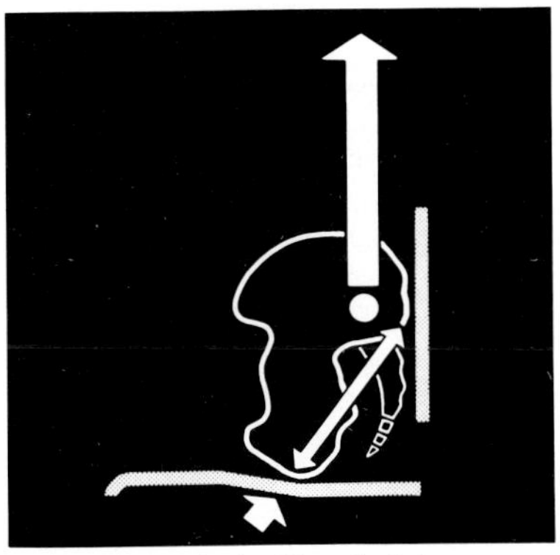

Um diese anatomische Sitzschwäche auszugleichen braucht das Becken wenigstens zwei wirksamme Stützen: eine vor den Sitzbeinhöckern und eine feste, richtig eingestellte Stütze hinter dem Becken. Dadurch wird ein Vorwertsgleiten auf dem Sitz verhindert und die Wirbelsäule richtet sich auf.

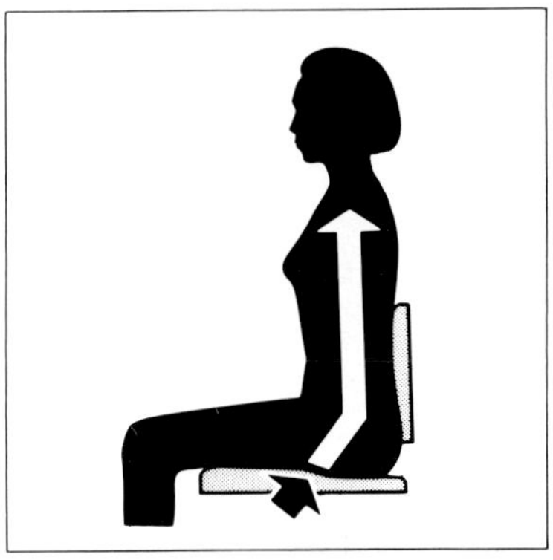

Erst jetzt mit der Stütze im Sitz kann man die Rückenlehne voll ausnützen, und auch beim entspannten Sitzen stehen das Becken und die Wirbelsäule aufrecht. Die labilen Gelenkverbindungen sind stabilisiert und somit ist ein gesundes Fundament für die ganze Wirbelsäule garantiert.

## Weich sitzen ist nicht dasselbe wie richtig sitzen.

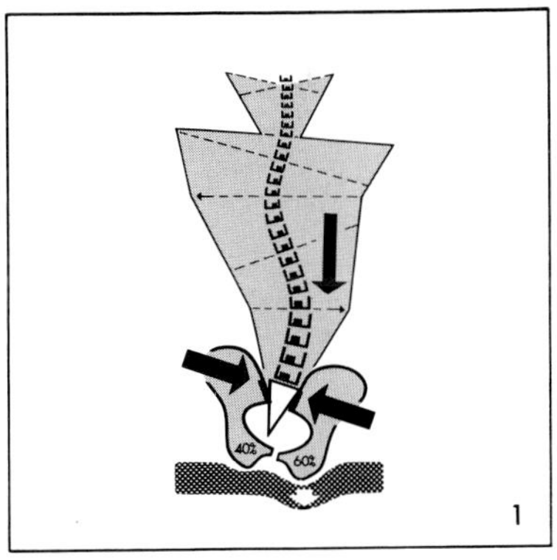


Eine zu weiche Sitzunterlage verstärkt einen Beckenschiefstand. Die verdrehte Beckenhälfte sinkt einseitig in die zu weiche Unterlage ein.

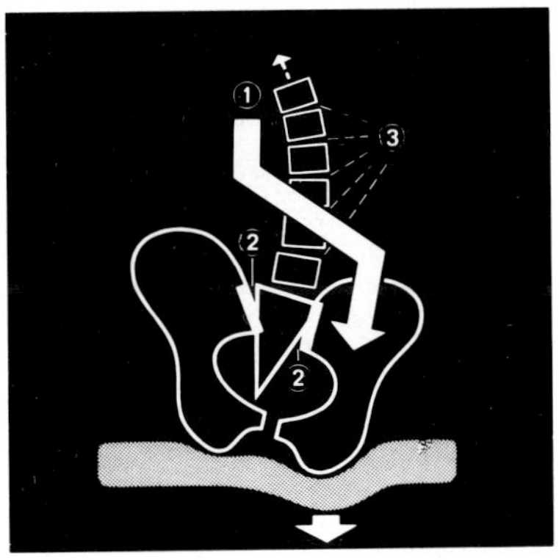


Die Schieflage der Sitzknorren ist durch die Gewichtsverlagerung (1) verstärkt. Vermehrte Spannungen in den Kreuz-Darmbeingelenken, KDG (2) und Bandscheiben(3)

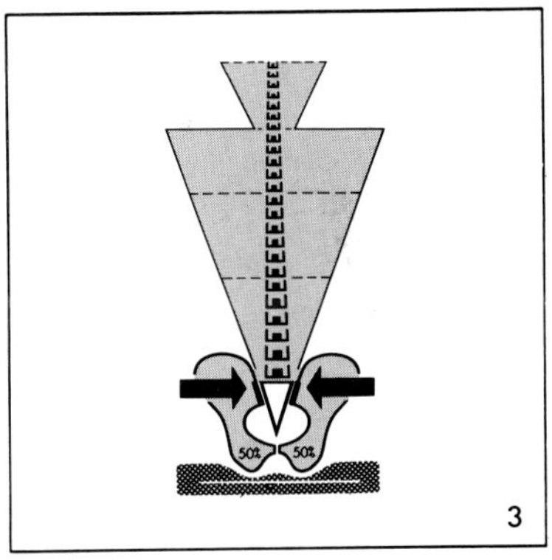


Normal stehende Beckenhälften. Harmonisch passt sich das Rückgrat der gleichmässigen Lage der Hüftbeine an, dank der Festen Stütze im Sitz.

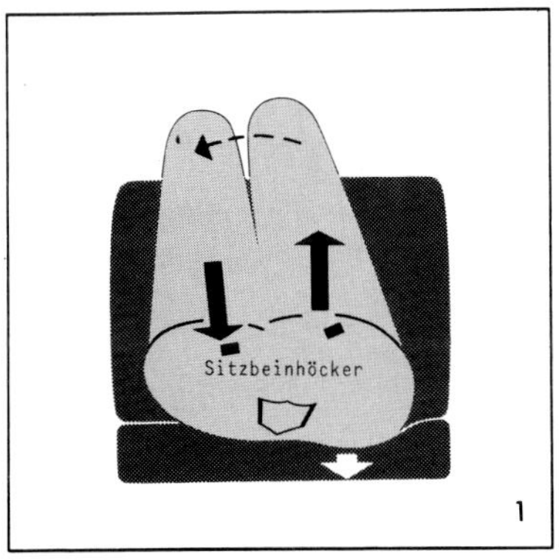


Eine zu weiche Rückenstütze verschlechtert einen Beckenschiefstand. Der rechte Oberschenkel wirkt länger, weil die rechte Beckenhälfte verdreht und der Sitzknorren nach vorne verlagert ist.

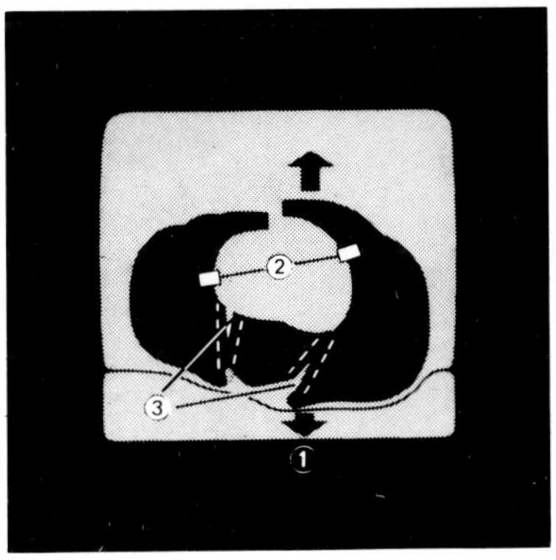


Eine Hüftbeinverdrehung von oben gesehen Der obere hintere Teil des Beckenkammes sinkt **tiefer** in die weiche Rückenlehne ein (1). Die KDG werden überdehnt (3) die Lage der Sitzknorren unsymmetrisch(2)

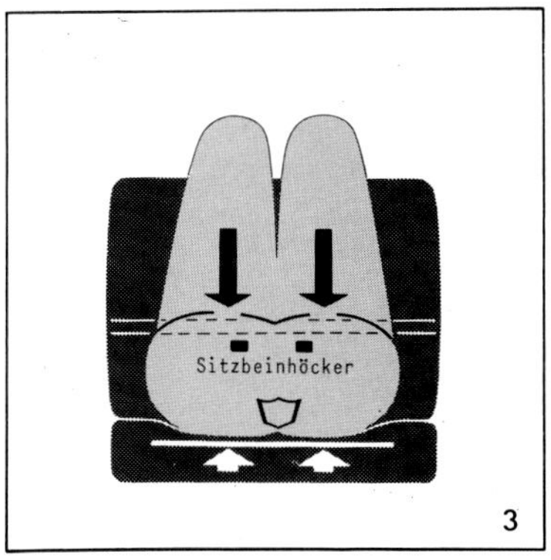


Eine eingebaute, feste Rückenstütze in Verbindung mit einer Sitzstütze korrigiert die asymmetrische Lage der Beckenhälften zueinander. Die Einwirkung des Körpergewichts arbeitet hier zusammen mit den Sitzstützen.

## HART ODER WEICH ? - DAS MATRATZENPROBLEM

Jedem, der Rückenprobleme hat - ob im Hals- oder Brustrücken, im Lendenrücken oder gar im Becken weiß was eine richtige Liegeunterlage für den erholsamen Schlaf bedeutet. Und nicht nur das, denn die Unterlage kann für das gesunde, vorgeschädigte oder gar kranke Skelett eine entscheidende Rolle spielen. Die oft verordnete Bettruhe, die einem Rückenkranken Rehabilitation geben soll, ist nur unter ganz bestimmten Voraussetzungen von Nutzen. Denn die notwendige Stütze, die vorausgesetzt werden muß, erfordert einen ganz bestimmten Gegendruck, um Wirbel und Beckenteile in möglichst entspannter

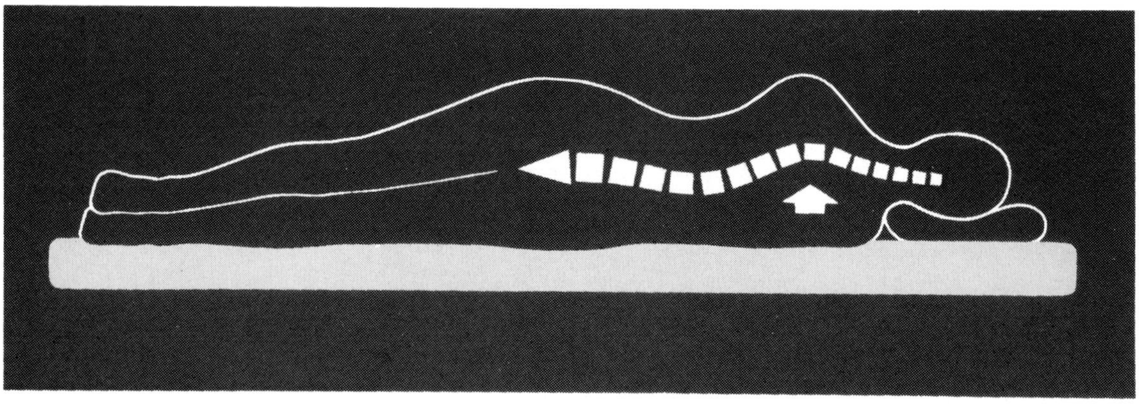

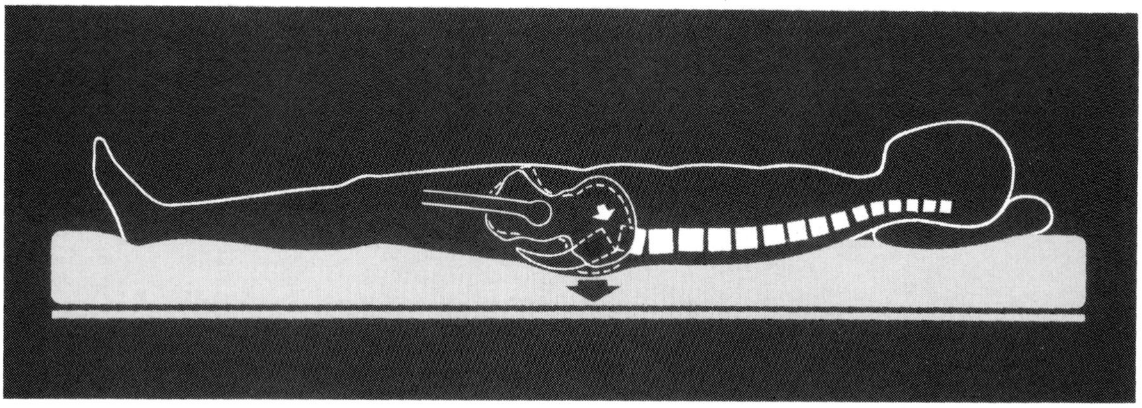

Lage zu halten. Die oft verordnete harte oder sehr harte Unterlage verhindert ein Entspannen der Muskeln, dadurch wird der normale Blutkreislauf gehemmt. Die Schulterpartie kann nicht genügend einsinken - dadurch wird die Wirbelsäule unnatürlich verkrümmt (Bild oben). Eine zu weiche Unterlage gibt an den entscheidenden Stellen zu weit nach, sodaß gewisse Körperteile zu tief einsinken - und dies auch bei harter Unterlage unter der Matratze. Gerade bei einem Beckenschiefstand sinkt dabei die nach hinten verdrehte Beckenseite tiefer ein und verschlimmert auf die Dauer die Falschstellung. Auch über das gesamte Rückgrat entstehen Überbelastungen unabhängig davon, ob der Kranke auf dem Rücken oder der Seite liegt. Es ist also tatsächlich so, daß das unerwünschte Einsinken einiger Körperteile um einige Zentimeter entscheidende Millimeter für das Rückgrat bedeuten. Denn diese als Überbelastung zu wertenden Millimeter haben etwa denselben verheerenden Langzeiteffekt wie eine andauernd falsche Arbeitsstellung! Wie soll sich dabei ein müder oder gar kranker Mensch erholen können?

## WIE DIE FRAGE 'HART ODER WEICH' ZU BEANTWORTEN IST

Hart oder weich - die Frage ist eigentlich nicht zu beantworten, denn die Antwort muß sein: Richtig! - weder zu wenig noch zu viel. Daraus ergibt sich zweifelsohne die Forderung, daß eine Unterlage dem jeweiligen Benutzer angepaßt werden kann und muß. Ein Vorschlag prinzipieller Art soll hier aufgezeigt sein. - Da der spezifische Druck eines Liegenden über die Körperlänge stark variiert, müssen auch die wirksamen Gegenkräfte unterschiedlich sein. Es muß ohne weiteres einleuchtend sein, daß auf einer Matratze mit einem bestimmten Härte- oder Weichheitsgrad eine fünfzig Kilo schwere Per-

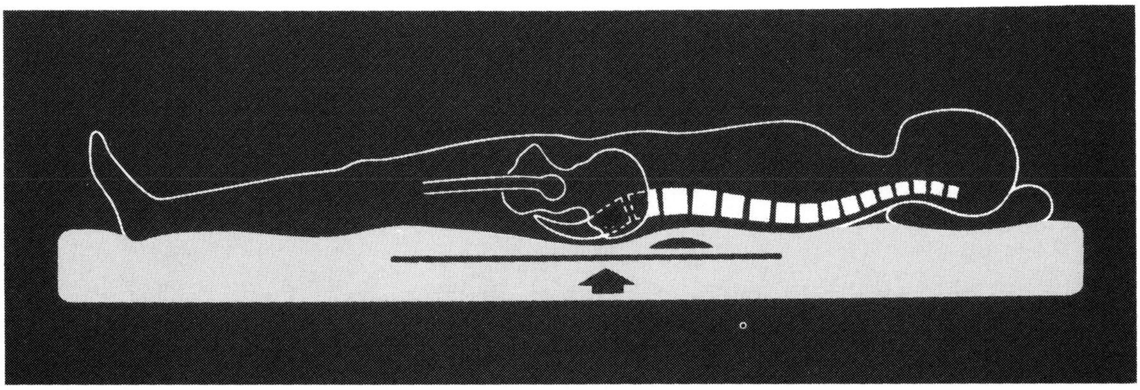

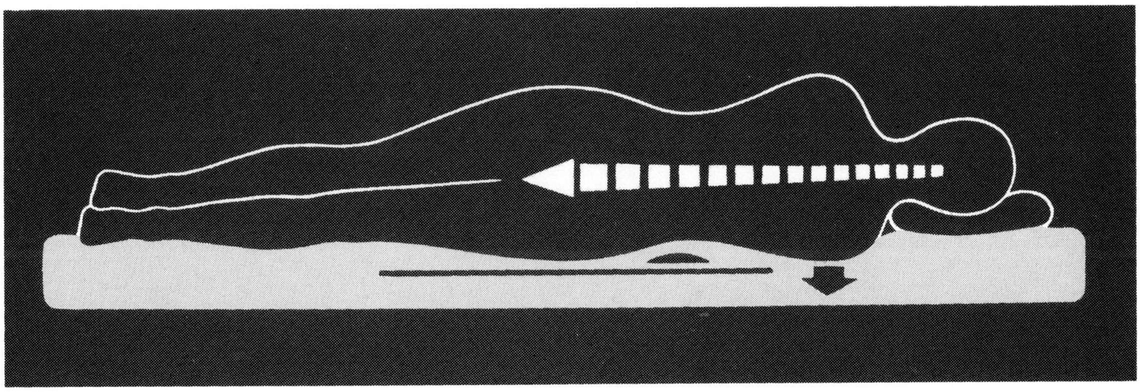

son weniger einsinkt als eine korpulentere Person von achtzig Kilo. Um diesen Unterschied ausgleichen zu können, müßte die Matratze eine umlegbare feste Einlage haben, um den Härtegrad und die mögliche Einsinktiefe verändern zu können. Eine ebenfalls verstellbare oder umlegbare rundliche Erhöhung sollte vorgesehen sein, um beispielsweise die Lendenlordose zu sichern (Rückenlage, oberes Bild). Die Hauptabstützung liegt hierbei direkt unter der Beckenpartie. In Seitenlage muß die feste Unterlage den Schulterbereich freigeben, damit dieser weit genug einsinken kann. Die kleine rundliche Erhöhung stützt dann den Übergang zwischen Brustrücken und Lendenwirbelsäule (unteres Bild). Deshalb sollte man als Erkenntnis im Gedächnis behalten, daß ein die Lage ausgleichendes Verhältnis von Druck und Gegendruck notwendig ist, um richtig zu liegen und zu entspannen. Entspannen aber bedeutet: **Entspannte Muskeln, bessere Durchblutung und nicht zuletzt Schonung kranker oder noch gesunder Wirbel und Bandscheiben.**

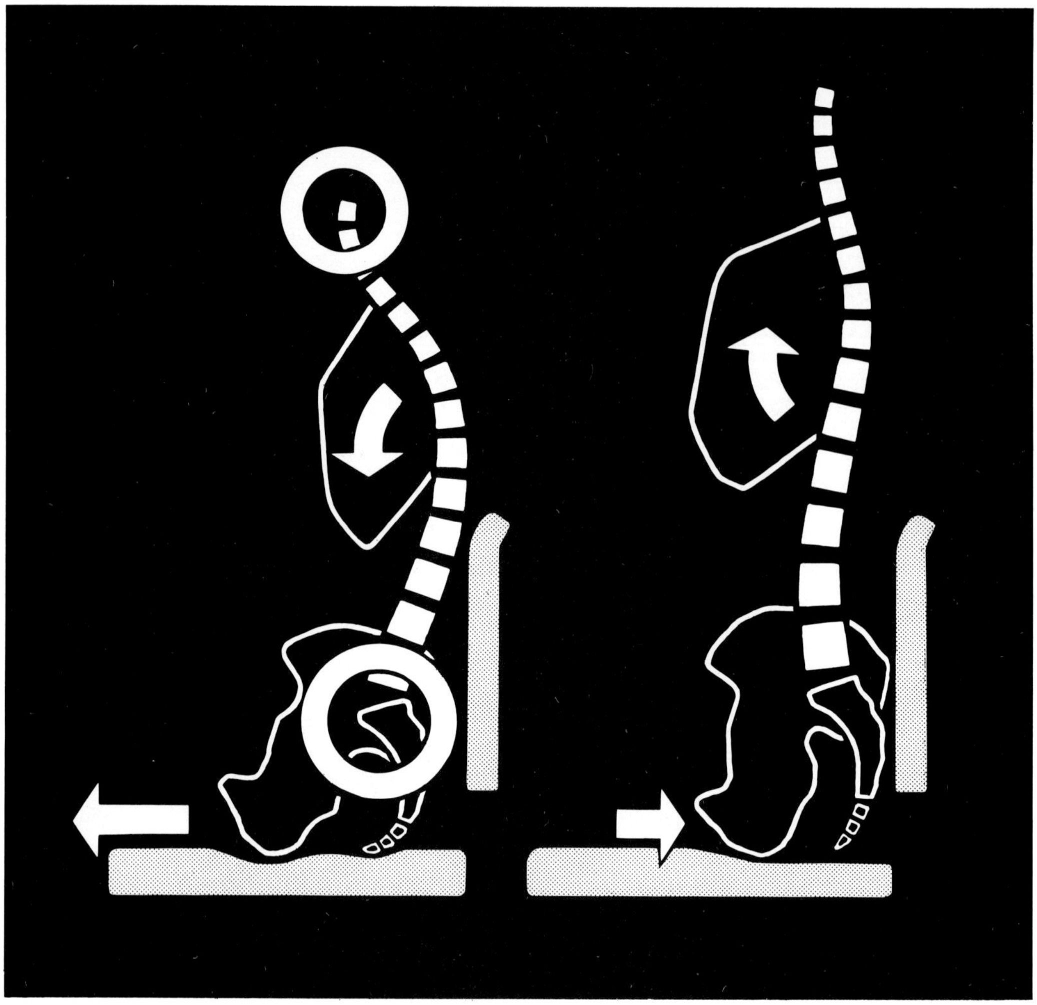

SITZEN UND LIEGEN IST EINE KUNST
RICHTIG SITZEN UND LIEGEN
- EINE WISSENSCHAFT

# K A P I T E L  XI

## GESUNDHEITSPRODUKTE ZU IHRER INFORMATION

# Die Balance-Stütze aus Schweden

Endlich können Sie dank der patentierten Ackermann-Balance-Stütze bequem sitzen so lange Sie wollen! Die Stütze im Sitz macht es möglich, daß die Rückenlehne voll ausgenutzt werden kann. Dank der neuen Ackermann-Sitzstütze ist der Körper so ausgeglichen und entspannt, daß auch ein Stuhl auf Rollen nun endlich stehen bleibt und nicht wegrollt.

Hier eines der vielen ärztlichen Gutachten: »Die Ackermann-Stühle« verhindern das Vorwärtsgleiten des Beckens, sodaß die Wirbelsäule ihre physiologisch richtige Haltung beibehalten kann. (Dr. med. J Funck)

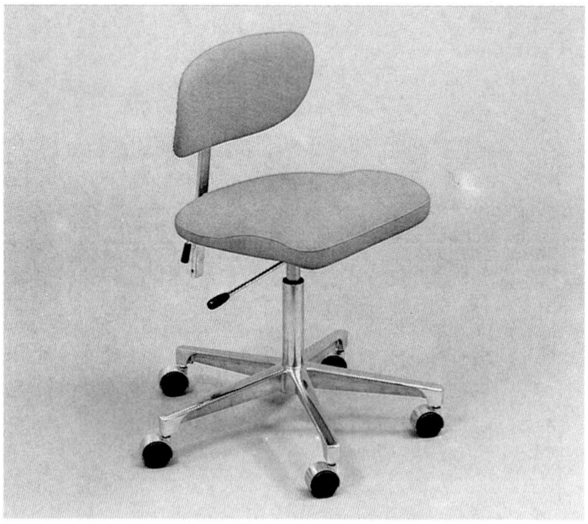

TYP: E-40. Drehstuhl mit Balance-Stütze, in der Höhe stufenlos verstellbar. Poliertes Leichtmetall-Untergestell mit Gleitern oder Rollen. Armlehnen, Fußring, Schaukel auf Wunsch. Bezug: Wollstoff, Kunstleder, Leder. Sitzhöhe: 41-58 cm, extra Höhe auf Wunsch. Sitzbreite: 43, Tiefe 41 cm.

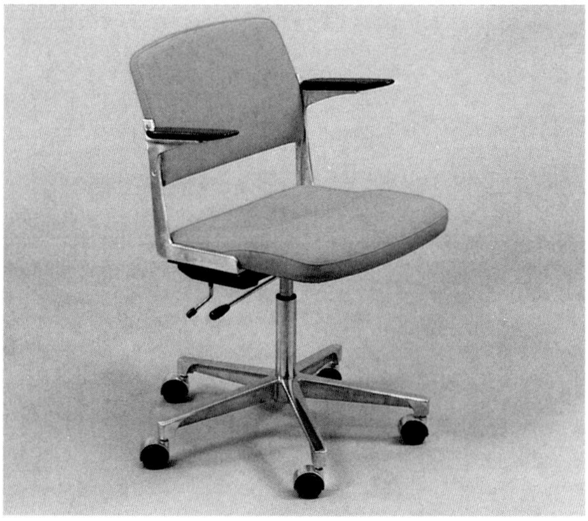

TYP: E-50. Drehsessel mit Balance-Stütze. Armlehnen mit und ohne Polsterung. Sitz: Latexschaum. Lehne: Schaumstoff. Gleiter oder Rollen. Regulierbarer Schaukel. Bezug: Wollstoff, Kunstleder, Leder. Sitzhöhe: verstellbar 41-58 cm. Sitzbreite: 48 cm. Tiefe 44 cm.

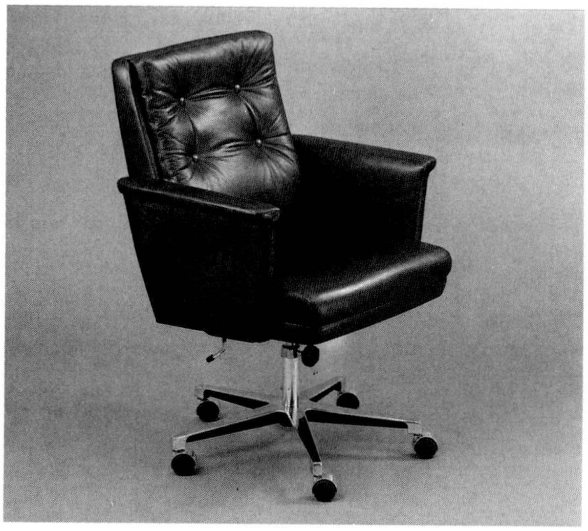

TYP: FORMA 2. Chef-Drehsessel mit Balance-Stütze. Stufenlos regulierbarer Schaukel. Eingebaute Stützen in Sitz und Lehne für ermüdungsfreies Sitzen. Metalluntergestell mit Rollen. Fuß in Teak oder Palisander mit Gleiter. Sitzhöhe: verstellbar von 41-58 cm. Sitzbreite: 52 cm. Tiefe 46 cm. Bezug: Wollstoff, Leder.

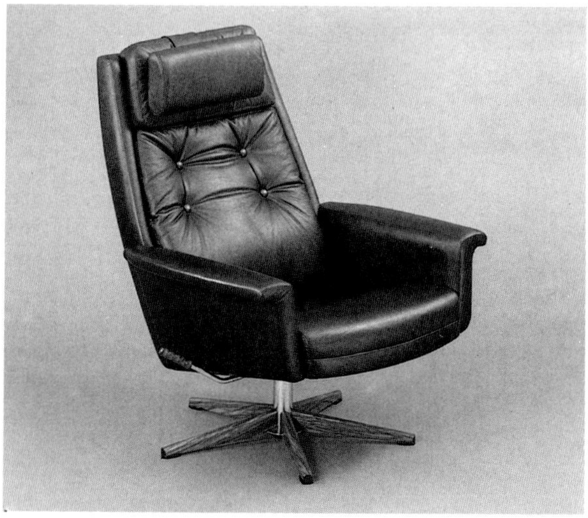

TYP: FORMA 1. Fernseh-Drehsessel mit Balance-Stütze. Stufenlos regulierbare Schaukel. Eingebaute Stützen in Sitz und Lehne. Fuß in Metall, Teak, Nußbaum, Palisander. Gleiter oder Rollen. Bezug: Wollstoff, Leder. Sitzhöhe: 41 cm, Breite 76, Tiefe 67 und Höhe 82 cm.

# Der dynamische und sitzrichtige Arbeitsstuhl

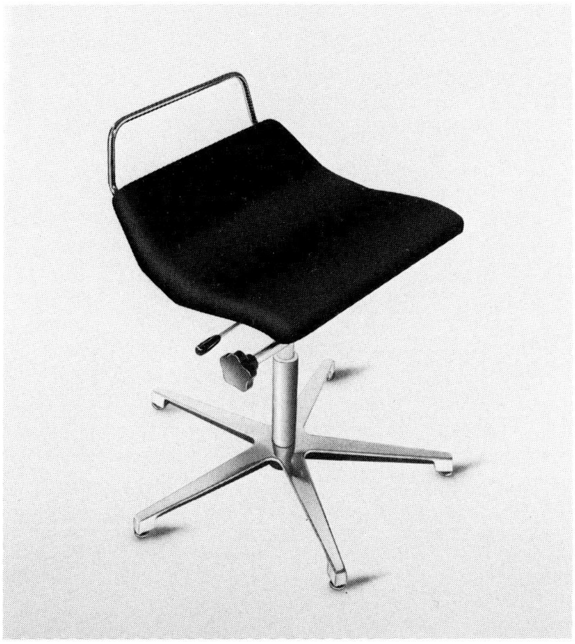

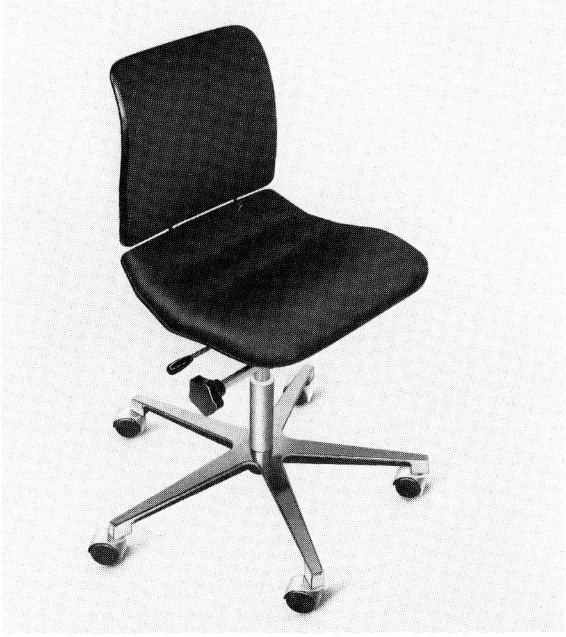

Wie Röntgenbilder beweisen, wäre es für die meisten Menschen besser gar keine Rückenstütze zu benutzen als eine falsch ausgeformte oder falsch eingestellte!

Unsere Forschungen haben ergeben, daß bei den meisten im Sitzen ausgeführten Arbeiten, auch die beste Rückenstütze, auf Grund der geforderten Bewegungsfreiheit, nie voll ausgenutzt werden kann und der entspannte Rücken wird um die erwartete Abstützung betrogen.

Wir haben, als Resultat jahrelanger Experimente, zwei ganz neue Stuhlmodelle entwickelt. Die effektive Abstützung geschieht dabei über die neuartig ausgeformte Sitzfläche - mit oder ohne Rückenstütze. Sie garantiert ermüdungsfreies Sitzen besonders in nach vorn gebeugter Arbeitsstellung und bei Arbeiten, die ein Aufstützen der Arme oder Hände nicht zulassen. Der Sitzneigungswinkel kann außerdem stufenlos jeder Arbeitsstellung individuell angepaßt werden. Das Becken und somit die ganze Wirbelsäule kann sich dadurch den verschiedenen Arbeitswinkeln dynamisch anpassen. Die Bandscheiben werden entlastet und die normale Haltung und Funktion der Wirbelsäule bleiben erhalten. Deshalb sollten diese modernen, pat. angem. Arbeitsstühle überall dort Verwendung finden wo gewöhnliche Stühle unzulänglich sind und auf lange Sicht Rückenschäden nach sich ziehen.

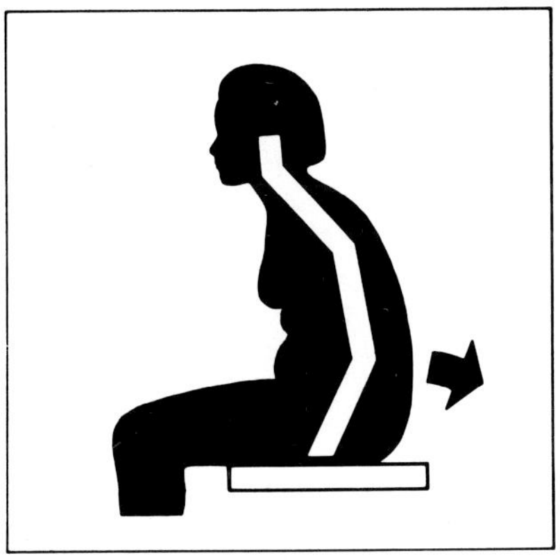

In vornübergebeugter Stellung, die eine Rückenstütze nicht ausnutzen kann, sackt der Rücken nach hinten durch. (Siehe auch Seite 151)

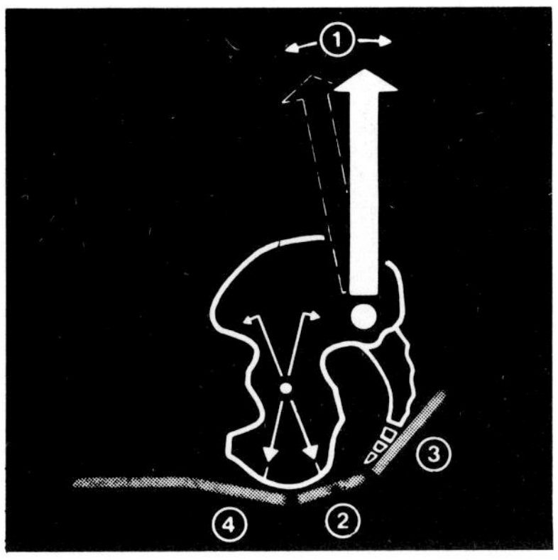


Anatomische Stütze im Sitz hält das Rückgrat (1) aufrecht. Sektion 3 stützt die Gesäßmuskulatur und Sektion 4 verhindert ein Nachvornegleiten.

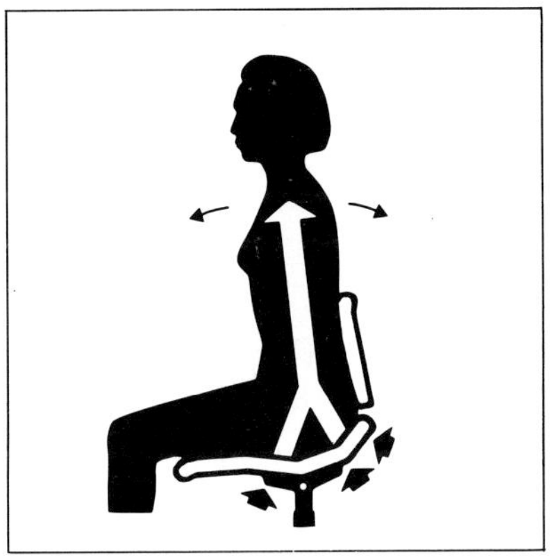

Beim Wechsel der Sitzhaltung führen die Sitzbeinknorren eine Art Rollbewegung zwischen den beiden Stützsektionen aus.

# Die Pathophysiologie des Sitzens in Meditationsstellung

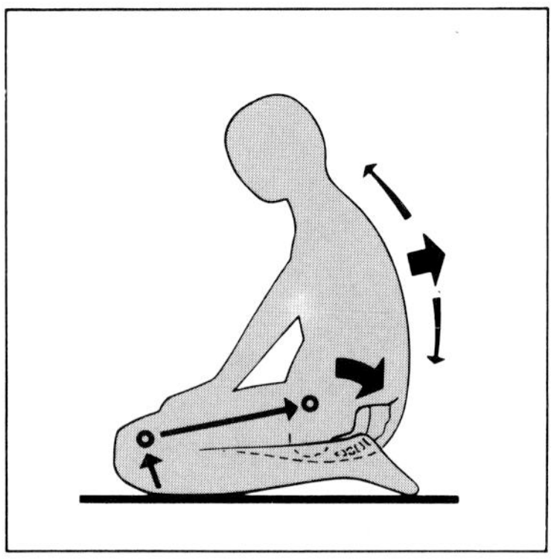

Beim Sitzen in Meditationsstellung geben die Füße dem Becken nicht die richtige Stütze. Je mehr man sich mit dem Gesäß dem Boden nähert, desto mehr spannen sich die Gesäßmuskeln und ziehen das Becken und den Rücken nach hinten. Die Hüftbeine verdrehen sich also um den Oberschenkelkopf.

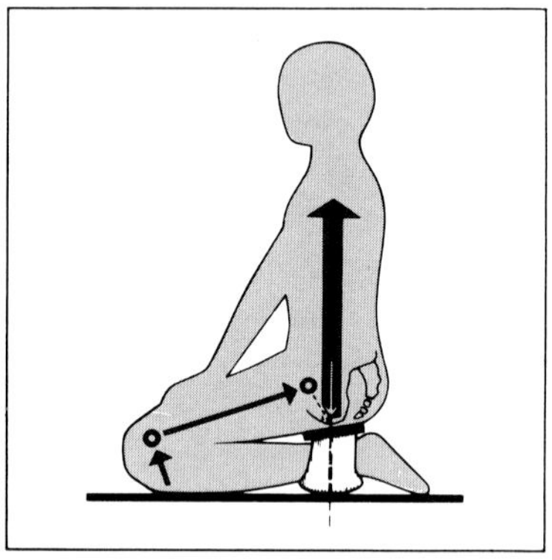

Auf dem Hocker wird das Becken gleichmäßig gestützt, die Gesäßmuskulatur bleibt entspannt und so die normale Lendenlordose erhalten. Die etwas nach vorn abgewinkelte Sitzunterlage und die Verriegelung der Hüftbeine durch die Oberschenkel - mit den Knien am Boden fixiert - stabilisieren zweifach das Becken.

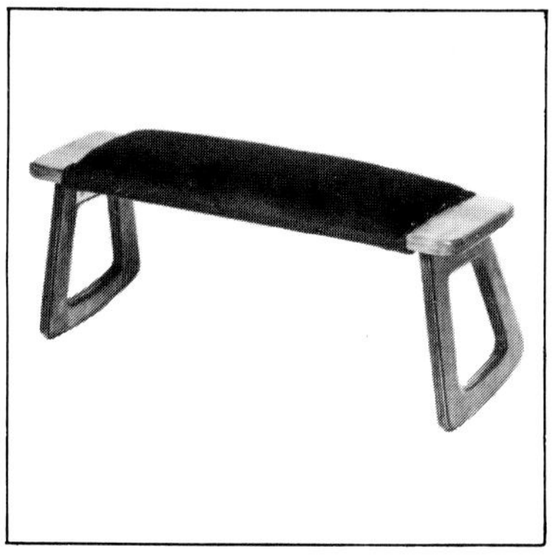

Der Hocker ist das Ergebnis jahrelanger Experimente und anatomischer Untersuchungen. Meditierende Menschen wenden den Hocker besonders gern an, denn der Erfolg ist sofort spürbar. Auch Therapeuten, die an ihren Patienten am Boden arbeiten, benutzen gern den Hocker.

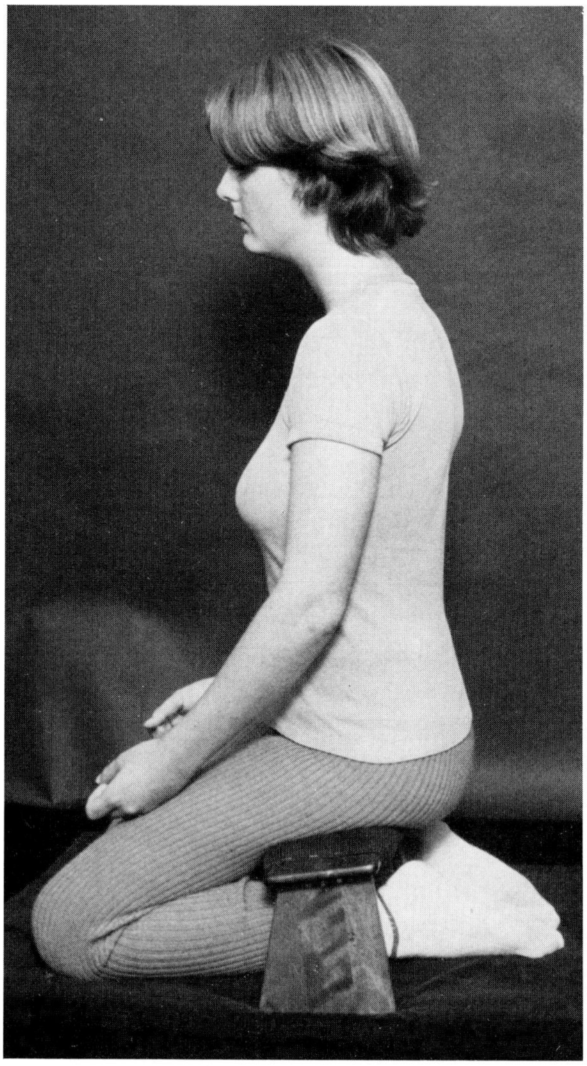

Bei dem, durch den Hocker ermöglichten, entspannten Sitzen balanciert sich der Oberkörper automatisch aus. Die über das stabilisierte Skelett entlastete Gesäß-, Bein- und Rückenmuskulatur verleiht dem Körper über längere Zeit das schöne Gefühl des Unbeschwertseins.

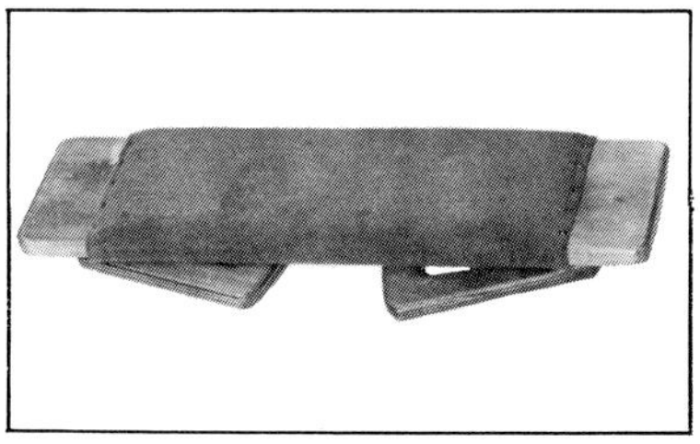

# Dr. Ackermann's Variant-Matratze

VERBRAUCHERINFORMATION:

Röntgenaufnahmen beweisen, daß Zentimeter in der Matratze wertvolle Millimeter für die Wirbelsäule bedeuten. Bei der Ackermann-Matratze, die Sie individuell Zentimeter für Zentimeter nach Ihrem Körpergewicht einstellen können, kann die Wirbelsäule ihre normale Form beibehalten. Sie erreichen - dank der einsetzbaren Stützeinlagen - eine völlige Entspannung, Voraussetzung für guten Schlaf.

ZEHN MATRATZEN IN EINER

Die Ackermann-Matratze bietet zehn Weichheitsgrade durch ihre einfachen Einstellungselemente. Sie ist unabhängig von der Bettunterlage.

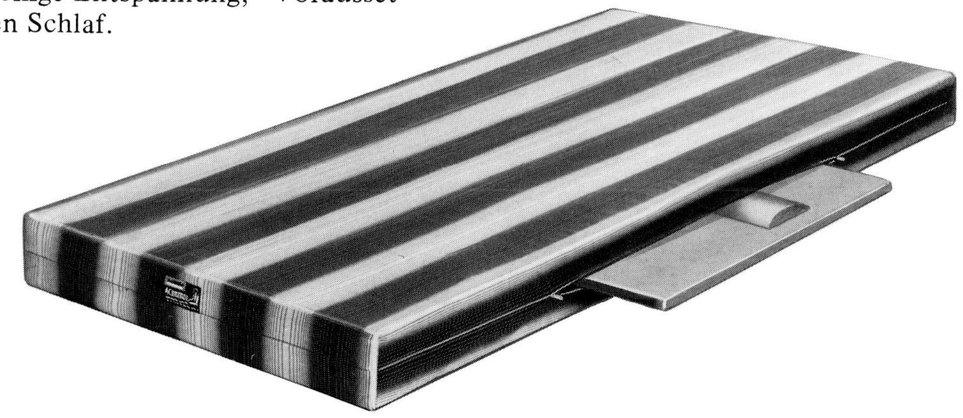

# Mehr Fahrsicherheit mit Balance-Stütze im Sitz

Die Konstruktion der Sitze in Kraftfahrzeugen ist nicht nur eine Frage des Aussehens und der Bequemlichkeit sondern auch eine Frage der Verkehrssicherheit. Stützen die der anatomischen Sitzschwäche Rechnung tragen und das Becken zusätzlich abstützen, vermeiden die gefährliche Reisemüdigkeit. Im Auto und anderen Verkehrsmitteln wird der menschliche Körper Vibrationen, Stößen und dynamischen Kräften ausgesetzt, welche das ganze Skelett stark beanspruchen und auf die Dauer nachteilig beeinflussen.

Dr. Ackermann's Autositzkissen sind aus erstklassigem Material hergestellt. Dies bürgt für Strapazierfähigkeit über Jahre und verkehrssicheres Fahren durch ermüdungsfreies Sitzen.

Die Rückenlehne ist aus formgepresstem, gummierten Roßhaar hergestellt und hat auf der Anliegeseite einen Schaumstoffbelag. Der Sitz ist aus Schaumgummi und Schaumstoff.

Sitz und Rückenlehne sind mit Spezialeinlagen versehen. Die eingebauten, stabilen Stützen halten die beiden Beckenhälften im Gleichgewicht.

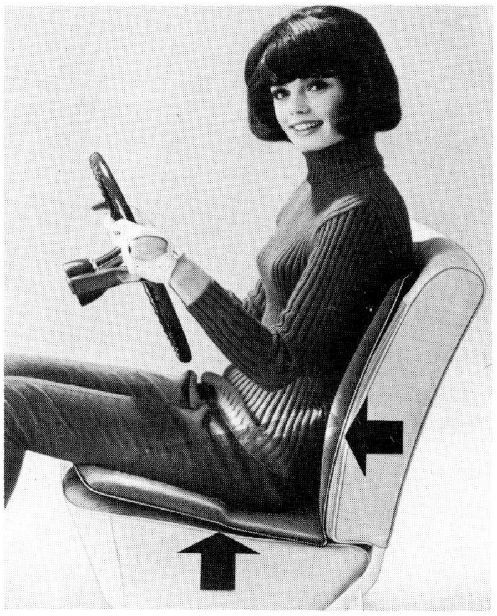

Die vordere Sitzstütze mit weichem Schaumstoffüberzug verhindert ein Nachvornegleiten des Beckens. Gleichzeitig bekommen die Oberschenkelmuskeln eine angenehme, druckentlastende Stütze.

# Mehr Gesundheit durch innere Hygiene

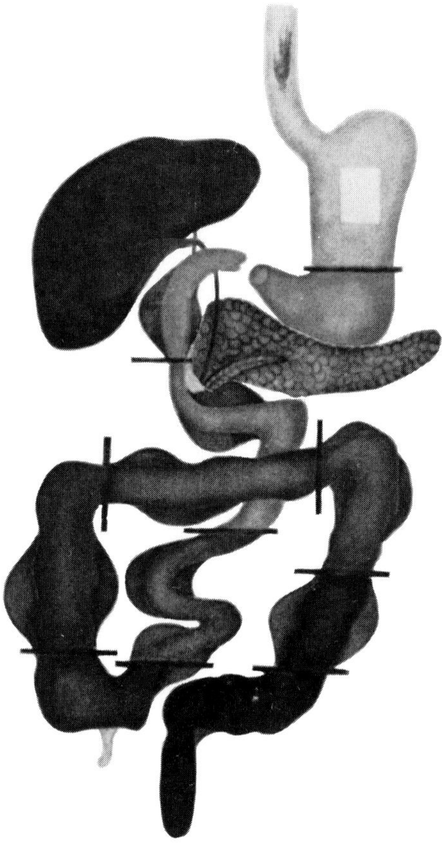

Verstopfung ist heute bei vielen Menschen ein Zeichen falscher Ernährung. Schlechtverdaute Nahrungsreste verbleiben viel zu lange im Körper und können durch verschiedene Prozesse gären, gefährliche Gifte entwickeln sich und verhärten. Da die Leber als entgiftendes Organ mit der Zeit ihre Aufgabe nicht mehr voll erfüllen kann, wird der betroffene Mensch krank. Der Darm stellt mit der Zeit seine Eigenbewegungen (Peristaltik) mehr und mehr ein. Der Krankheitsprozeß verschlimmert sich! Kopfschmerzen, Rückenschmerzen, Zirkulationsbeschwerden, Müdigkeit usw. sind unausbleibliche Folgen.

WARUM DARMSPÜLUNG?

Bei manchen Menschen aber, können sich - auch bei richtiger Ernährungsweise - Verstopfungen einstellen. Die auslösenden Faktoren sind dabei beispielweise: Streß oder dauernde innere Unruhe, zu wenig körperliche Bewegung, gewisse Medikamente oder auch Gravidität. Über das sympathische Nervensystem werden dann die Darmbewegungen verlangsamt oder gar gestoppt. Hier hat die Darmspülung ihre echte Berechtigung.

DIE VORTEILE DER CLYSMATIC-METHODE

Der in Schweden entwickelte Darmreinigungsapparat CLYSMATIC ist eine moderne, und wesentlich verbesserte Version des guten alten Klistiers.

Auf schonende Weise wird der Abschnitt des absteigenden Dickdarms gereinigt. Da laufend die einlaufenden kleinen Wassermengen ausgestoßen werden, bleibt die bestehende Darmflora erhalten. Durch die entstehende schwache Sogwirkung wird die Peristaltik des Darmes angeregt. Gleichzeitig wird die Durchblutung gesteigert. Die CLYSMATIC ist leicht an jeder Toilette anzubringen. Die feste Verbindung zwischen dem auflegbaren Extrasitz und dem Rektalanschluß-Stück, das sich bei Benutzung ca. 6 cm im Enddarm befindet, läßt eine bequeme Entleerung und Reinigung des Darmes zu. Im Sitzen wird also der Darm gespült, wobei gleichzeitig der Darm sich seitlich des Rektalanschluß-Stückes entleert, wie bei einem normalen Toilettenbesuch.

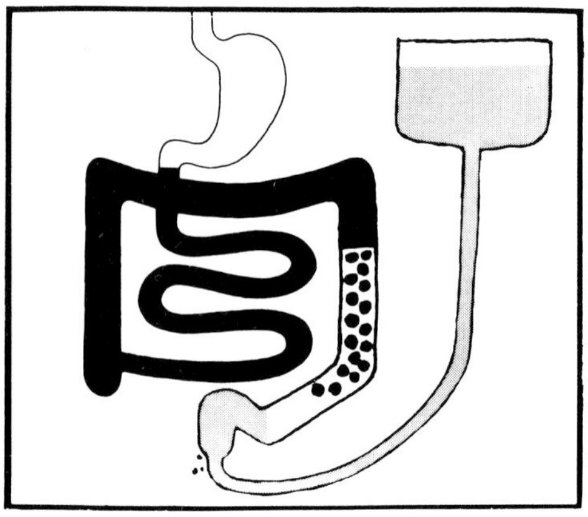

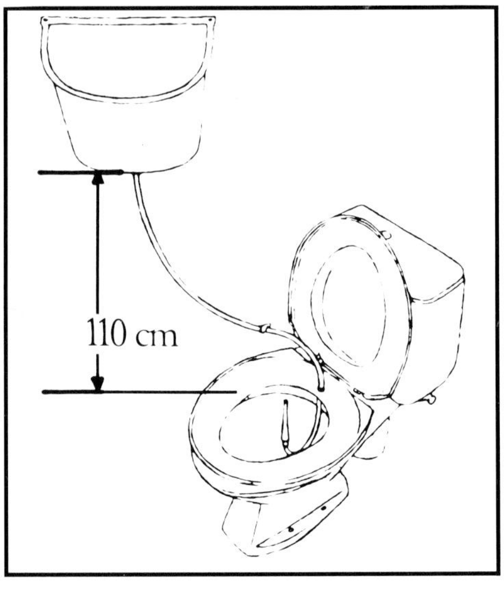

# Rückenschmerzen – Ursache und Wirkung
# Wandtafeln geben Auskunft

Das Ackermann-Institut hat auf Grund wiederholter Nachfragen von Teilnehmern der Intensivkurse »Gezielte Diagnose und Technik der Chiropraktik« neue Wandtafeln ausgearbeitet. Stück für Stück und jede für sich behandeln sie verschiedene Abschnitte des Skeletts Gesunder und Kranker: Nerven, Segmente, Wirbel, Verschiebungen und Folgezustände. Diese Wandtafeln sind auch in Ihren Warte- oder Behandlungsräumen zur Aufklärung der Patienten geeignet und gleichzeitig dekorativ.

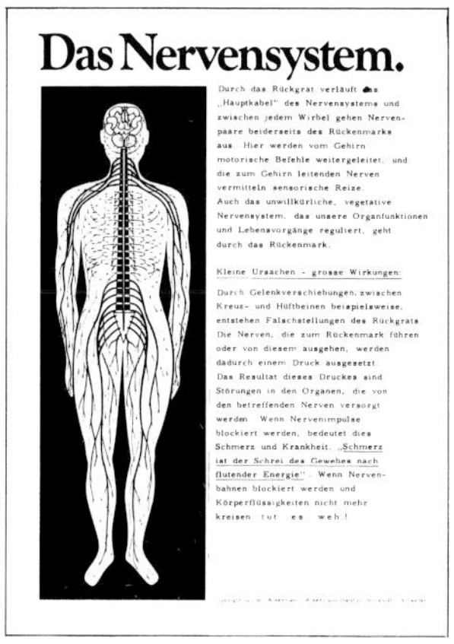

1

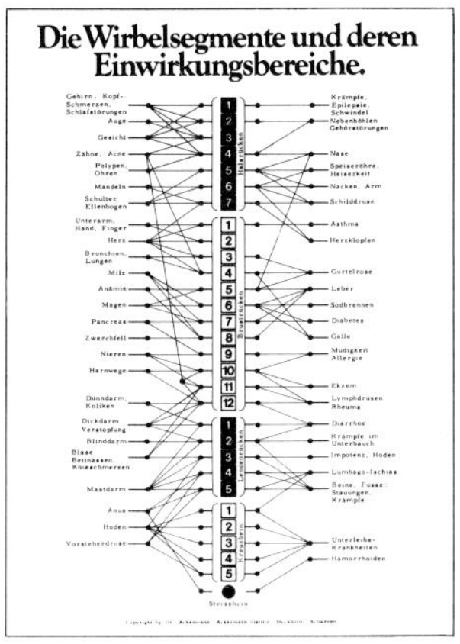

2

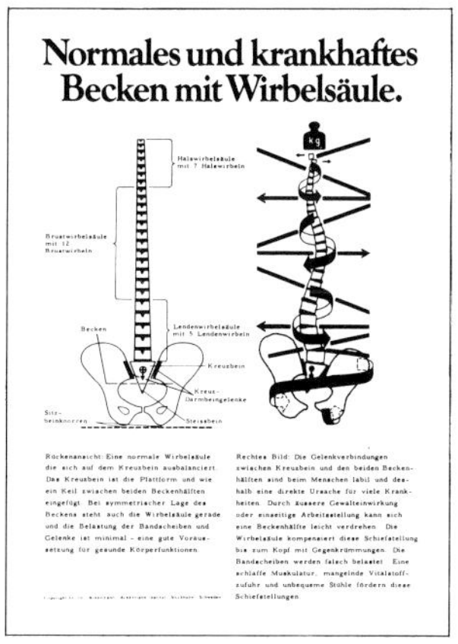

3

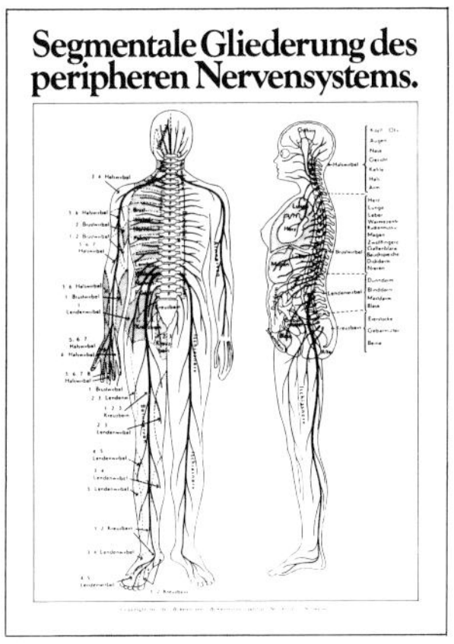

4

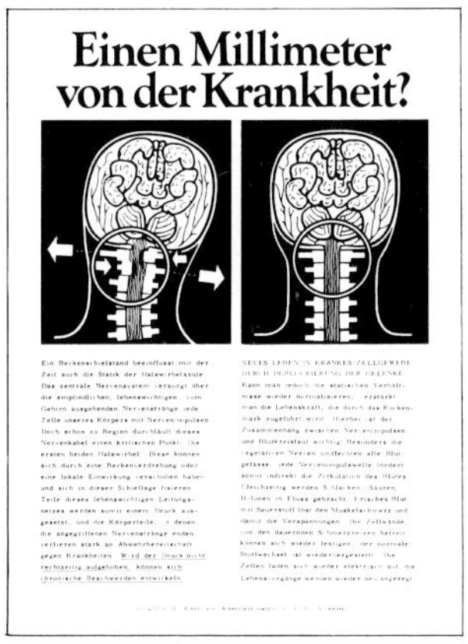

5

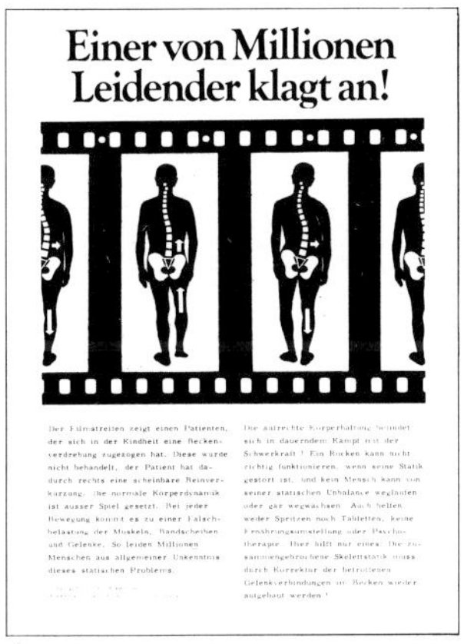

6

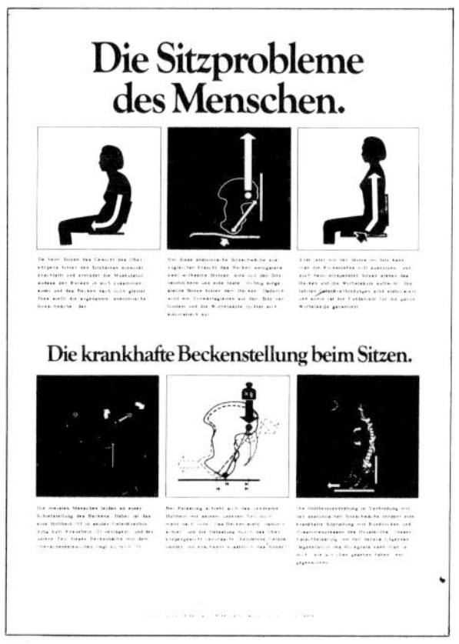

7

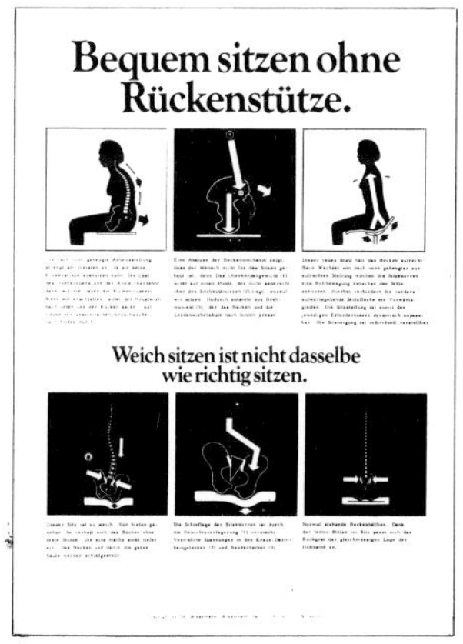

8

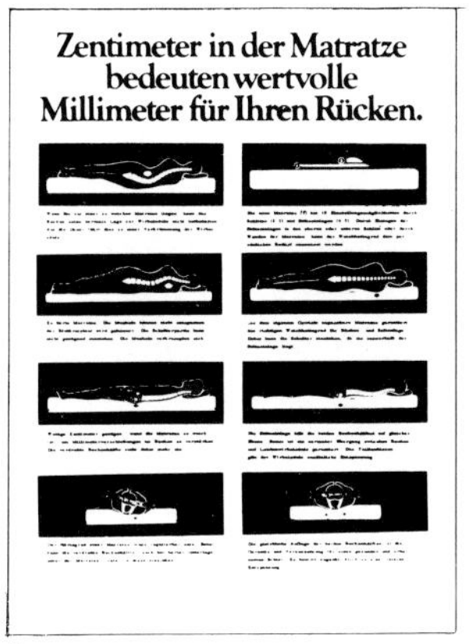

9

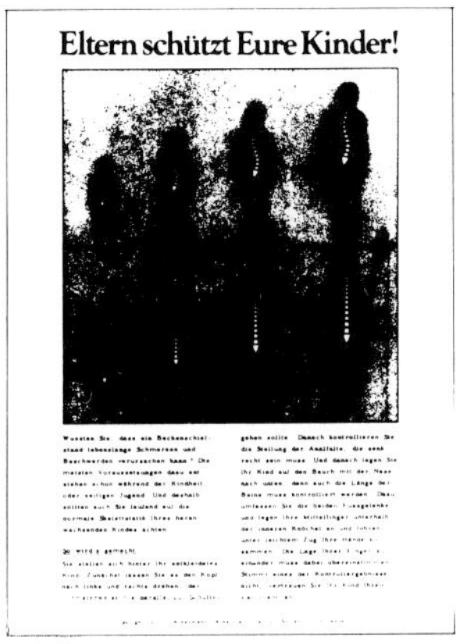

10

Die Wandtafeln sind auf schwarzweißem Mattglanzpapier gedruckt. Format 60 x 42 cm.

# Extensionstisch Ackermann

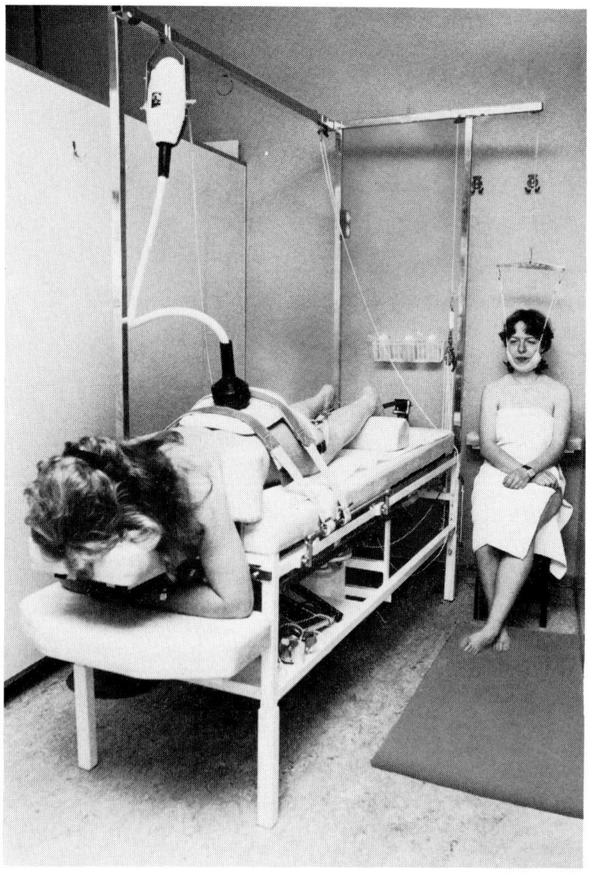

Wie bekannt, lassen sich nicht alle Korrekturen an der Wirbelsäule ohne Vorbehandlungen durchführen. Oft müssen Massagen und Extensionen den Behandlungen vorausgehen. Rhytmisches Strecken bei gleichzeitiger Vibrationsmassage wirkt wie eine Pumpe im Gewebe, erhöht den osmotischen Austausch und führt besonders den geplagten Bandscheiben neue Nahrung zu. Muskelkrämpfe können gelöst werden und die Durchblutung wird stimuliert. Wiederholte Behandlungen geben den Bandscheiben die Möglichkeit sich zu regenerieren und sie sind bei der anschließenden Behandlung leichter zu reponieren.

Alle diese Möglichkeiten bietet der moderne Extensionstisch nach dem Prinzip Ackermann. Die technische Ausführung ist robust – die Konstruktion genial einfach und von namhaften Fachleuten getestet. Der Dehnungseffekt ist durch stufenlose, millimetergenaue Einstellmöglichkeiten exakt zu kontrollieren, die Dehnungsfrequenz variabel.

Zwei Patienten (eine Rücken- und eine Nackenextension) können gleichzeitig behandelt werden. Durch entsprechende Zusätze können auch die Füße und die Beine gestreckt werden, ebenso die Hüften bei Koxarthrose. Anschluss: 220v Wechselstrom mit Schutzerde.

ACKERMANNPRODUKTE IM DIENSTE DER GESUNDHEIT

Fernsehsessel, Konferenzstühle, Bürostühle, Arbeitshocker, Meditationshocker, Autositzauflagen, Variantmatratzen, Trimm-Dich-Strecker, Spülkanne, Extensionstisch Manipulationsliegen, Beckengürtel.

Literatur:
»Einen Millimeter von der Krankheit«,
»Die gezielte Diagnose und Technik der Chiropraktik« sowie Wandtafeln für Wartezimmer und Praxen.

---

# Drei Brennpunkte als Grundursache der meisten Krankheiten

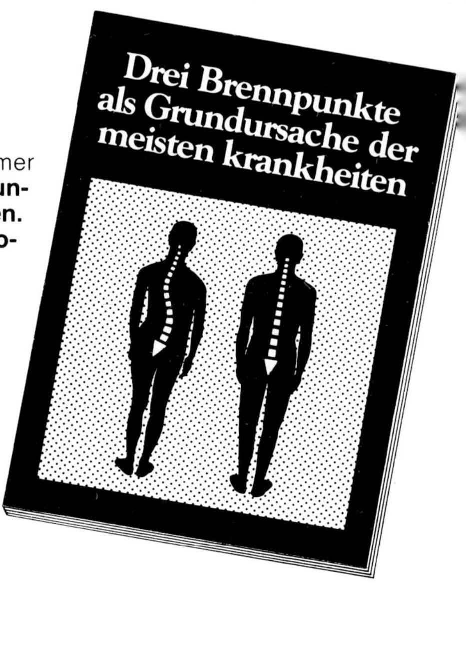


Diese Schrift komprimiert die Erfahrungen aus meiner 30-jährigen Naturheilpraxis. Immer wieder konnte ich feststellen, daß Patienten, die zu mir kamen, zuvor **eigentlich nur unzureichend behandelt wurden, da die Krankheitsursachen nicht erkannt wurden.** Zusammenfaßend kann ich sagen, daß die meisten Krankheiten auf **natürlichen biologischen Reaktionen infolge von:**

- erworbenen Skelettverschiebungen
- falscher Lebensführung
- psychischer Überbelastung

**beruhen.** Aus dem Inhalt: Skelettverschiebungen machen krank – ,,Schmerz ist der Schrei des Gewebes nach fließender Energie" – **Mehr Gesundheit durch innere Hygiene – Von Krankheit zu Gesundheit – Harmonie von Körper und Seele – Die Macht der Gedanken – Zu welchem Menschentyp gehören Sie? – Der Weg zum Geistigen** – Fakten über anatomisch richtiges Sitzen und Liegen. Ein Heft mit ca. 40 Bilder das man immer wieder lesen will, da es so viel zu Denken gibt.

**DM 9:50 plus Porto und Nachnahme**

## SCHLUSSWORT

Gegensätzliche Auffassungen, widerstreitende Meinungen und widersprüchliche Behauptungen findet man - wie überall - natürlich auch bei den chiropraktischen Autoren, und das macht dieses Gebiet für Neulinge zunächst einmal äußerst verwirrend, bis man durch Einsicht und Erkenntnis schrittweise selbst mit der Materie vertraut wird.

Wenn Sie diese Arbeitsmappe durchgelesen haben, um sich beispielsweise darüber zu informieren, was chiropraktische Gelenkdeblockierung ist, und was sie vermag, dann sind Sie soweit gekommen, daß Sie das Ganze noch einmal von vorn lesen sollten. Dabei müssen Sie die einzelnen Momente Schritt für Schritt praktisch durchdenken, im Geiste ausführen bzw. nachvollziehen und immer wieder neue Erkenntnisse sammeln.

Gehen Sie langsam und systematisch vor, denn die Aneignung einer Fertigkeit erfordert schon eine gewisse Zeit, bis man sie richtig beherrscht. Was Ihnen beim Lesen am einfachsten erscheint, wird Ihnen in der Praxis vielleicht am schwersten fallen. Lassen Sie sich Zeit und beachten Sie aufmerksam alle Einzelheiten, Seite für Seite.

Die manuelle Deblockierungstechnik erfordet aber nicht nur besondere Fertigkeit, sondern auch eine genaue Diagnose und tiefes Verständnis aller Grundlagen und Vorgänge. Was am Skelettmechanismus im Augenblick der Justierung vor sich geht, muß der Behandler anhand seiner Diagnose schon vorher im Geiste richtig vollzogen haben. Und vergessen Sie bitte <u>nie</u>, daß erworbene Skelettfehlstellungen primäre Störfelder sind.

Wenn Sie alle Einzelheiten durchgearbeitet und nach eingehender Selbstkritik selber das Gefühl gewonnen haben, daß Sie im Laufe der Zeit alles begriffen und ein solides Wissen erworben haben, dann haben Sie auch die Materie richtig verstanden, die ich Ihnen mit diesem Buch näherbringen wollte. Nehmen Sie sich dieses Buch aber von Zeit zu Zeit immer mal wieder erneut vor, vertiefen Sie Ihr Wissen und schulen Sie Ihr Denken, bis Sie im Geiste alles richtig nachvollziehen können und alle Einzelheiten beherrschen. Nur so entsteht die Kunst des Könnens! Wenn man die Skelettmechanik, die genaue Diagnose, die richtige Lagerung des Patienten, die gezielte Treibrichtung und die individuelle Dosierung erst einmal richtig beherrscht, ist die Sache an sich dann gar nicht mehr so kompliziert. Und wenn Sie sich von all dem freigemacht haben, was auf dem Gebiet der Chiropraktik an Verworrenheit und Geheimnistuerei noch aus der Vergangenheit stammt, dann erweisen sich die Behandlungstechniken auch als überaus einfach und logisch.

Trotz allem aber auch ein Wort zur Warnung: Kein Griff ohne sichere Diagnose und genaue Vorstellung, was Sie damit erreichen wollen! Sie müssen also bei jeder Manipulation immer genau wissen, daß Sie die richtige Diagnose gestellt haben, wie der Griff anzusetzen ist, was sich dann im einzelnen abspielt, und welches Ergebnis Sie damit erzielen.

Falls Sie noch nie eine Manipulation ausgeführt haben, empfehlen wir Ihnen die Teilnahme an einem unserer einwöchigen Intensivkurse. In diesem bieten wir Ihnen neben der Gelegenheit zur entsprechenden Übung in der Manipulation auch ein Ganzheitsprogramm in gezielter Diagnose und Technik der manuellen Wirbelsäulentherapie. Ein solcher Intensivkurs stellt eine gute Vorbereitung für eine erfolgreiche spätere chiropraktische Tätigkeit dar.

LITERATURANGABE

Benutzte und teilweise zitierte Literatur


van, Aaken E., Dr.Med. — Die schonungslose Therapie, Pohl-Verlag, 1977

van Aaken, E., Dr.Med. — Programmiert für 100 Lebensjahre, Pohl-Verlag, 4. Auflage, 1976

van Aaken, E., Dr.Med. — Dauerbewegung als Voraussetzung der Gesundheit, Lebenskundeverlag Düsseldorf, 1974, (Heft 4)

Ackermann, W.P. — Att sitta rätt eller fel, Spånga Tryckeri 1967

Ackermann, W.P. — Att sova rätt eller fel, Spånga Tryckeri 1967

Ackermann, W.P. — Einen Millimeter von der Krankheit?, Ackermann Institut Stockholm, 1981

Berquet, K.H. — Schulmöbel, Geschichte — Auswahl — Anpassung, Ferdinand Dümmlers Verlag, Bonn, 1971

Brocher, J.E.W. Dr. — Die Wirbelverschiebung in der Lendengegend, VEB Georg Thieme, Leipzig, 1958 (2. Auflage)

Brocher, J.E.W. Dr. — Die Occipito-Cervical-Gegend, Georg Thieme Verlag, Stuttgart, 1955

Brodin, H. Dr.Med. — Manipulation av ryggraden, Svenska Bokförlaget/Bonniers, 1966

Brügger, Alois, Dr.Med. — Das sternale Syndrom, Verlag Hans Huber, Bern, 1971

Brügger, Alois, Dr.Med. — Die Erkrankungen des Bewegungsapparates und seines Nervensystemes, Gustav Fischer Verlag, Stuttgart - New York, 1977

Corning, H.K. Dr.Med. — Lehrbuch der Topographischen Anatomie, Verlag von J.F. Bergmann, Wiesbaden, 1917 (7. Auflage)

Cyriax, James, M.D. — Textbook of Orthopaedic Medicine (vol. 1) Baillere Tindall, London, 1969

Cyriax, James, M.D. — Textbook of Orthopaedic Medicine edition 8), Bailliere Tindall, London, 1971,

Dickmann, Aug.M. und Zimmer, G.A. — Chiropraktik, Dresden

Dosch, Peter, Dr.Med. — Lehrbuch der Neuraltherapie nach Huneke, Karl F. Haug Verlag, Heidelberg, 1964

Gross, Dieter, Dr.Med. — Heilung über das Nervensystem, Hippokrates Verlag, Stuttgart, 1972

Haferkamp, Hans, Dr.Med. — Die Veränderung der Wirbelsäule als Krankheitsursache, Hippokrates Verlag, Stuttgart

Herbst, Roger, W. D.C. — Gonstead Chiropractic Science & Healing Art, Sci-Chi Publications, USA, 1968—1976

Homewood, A.E. — The Neurodynamics of the Vertebral Subluxation, Valkyrie Press Inc., St. Petersburg, Florida, 1962, 1977

Illi, F.W.H. Dr. — Kurze Einführung in das Wesen der neuzeitlichen Chiropraktik, Genf, 1956

Illi, F.W.H. Dr. — Wirbelsäule, Becken und Chiropraktik, Karl F Haug Verlag, Ulm, 1953, 2. Auflage

Janse, Joseph, D.C. — Houser R.H., D.C., — Chiropractic Principals and Technic, Chicago, 1947

Laabs, Walter, Dr.Med. — Atlas der Chiro-Gymnastik, Karl F. Haug Verlag, Ulm, 1963

Lewit, K. Dz. Mu., Dr., Dr. SC., — Manuelle Therapie im Rahmen der ärztlichen Rehabilitation, Johann Ambrosius Barth, Leipzig, 1973

Livingstone, Churchill — The Physiology of the Joints: Volume One "Upper Limb", 1970, Volume Two "Lower Limb", 1970, Volume Three "The Trunk and the Vertebral Column", 1974. I.A.Kapandji, Longman Group Ltd.

Mahieu Lucien —Vertebres & Organes, Les Editions Ramgal, S.A. Thuillies, Belgien

Maigne, Robert — Wirbelsäulenbedingte Schmerzen, Hippokrates Verlag, Stuttgart, 1968

Forts. LITERATURANGABE


Naegli, Otto, Dr.Med. — Nervenleiden und Nervenschmerzen, Karl F. Haug Verlag, Ulm, 1954

Peper, Werner, D.C. — Technik der Chiropraktik, Karl F. Haug Verlag, Ulm, 1958 (6. Auflage)

Peper, Werner, D.C. — Technik der manuellen Fußbehandlung, Karl F. Haug Verlag, Heidelberg, 1978

Rabe, Manuelle — Manuelle Therapie, Corvus Verlag, Berlin, 1958

de Sambucy, A.Dr. — Traité de Massage Vertebral Familial, Editions Dangles, Paris, 1972

de Sambucy, A. Dr. — Mobilisations Articulaires, Editions Dangles, Paris

Sandberg, Lars B. D.C. — Atlas und Axis, Hippokrates Verlag, Stuttgart, 1955

Schobert, Hanns, Dr.Med. — Sitzhaltung — Sitzschaden — Sitzmöbel, Springer Verlag, Berlin, 1962

Scofield, Arthur G., D.C. — **Chiropractic**, Thorsons Publications Ltd., Wellingborough, 1968

Schroth-Lehnert, Christa — Dreidimensionale Skoliose-Behandlung, N.E. Kaschuge-Verlag, Duisburg, 1973

Schütz,-Rothschuh — Bau und Funktionen des menschlichen Körpers, Urban & Schwarzenberg, München, 1963, (8./9. Auflage)

de Seze, S., Prof.Dr. und Dijan A., Dr. — Röntgendiagnostik der Wirbelsäule, Georg Thieme Verlag, Stuttgart, 1963

Sollmann, A.H. Dr. — 5000 Jahre manuelle Medizin, T. Marczell-Verlag, Puchheim, 1974

Stiefvater, E.W. Dr.Med. — Ratschläge für Hüftgelenkkranke, Karl F. Haug Verlag, Heidelberg, 1970 (2. Auflage)

Stoddard, Alan, D.Phys.Med. — Lehrbuch der Osteopathischen Technik an Wirbelsäule und Becken, Hippokrates Verlag, Stuttgart, 1959

Stolze, Helmuth, Dr.Med. — Das obere Kreuz, J.F. Lehmanns Verlag, München, 1953

Strohal, Richard, Dr. — Manuelle Therapie bei Wirbelsäulenerkrankungen, Urban & Schwarzenberg, München, 1973

Toldt-Hochstetter, Dr. — Anatomischer Atlas (1. Band) — Knochen—Bänder—Muskeln — Urban & Schwarzenberg, Wien, 1951 (22. Auflage)

Toldt-Hochstetter, Dr. — Anatomischer Atlas (Band 2 und 3) — Das Darmsystem—Das Nervensystem— Urban & Schwarzenberg, Wien, 1947

Wiberg, Gunnar — Ortopedisk kirurgi för sjukgymnaster, Almqvist & Wiksell, Stockholm, 1970

Zukschwerdt L./Emminger E./Biedermann F./Zettel H. — Gelenk und Bandscheibe, Hippokrates Verlag, Stuttgart, 1960